U0200077

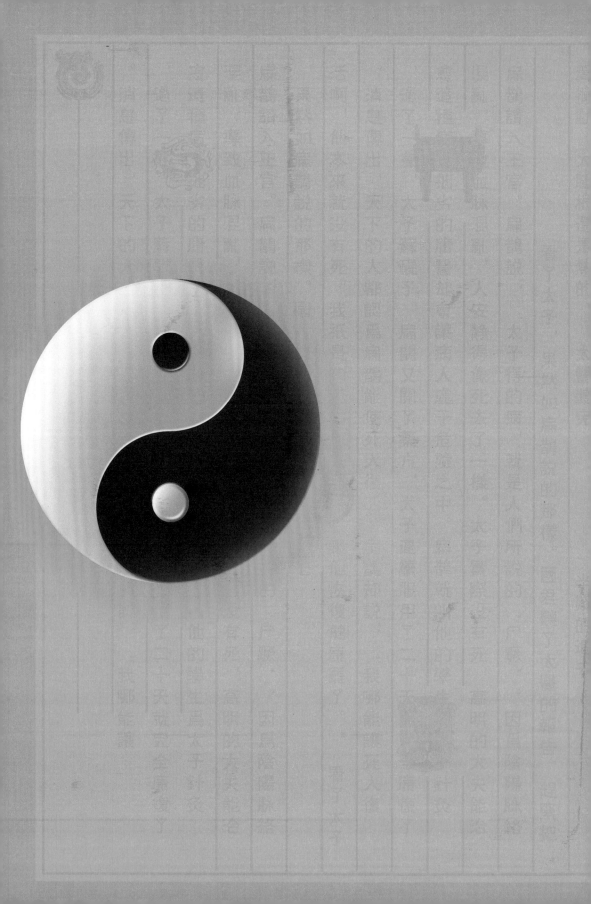

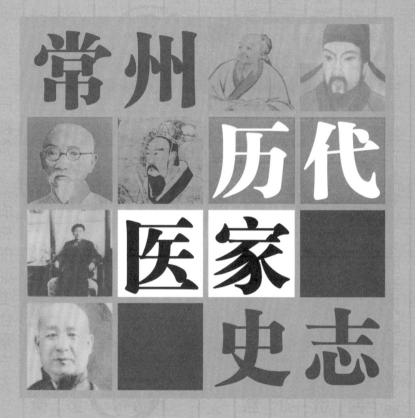

# 常州历代医家史志

李夏亭 著

学苑出版社

**图书在版编目(CIP)数据**

常州历代医家史志 / 李夏亭著.—北京：学苑出版社，2021.5

ISBN 978-7-5077-6190-0

Ⅰ.①常⋯　Ⅱ.①李⋯　Ⅲ.①中国医药学–医学家–介绍–常州

Ⅳ.①K826.2

中国版本图书馆CIP数据核字（2021）第109402号

责任编辑：　付国英

出版发行：学苑出版社

社　　址：北京市丰台区南方庄 2 号院 1 号楼

邮政编码：100079

网　　址：www.book001.com

电子信箱：xueyuanpress@163.com

电　　话：010-67603091（总编室）、010-67601101（销售部）

印 刷 厂：北京市京宇印刷厂

开本尺寸：787 × 1092　1/16

印　张：24.5

字　数：370 千字

版　次：2021 年 8 月第 1 版

印　次：2021 年 8 月第 1 次印刷

定　价：168.00 元

# 前　言

我们的祖先为了战胜疾病、保持健康，数千年不懈努力，形成和发展了我国独特的传统医学。在这一历史进程中，常州历代医家是有重要贡献的。常州中医源远流长，有文献记载的始于南北朝，盛于明清，"毗陵自古多佳士，医道术行誉神州"。常州名医辈出，誉满杏林，仁术播千古，医德被四方，橘井甘泉洒人间，毗陵医家显特色，传承学术惠后代，杏林成荫愈疾多。孟河医派从清代兴盛，名扬大江南北，至今仍是中国最有活力的中医学术流派之一，其后继门人有很多当时以至当今中国的中医名家和医林骨干。社会物质财富和精神财富的充足，决定了医学的进步。在苏南地区，以苏州和常州医家最为活跃。据不完全统计，从民国初年到中华人民共和国成立前后，在常州城内开办的私人诊所就有200余家之多。常州历代医家在中医药学学术理论的探讨和临床各科的创新方面，都有过不少建树和贡献，给后人留下了许多医学著作和特色治疗方法，是一份珍贵的遗产。同时，他们的医德医术也非常感人，值得我们敬仰和学习，并将这种大医精神传承发扬下去。

中国历代修史，为医学家立传、记述疾病流行、详列医学文献等，几乎成为必须遵循的传统。我国著名的中国科学史事业的开拓者、医史学家陈邦贤，在《中国医学史》的序言中说："医学史是一种专门史，研究须分三类，其中第一类就是关于医家地位的历史。"由于历史原因，常州至今未有中医专业和中医人物志，而周边地区如苏州、无锡、镇江、南通、南京等都已有相关书籍出版。本书所收集的医家，儒医和世医为多。儒医包括先儒后医、先官后医、以儒通医，如陶弘景、许叔微、王肯堂等。世医是指父子相袭，祖孙相承，子承孙继，绵绵不断，世世代代以医见

i

业而言，如明清以来徐氏、法氏、汤氏、费氏、马氏、巢氏、谢氏、程氏、奚氏等，均传承数世，绵延不断。

常州中医历史也是常州历史文化的印迹，是历代医家留下的医学遗产和文化遗产。常州医家或父子传承，或师徒相继，名医大家，各具特色。他们在长期的行医生涯中，不持门户之见，互敬互学，在理论和实践方面勇于探索，在医学方面颇有建树，留下了许多传奇故事。尤其是清代到民国初年，常州一府入各类史籍的名医有近百人。《中国医学通史绪论》中记载了近代著名中医人物十八位，其中常州就有五位，这些名医留下的医学著作有近百部千卷之多。记录这些先贤的医事，一是宣传常州名中医的医术医德，二是鼓励后人继承先辈事业。

后世追怀润泽事，传承不辍写春秋。本书不仅挖掘了常州名中医的生平，记述了大国良医的精湛医术、学术思想和临床经验，揭示了一些可供患者借鉴的养生之道、方剂药典，还探讨了医患关系以及医者自身如何直面疾病甚至死亡等更深层次的问题，这些都是常州中医学领域尚不多见的历史记录。

我是土生土长的常州人，有幸学习中医，从临床到管理多年，逐步了解到常州地区中医药的情况，感到很有必要进行记录并留给后人，填补常州中医历史文献的空白，这是我们的责任，否则将是当代中医人的遗憾。我从常州著名的孟河医派着手，收集整理、考证研究，编著出版了《孟河医派三百年》，系统性地研究了孟河医派的形成与发展历程，填补了国内这方面的研究空白。但孟河医派仅仅是常州中医的一小部分，常州中医历史方面的专门著作文献尚属空白，尤其是常州地区的历代医家，在光绪年间《武进阳湖合志》和民国年间《毗陵小传稿》仅有少数记载，1949年以后至今也没有专门系统的编写成志。我从2003年开始，在临床工作之余，历时十余年不断地收集各种常州医家资料，走访有关文物市场、图书馆、博物馆、旧书店、文史专家、老中医、民间收藏家、中医后裔、民间人士等，查阅了大量的历史文献、图片资料、地方志、家谱等。经过几年的努力考证编写，终于在近古稀之年，撰写成《常州历代医家史志》一书并即将出版，以期为常州历史文化添砖加瓦，也为后人参考查阅提供尽可能翔实的资料。

　　本书图文并茂，主要是收集到的历史图片弥足珍贵，可以印证时代的足迹，具有真实性和可考性。由于年代久远，线索与资料残缺不全，虽然竭尽全力，以蚂蚁啃骨头的办法，一点一滴地挖掘和收集，但仍然难以求全。书中有不少珍贵的资料照片，有的由于年代久远而不甚清晰，但为了真实地呈现当时的人、事、物，仍予以保留。因编著者水平有限，疏漏、错误之处在所难免，希同行专家们批评指正。

李夏亭

2020 年 3 月 5 日

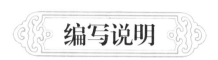

# 编写说明

　　一、本书收录古往今来常州籍（含武进、金坛、溧阳）悬壶济世的医家，以及落籍本地的行医者。历史上属于常州府管辖的无锡、金匮、江阴、靖江、宜兴，未在收录范围。

　　二、根据资料收集情况、收集年限，起于南北朝，止于1950年出生的已故医家。

　　三、资料来源包括人物辞典、乡以上地方志、专业志、医学杂志。

　　四、"常州历代医家录"部分按照医家姓氏笔画进行排序编写。

　　五、依据常州历史文献资料，编辑常州中医历史简况。

　　六、书中地名，部分现已由县改为市，但仍按照文献原文引用，未做改动。

# 目　录

## 第四篇

## 第五篇

# 编后语

# 第一篇

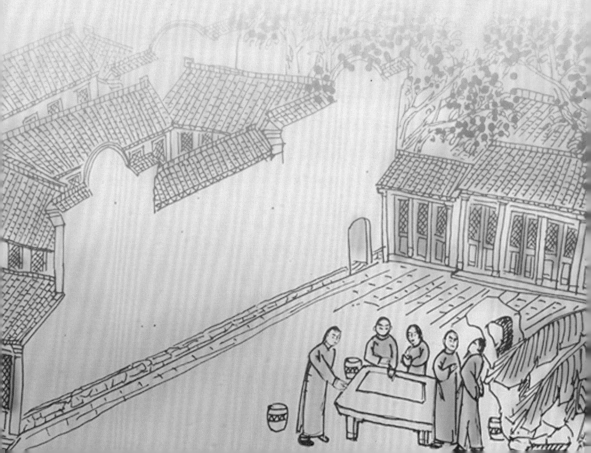

# 常州中医简史

　　常州历史悠久，是一个有两千五百余年文字记载历史的古城，物华天宝，人杰地灵，自春秋称"延陵"，系春秋时期吴王寿梦的第四子季札的封邑。常州经历代变更，数易其名，西晋以后，向为郡、州、路、府治，曾有过延陵、毗陵、毗坛、晋陵、长春、尝州、武进等名称，隋文帝开皇九年（589年）始有"常州"之称。此后至宋称"州"，元称"路"，明、清称"府"，均有辖县。清雍正四年（1726年）起，常州府辖武进、阳湖、无锡、金匮、宜兴、荆溪、江阴、靖江等八县，素称"中吴要辅""八邑名都"。1949年常州解放，城乡分别建立常州市和武进县，常州专署辖常州市和无锡、江阴、武进、宜兴、溧阳、金坛六县。1953年1月，常州市定为省辖市。常州经文明肇辟，德业之盛，代不乏人，文化底蕴深厚，被称为"人文荟萃"之地。特别是在明清时期，常州名人文化进入了鼎盛时期，被誉为中国近代史学思想源头的常州学派、阳湖文派、常州词派、常州画派，以及孟河医派，铸就了常州文化的辉煌，青果巷成为闻名全国的"状元街"和"名人巷"。新中国成立后的两院院士中，有六十余位是常州籍人士，如华罗庚、吴阶平等。

　　在常州淹城古遗址出土过针砭的骨针，证明常州的先民在二千五六百年之前，就有医术的活动，千百年来，子承孙继，绵延不断。常州地区的中医学研究一直比较兴盛，代有名医，悬壶济世，在民间留下佳话。梁武帝萧衍自己不但收集医书，经常为病人治疾，曾经亲自为儿子萧绎治疗眼疾，还钩沉稽古，著《杂药方》《坐右方》《如意方》《大略丸》等医学著作。梁简文帝萧纲对医学精通，著有《如意方》，还曾撰写《劝医论》，云"九部之脉甚精，百药之品难究，察声辨色，其功甚秘"，提示为医者要敢于吃苦，才能做良医。此文后被收于《古今图书集成》中。著名的医药家陶弘景特别精于阴阳五行，其对药物学的贡献颇大，曾整

3

理古代的《神农本草经》，并著成《本草经集注》。该书首创按药物性质分类。他的《陶氏效验方》《补阙肘后百一方》《养性延命录》和《药总诀》都是著名医典。梁元帝萧绎博学多才，著有医药书籍《杂药方》《宝帐仙方》《灵寿杂方》。据《中国医学史年表》载，552年，日本使者晋见，梁元帝萧绎赠日本钦明天皇礼物中，就有一本《针经》，是中国早期针灸学著作。隋代养生家萧吉博学多才，尤精阴阳、历算、养生术，曾任太府少卿，著《养生要方》二卷，《相经要录》，均佚。

唐朝本邑州府设医学博士，掌管医疗、巡疗和传布本草、药方等事。隋唐间医家许胤宗，以医术著名，精通脉诊，用药灵活变通，不拘一法，其医术颇为人称赞。到宋朝，常州医生臧中立，被风流皇帝宋徽宗接入宫中，成为御医。宋朝时常州还有许叔微、罗知悌两位名医。名贯古今的大医学家许叔微，是宋代研究《伤寒论》的大家之一，于辨证施治理论多有阐述和补充，他留下了《仲景脉法三十六图》《翼伤寒论》《辨类》，以及《伤寒歌》3卷100篇。医学家罗知悌，将北方诸家医术传至江南，他留下了《心印绀珠》。北宋著名文学家、书法家、画家苏轼，常州是苏轼的第二故乡，他不但对文学和书法精通，而且在中医药学、养生学方面也颇有建树，是一位严谨的用药专家，著有《养生诀》《胎息法》《续养生论》《节饮食说》《养老篇》等文章。南宋著名法医学家宋慈，所著《洗冤录集》总结了宋代和以前法医的经验，是世界上最早的法医著作，他被尊为世界法医学鼻祖。淳祐五年（1245年）转任常州知州，议重修《毗陵志》。宋末元初，常州人徐养浩生三子，述、迪、选，均有医名，谓："徐氏医名，东南代不乏人，实颐斋始也。"元代官府设置了隶属于常州路（元代常州行政等级由宋代的州升为路）的医学教育机构——"医学"，元代医学的长官叫"医学教授"，下设学正、学录各一员，另有直学、司吏各一名。元代的常州名医蒋达善，声名满于吴越之间，著有《医镜》20卷。子宗武亦以医名，天顺间以名医征入供奉，授太医院御医。在地方官医制度方面，明初主要为继承元制，在地方设立医学和阴阳学，规模之大，远超历代。医学平时负责专业教育考试、祭祀等专业事务，若遇灾荒则与惠民药局一同承担施药、救济民众的任务。明代著名医学家王肯堂，堪称代表作的是《六科证治准绳》，这是一部集明以前医学大成的名著。明代阳湖人汤玉，开创世业妇人医。明末马荣成开创了孟河医派马氏世医，后代马荷庵、马坦庵等传承家学，其中以马省三、马培之最有名。钱祥甫明末常州人，常州钱氏中医世家开创者，擅长内儿科。钱祥甫（生卒年不详），明末常州人，常州钱氏中医世家开创者，擅长内儿科，聚族繁衍，已经传承十二世，至今已有三百多年的历史。在三百多年的传承发展中，钱氏世家"尽有医名，累世不替"。清代余师愚，温疫学家，著有《疫疹一得》，创制重用石膏的"清瘟败毒饮"，治疫三十年，制服热性瘟疫，活人无数。徐允升，清代常州名医。法世美，系孟河法氏医家开创者，在清代天命年间以医学传子孙至今二十代，大多有医名，遍布常州、南京、镇江、武进、宜兴、昆山、孟河。内外科俱精的孟河名医沙氏祖孙三代——沙晓峰、沙达调、沙书玉，谙脉理，善刀针（小手术、针灸等），为乾隆年间孟河名医。邹润安，清代医药学家，为后世留下了宝贵的医学著作，撰有《读医经笔记》3卷、《伤寒通解》4卷、《长沙方疏证》6卷（又名《伤寒金匮方解》）、《医理摘要》4卷及《医经书目》8卷等，咸丰年间的江苏督学李小湖，亦慕名登门走访，并云"江南名医不过二人，一为阳湖（县）吴斐融（吴仲山）、一为武进（县）费伯雄"。清代孟河医派奠基人费伯雄，《清史稿》称其为"清末江南诸医，以伯雄为最著"。伯雄擅长于内科杂症，尤其在治虚劳方面为近代宗师，著成《医醇剩义》4卷，在咸丰、同治年间以归醇纠偏、平淡中出神奇盛名于晚清。马培之"比之晚近外科诸家，实能融贯众科以自辅"，故"外科尤绝，以内科成名"，并精通内、外、喉等各科，为马氏医家中造诣最深、医术最突出的名医，江南妇孺皆知的名医，与费伯雄齐名，其编著的《外科传薪集》是近代重要的外科著作。孟河医派的主要代表人物之一巢崇山，擅长内外两科，尤以外科为精，刀圭之术尤为独到。清同治、光绪年间，其在上海行医，用"清透疫邪"的治疗方法，有奇效而闻名上海。余听鸿，晚清名医，近代经方大家，内外科造诣精深，善治危重疑难之症，有"余仙人"之称。费绳甫，在孟河小镇，求诊者日以百计，善治危、大、奇、急诸病之高手，可谓同道中之首，被誉为"海内名医"，成为当时沪上及其周围数省的医中之首，影响遍及全国。民国时期的常州知名医家有：被称之为"澄、锡、常医界泰斗"的承槐卿，开创近代中医教育的先驱丁甘仁，内外妇儿喉各科皆精的巢渭芳，清末民初本地喉科名医林润卿，针术之神奇震撼江浙朝野的程金和，有"毛一帖"之称的毛善珊，内科名医"王仙人"王兰文，著名中西医汇通派代表恽铁樵，创立常州中医团体——武进医学研究会之始的屠士初，民国初期御医谢遂畅，近代著名中医教育家临床家谢观，创立武进医学研究会的钱钧，中央国医馆武进支馆馆长钱鉴，蜚声常州城的杨博良，中药研究领域的一代宗师赵燏黄，沪上名医丁仲英，骨伤科名医朱普生，一代针灸名家程培莲，中医治疗血液病的先驱徐衡之。

近代以来，光绪十二年设县医学正科一员，从九品，驻县府办理卫生行政事宜。辛亥革命后，初由县警察局代管卫生行政事项，1922年武进县公署出令禁止剃发人及江湖医生妄使针灸。至1935年县政府始设武进县卫生事务所，有专职机构管理本邑卫生行政事务，4月民政厅文告，经过审核本邑合格的中医计264人，不合格30人。1936年根据江苏省管理中医暂行规则，组织中医鉴定委员会，凡不遵照规则进行登记及不合格者，一概取缔，停止营业。抗日战争胜利后，则又由县卫生院兼管。在市区青果巷还留有常州中医历史痕迹，1964年4月常州市人民委员会公布为第一批市级文物保护单位。明清医学祀典记、医学碑记石刻共两块，分别嵌砌于常州市区青果巷中段南侧先医祠大门两侧。《重修常州府医学碑记》石刻，高2.1米，宽0.8米，明崇祯元年（1628年）探花管绍宁撰文，刻于崇祯四年（1631年），记述常州府医学及祭祀等活动。管绍宁官至南明礼部侍郎，以正直见称。清军南下，因抗拒清朝剃发令而全家被腰斩于鼓楼下。《重修医学祀典记》石刻，高1.8米，宽0.7米，刻于清顺治五年（1648年）。详见下文。

## 附：常州医学与先医庙

在青果巷205号，有两块镶嵌在墙里的石碑，记录着这里作为明清常州府医学与先医庙的旧事。如今物是人非，碑文也渐模糊，从地方志和这两方碑记里尚能找出些破碎的片段，拼凑出"医学"这个古代官方医学教育机构在常州城里走过的艰辛岁月。

### 元：承宋建制

元朝元贞元年（1295 年），元成宗铁穆耳下诏，令全国郡县效仿祭孔，祭祀三皇，此时的常州城正在努力从二十年前的那场浩劫中复苏。大德元年（1297 年），惠民药局在西排湾（今南市河）张王庙（今长安大厦东侧）前重建。五年后，在子城厢前朝贡院的基址上，落成了一座三皇庙，庙里供奉的是华夏人文始祖轩辕、伏羲、神农。此外，俞跗、岐伯等十位姓名载于医书的黄帝臣子，效仿"孔门十哲"分列两侧堂屋从祀。庙内三皇殿后，官府设置了隶属于常州路（元代常州行政等级由宋代的州升为路）的医学教育机构——"医学"。

"惠民药局"与"医学"的制度大抵承袭自宋，发扬于元，不过将医学与三皇殿合置，确属元之独创，甚至可称元代的特色了。当时的学者贡师泰曾说："三皇有庙，医者有学，其制虽仿见于前代，合庙、学为一，则又我国家之盛典也。"元代医学的长官叫"医学教授"，下设学正、学录各一员，另有直学、司吏各一名。把医学设在三皇庙，主要是为了"训诲后进医生（指医学生）"。同时与儒学生们在宣圣庙祭孔一样，此举能够让常州路的医官、医学生们在每年三月初三、九月初九即春秋两季，在三皇庙进行祭祀活动。

时任常州路儒学教授、钱塘名士白斑称当时"毗陵为浙西望郡"，在医学学习的医户子弟、志愿学医者人数高达"数十百人"。显然，初始的规模无法满足日渐增长的需求，于是仅过了短短两年，时任医学学正葛櫵便率领一众同道，在娑罗巷东北部增建了新的庙址，《毗陵续志辑佚》称其较之旧址"倍加雄伟"。子城厢的原址则于延祐五年（1318 年）扩建作为讲堂使用。

医学与儒学一样，由附属田产维持日常开支和祭祀所需。早在至元三十年（1293 年），本城丁医老就曾舍田八十亩作为医学的学田，后增至一顷一十亩，再经由肃政廉访司（地方官吏监察机构，医学教授在其监督范围内，故亦有督学的性质）的分司官朱思诚的努力，共获得四顷八十亩田地，然而这么多田产并没有在事实上支持医学的运转，而是被各路官吏、绅士豪强给"巧掩而豪夺"了，这种情况一拖就是近十年。终于，在三皇殿落成的前一年（1301 年），从汴梁远道赴任的医学教授靳从革在了解情况后，下决心要为本路医学争回田产。随即他顶住同僚的非议，集合了同道们向时任分司官赵宏伟申诉请愿：肃政廉访司年年修葺，可这医学却连学田都难以保障。最终在他们的尽心力求之下，顺利夺回了被侵吞的医学田产。白埏作为靳从革的同道，同时也是整件事的见证者，在三皇殿落成的那年春三月，写下了热情洋溢的《常州路医学田记》，对此大加盛赞。

**明：二度重建**

至正十七年（1357年），徐达攻克常州。十一年后，明朝建立，改常州路为常州府。明初，政府十分重视教育的兴办，在地方官医制度方面，则主要继承元制，在地方设立医学和阴阳学，规模之大，远超历代。医学平时负责专业教育考试、祭祀等专业事务，若遇灾荒则与惠民药局一同承担施药、救济民众的任务。

明朝政府为全国官学设立了印信制度，洪武十二年（1379年），常州府医学也获得了自己的印信：这是一枚方铜印，篆文曰"常州府医学记"六字。然而好景不长，洪武二十七年（1394年），由于三皇庙年久失修、房屋倾废，常州府医学陷入了名存实亡的状态，空有印信和医官，却连日常办公地都没有，更不用说正常运转，而这种情况持续了八十四年。

成化十四年（1478年），是湖北沔阳人、时任常州知府刘钰在任的第四年，来自北京的委任状即将上路，要召他赴京担任户部郎中。临近离任，他决定为常州父老办最后一件事——重建医学。

三皇庙的旧址经过八十多年早已被周围民居宅第侵占，而此时本来位处西排湾的惠民药局也面临年久失修的窘境。于是刘钰在惠民药局旁，大约在烈帝祠（今田家炳初中附近）与张王庙之间的位置，新购四分七厘六毫的土地，把医学和惠民药局合并设置于此，即今青果巷205号，从此常州府医学和惠民药局合并，医学"居无定所"的状态就此结束，开启了医学进驻青果巷的新时期。

明代医官地位低下，太医院院令的品阶从元代的正二品降至正五品，地方上的医学正科官（明代地方医学长官）只有从九品，其余医官"皆未入流"（《明太祖实录》)，更糟糕的是地方医官"设官不给禄"。生活的困苦使得明代的医士、医生们经常私自逃逸隐匿，造成了大量的人员缺额，有鉴于此，全国各地的医学都出现了大规模的衰落和荒废。而常州府医学得益于地方官的关照和苏南丰厚的物质基础，在全国地方医学大多已荒废的大潮下，在这百余年里始终勉强维持着运转。不过到了万历年间，还是出现了官医缺编缺额、后继无人的困境。从万历四十三年（1615 年）一直到明末天启、崇祯之际，情况不可避免地持续恶化：房屋失修坍圮，学址内的先代碑刻匾额等物遭到破坏甚至印信也遭不法之徒觊觎。崇祯二年（1629 年），有目睹医学惨状的百姓向时任常州府推官、湖南零陵人刘兴秀痛陈此事，刘兴秀慨叹道"高皇帝（朱元璋）下诏在国内设置医学本是为了使生民和乐的大好事，怎么竟能沦没到如此的地步"！于是协同知府石万程、武进知县岳凌霄以及岳凌霄的继任者程九万，一同主持清查医学被侵占的土地和资产。工作持续了大约两年，到崇祯四年（1631 年）夏，清查和整顿基本完成，医学里重新设置了三皇及历代名医的牌位，拣选出廉慎有德的医官托付了印信。经此一事，医学幸而得以延续。

同年夏末，当时常州新科进士管绍宁在任上听闻此事喜不自禁，受邀为整件事撰写了始末，全府的医官将这篇文章刻作石碑立于医学门前，即今位于青果巷 205 号门口的《重修常州府医学碑记》。清顺治二年（1645 年），管绍宁因拒绝降清剃发满门遇害。

### 清：杏林余音

顺治三年（1646 年）五月，常州府医学由于明末的重修以及改朝换代时的相对和平而有幸得以保存下来，但春秋两季的三皇祭祀却由于未在新朝廷的官方祭祀编制之列而得不到地方财政的支持，变得难以维系，甚至祭祀所用的猪羊祭品等物都要等其他祠庙用完了再借来使用，可谓"虽有设祭之名，而无享祭之实"。因此当时的常州府医学正科官陆朝、常州府阴阳学正术医官傅惟谅，以及武进、江阴两县的医官们一同向知府夏一鹗和武进知县张国枢陈情请愿，希望能将春秋三皇祭祀纳入到官方的祭祀编制里，以获得地方财政支持。申请编制的请求从府县向上逐级递呈，夏知府提出地方上可以按照财政情况，每祭各出编银三两，合计每年编银六两以供春秋两祀。巡抚、巡按、常镇道台皆准，并于当年内即开始实行。同年年底，夏一鹗升调漕储道副使，顺治四年初（1647），知府职位由辽东人佟达继任，是为清代常州第四任知府。佟达上任后，继续整顿医学，与张知县一同亲自带领人手清理翻修了医学屋舍，在当时也成一段佳话，人们感念夏、佟、张三公"崇贤惠后"之功，请来当时已经归隐故里的前朝进士白贻清为此事作文立碑，即《重修医学祀典记》，今亦在青果巷 205 号门口，与《重修常州府医学碑记》相对而立。

这块碑的碑文除了记述旧事，还在后半部分抄录了当时县、府、巡抚、巡按、常镇道各级官员的批复公文。更难能可贵的是，在碑文末尾附有一份非常详细的祭祀祭品清单，不仅记录了祭品种类，还对每种祭品的数量、重量都有严格而明确的规定，实在是世所罕见。

至清代，延续自宋元的地方医政制度基本崩坏殆尽。清代的常州地方志书中，常州府医学、惠民药局的条目也先后消失，旧时的医学褪去了培养医学人才的职能，逐渐成为了一个只有祭祀功能的民间祠庙。民国初，在余云岫、汪精卫等人提出"废止中医案"、企图扼杀传统中医的大背景下，谢景安、朱履安、卞伯岐等常州医家在这处宅院里成立了常州中医协会，并且把这里作为总部会址，与全国各地的中医界志士一同参与了近代中医的救亡运动，这便是常州府医学、先医庙的最后时日。如今，这处与杏林结缘了五百年的院子早已结束了它的使命，彻底蜕变成普普通通的民居，假使没有门前的两块石碑，现在的青果巷 205 号也许只是一个淹没于寻常巷陌的小小院落了罢。

（薛　昊）

注：薛昊，南京中医药大学医学文史研究所博士研究生。

# 长年医局、寿安医局、临时医局、施诊所简况

　　医局属善慈医疗机构，本邑所创医局，以长年、寿安两局举首。自晚清以来，连年战乱，鸦片战争之后，更是内外交困，国势日蹙。瘟疫流行，民不聊生，贫者身无立锥，加以老弱辗转沟壑，呼援无门。时有邑绅刘云樵，由仕而商，目击民生凋敝，继而商之邑绅姚彦森、恽畹香、盛旭人、庄俊甫、董云阶五家，每户每年出白银千两，经五年融资，共得白银 25000 两，于清光绪五年（1879 年），创建长年医局，施诊给药，以拯危扶困。长年医局初时名为保节保婴长年医局，所谓保节，即封建社会束缚妇女的一种旧礼教，夫死后妇不再嫁，守节终身，节妇死后，由地方申请朝廷，建造牌坊，旌表贞节，长年医局每月给米 3 斗，后改为 1 斗。保婴者，旧时无计划生育，平日米珠薪桂，一般平民度日艰难，儿女过多，无力抚养，每多弃婴。长年医局收纳弃婴，雇人抚养。医局于夏溪、成章、湟里等地置常秥之田八百亩，再于市内购置房产，余款存入六家典当，收租取息，所有收入悉充善举。当时闻风而乐于襄助者，又有百余人，先后慷慨捐输，嗣后历年相继又有捐助。例如邑人杨某，籍祖氏之余荫，饶于田产，将郭郎桥良田二百捐入医局，亲至县府，将田契过户办粮，然后送至医局，以示其决心助善。常州旅沪同乡会很多的热心人士的捐款等，其中有许多名中医，如丁仲英、丁济万、张赞臣、屠士初、沈仲芳等。

## 常 州 旅 滬 同 鄉 會
### (一) 基 本 捐 款

| 姓 名 | 金 額 | | 姓 名 | 金 額 | | 姓 名 | 金 額 | | 姓 名 | 金 額 | |
|---|---|---|---|---|---|---|---|---|---|---|---|
| 盛幼盦 | 250,000 | 00 | 劉文藻 | 5000 | 00 | 諸葆忠 | 1000 | 00 | 王劍鍔 | 1000 | 00 |
| 劉國鈞靖基 | 50000 | 00 | 是貽永 | 2588 | 50 | 程叔度 | 1000 | 00 | 孫桂昌 | 500 | 00 |
| 新亞藥廠 | 50000 | 00 | 唐介林靜僧 | 2000 | 00 | 蔣尉仙 | 1000 | 00 | 朱允中 | 500 | 00 |
| 汪少丞 | 30000 | 00 | 陶潯泉 | 2000 | 00 | 惲藥超 | 1000 | 00 | 胡壽祺 | 500 | 00 |
| 陶希泉 | 20000 | 00 | 趙叔雍 | 2000 | 00 | 姚桂生 | 1000 | 00 | 屠士初生 | 500 | 00 |
| 懷仁堂朱 | 15000 | 00 | 閭蘭亭 | 2000 | 00 | 陳習之 | 1000 | 00 | 龔顯生 | 500 | 00 |
| 盛泮澄澤丞巔丞 | 10000 | 00 | 尤卓記 | 2000 | 00 | 戴錫祉 | 1000 | 00 | 謝鑊藥 | 500 | 00 |
| 尤泰欣 | 5000 | 00 | 屠和生 | 2000 | 00 | 趙引年 | 1000 | 00 | 須芝軒 | 500 | 00 |
| 劉達才 | 5000 | 00 | 戴煥堂 | 2000 | 00 | 徐吟甫 | 1000 | 00 | 顧壽葆 | 500 | 00 |
| 宋雪琴 | 5000 | 00 | 馬祥人 | 1000 | 00 | 史子權 | 1000 | 00 | 沈仲芳 | 500 | 00 |
| 九疊摭吞廠徐朋星 | 5000 | 00 | 丁涵 | 1000 | 00 | 張富貴 | 1000 | 00 | 屠思若 | 500 | 00 |
| | | | 丁仲英 | 1000 | 00 | 許鰲方 | 1000 | 00 | 屠星北 | 500 | 00 |
| | | | 丁濟萬 | 1000 | 00 | 張贊臣 | 1000 | 00 | 李貽卿 | 500 | 00 |
| | | | | | | 劉峰卿 | 1000 | 00 | 張錫馨 | 500 | 00 |

长年医局原址于马山埠中段，地处全市中心，闹中取静，水陆交通便利，有十间门面，前后两进。长年医局曾悬有创始人刘云樵像一幅，旁缀一联曰："青松专赖滋培力，小草全凭长养功。"长年医局之最高领导组织为议董会，议董会由地方仕绅与当时名医组成，下设常务董事、医务董事与财务董事。常务董事管理日常行政，下设总务科；医务董事司聘请医师，协商有关施诊事宜；财务董事管理经济收支，初创时期人事安排已无法稽考。长年医局自初创至停办，历时百年，主事者聘请名医，备极郑重。所邀者亦医界硕彦，百年相替，先后百余人。当时名医逢期辄携子带徒到局，襄侍医务，预为后学。

长年医局初创时只设内、外、幼、妇四科，嗣后伤科、针灸科名医朱普生、程培莲相继由乡迁城，业务鼎盛，始再扩展针、伤两科值期。排列值期医师值期名单为一重要事宜，长年医局将内、外、妇、幼分列为仁、寿、同、登四字号，凡列入此四字号，尤以仁、寿两字号者必须为耆年硕德之名医，下再设福、禄、安、康四字号以副之，有年轻医家轮值。长年医局除夏季六七两月歇夏停诊外，终年施诊给药。寿安医局每至夏令接踵开办，其他施诊所也开诊，城区及四郊越有六七所，乡区施诊所有时亦至市内延聘名医值期，夏令过后，寿安医局及各施诊所先后停办，长年医局于八月份开张。被邀者医界人士以能入长年、寿安为荣，跻事于名医之林为誉。以三、六、九日为期，届期内、外、妇幼、各科有两人，凡遇名医值期，天色未明，即有人列队候诊，有时每期多逾千号。

长年医局创立百年，董事先后更迭，多数无法考证。值期医师亦如长江后浪推前浪，一代新人换旧人，初创时期已难考核，数十年间，本市所有知名中医，皆为两医局座上客。创立至抗战前值期医生，内科有余伯初、钱祝恩、张兆嘉、朱谷安、屠士初、承槐卿、钱同增、郑湘溪、金志仁、徐杏生、屠博渊、巢铭山、须文卿、钱济苍等，妇科有汤善甫、邹端甫、汤伯度、汤季德，儿科有钱心荣、钱祝唐，外科有吴近安、林润卿、万仲衡。抗战后至新中国成立前夕值期医生：内妇科有朱履安、金伯奎、高伯英、谢景安、王兰文、陈乾初、江友山、张揆松、汤志明、周玉麟、沈伯藩、钱启荣，儿科有钱同高、钱同琦、陈观生，外科有杨浩春、张慎斋、吴紫绶、张伯清，针伤科有朱普生、程佩莲。抗战胜利至解放前后，最后一届董事有谢钟豪、李复稔、龚瑞萼等十八九人。常务董事有周季平、医务董事史锡銮、财务董事王维帧。医务董事与各名医联系，登门敦请，商定至局施诊时日，商榷当年延聘施诊医师名额，安排医师值期名单。

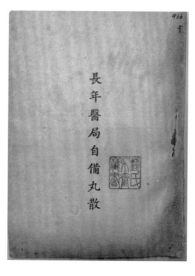

13

寿安医局开创清朝末年，地方绅士冯晓青、翟萼馨筹备，地址设于东横街育婴堂内，医局组织采取委员制，经费由地方公款公产处筹拨，部分经费来自募捐。开诊期为每年夏季农历六七两个月，每日上午半天，只收取挂号费，诊费药费全免费，就医病人日以千计，遍及城乡。该医局之中药，由城内东风裕、西风裕、童宁远、朱汉记、寿康、嘉寿六大药店承包，每年轮换一次，1949 年新中国成立后停办。

临时医局为每年夏季在部分乡镇开设，常州卫生志资料统计，从民国初期到 1940 年，先后有十五个，最早是民国初期邹区镇便安堂医局，分别有安东乡、奔牛镇、焦溪、汤庄、厚余、陈度桥等。其他还有类似性质的医社十个，有孟河、郑陆镇、普济镇、怀北乡、连江桥等，均以聘请当地医生为主，有时亦至市内延聘名医值期。

施诊所常武地区有四十余个，大部分是每年夏季在城乡开设，施诊所诊断开方，不施药，开出方子由病家自行去药房撮药。开办最早的是 1921 年龙虎塘夏令施诊所，最晚是邹区夏令施诊所，先后有崇法寺、崇华堂、百善堂、西直街、湖塘、横林、湟里、北港、罗溪、戚墅堰、洛阳、南夏墅等。佛教和中医都倡导要有慈悲为怀之心、怜悯恻隐之情，名僧与名医的结合相得益彰。佛学慈善施诊所的善行义举在让社会上受益群众得到实惠的同时，无形之中也使佛学界、中医界的正面形象更加深入人心，扩大了社会影响，提高了施诊医生的声誉，巩固了中医的合法地位。1935 年开办的佛学慈善社施诊所，所址在双桂坊崇法寺（人民公园内），医师十七位。1947 年崇华堂在长生巷开办施诊所，医师十八位。当年先后参加施诊的都是名医，均为本地区医界硕彦：钱同高儿科、朱普生伤科、周雪樵内妇科、唐柳浦内妇科、刘策先外科、高伯英内科、谢景安内科、孔祥熊妇科、沈伯藩妇科、徐鼎汾内外科、袁志安伤科、周永康内科、张仲和内外科、徐景安幼科、陈益生内科、张国良内外科、周玉麟内儿科，各科医生按期到所施诊。

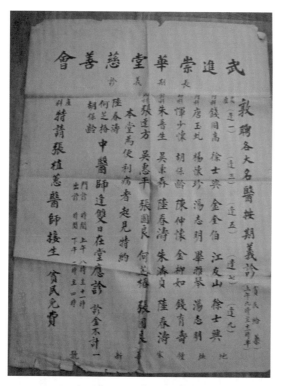

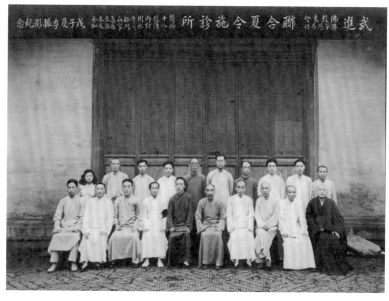

1948年武进佛学支会、佛学慈善社联合夏季施诊所合影

15

第
二
篇

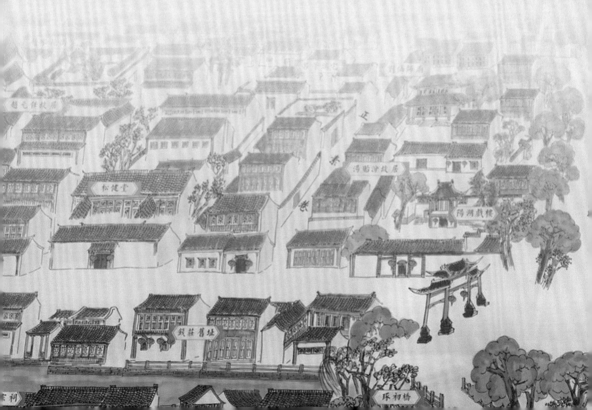

# 金坛中医概况

　　据金坛县志记载：金坛医药历史悠久，源远流长，自古名医辈出，或坐堂待诊，或周游四方，治病济世，著书立言，为后世所传颂。

　　唐代李含光，医道精博，著有《木草音释》二卷。宋末元初有儒医许传正、段康年，医德高尚，医技精良。明代更是人才辈出，相继有汤文、张文邃、普照、袁东、王肯堂、缪希雍等，他们自成流派，多有建树，其中尤以王肯堂（1549—1613）为最。清代有名医于大来、段璜、虞济、韩永福等，均医德高尚，医技超群，独树一帜，享誉四方。于大来曾任太医院史目、博士。段璜乃宋朝段康年裔孙，继承祖业，医德医道深孚众望。韩永福为人治病，从不计较酬金。嘉庆甲戌夏，金坛境内疫病流行，经其治者十愈八九，县衙旌以"着手成春"匾额相赠。民国初，金坛人治病仍倚仗中医。此外，民间尚有一些走方郎中和一技之长者，有伤、疡、疔、痔、痘、蛇、针灸等专科，服务于乡里，深得群众信赖。民国期间执业者先后有一百五十多人，精内科者有谢直斋、薛绍洲，擅儿科者有孙晓山、胡子良，善妇科者有储书林、张东来等。民国期间，县内有中药店七八十家，从业人员二百余人。在城镇先后开设的有天生堂、同仁堂、保元堂、同春堂、许广生、益寿堂、大生春、人和堂等。乡间尤以儒林镇储氏树德堂妇科药店最负盛名，迄今已有一百多年的历史。

# 近代溧阳的知名中医概况

溧阳是江南文人荟萃之区，解放前仍以崇尚中医为主。代有名医问世。清末，溧阳以名医为人称颂者，有史枚叔、法燮堂、陈铭三……诸人，他们除悬壶问世外，还为溧阳培养了一批优秀的中医。民国初年起，有彭伯礼，儒医不设诊所，设馆授徒。从学者有的攻经学，有的攻数学，其中专攻医学的有宋道援、吕谷声、狄永霄、童少伯、狄进堂、王赞廷、史济生等人。这些人虽后来都进入中医专科学校深造，但由彭先生为他们打下了坚实基础。彭先生擅长诊治伤寒、湿温、肺痨等症，在传统的望、闻、问、切上深下功夫，诊断确切，处方思虑周到，用药慎重，常常在处方中的重要药物上，旁注（秤准）两字，务求对病情的发展变化有深切的了解，关心病人，医德高尚。法燮堂与法泳初父子为名医，长于妇科，专治妇女月经不调，以及白浊白带崩漏等症，治病细致周到，用药谨慎。从学者众，门墙桃李，四座春风。陈逸卿，是铭三先生的弟兄辈，手不释卷，博览医术，医学上造诣很深的人。孟河人马九皋，长于内科，善治湿温伤寒诸症，治病心细胆大，辨别病情，考虑周到，处方下药细致谨慎，另有秘方自制药丸，辅助疗效。张耀南诊所设于东门大街，1932年溧阳县洪水灾害后一年的夏秋之间，城乡伤寒流行，蔓延很广，张耀南这一年医务繁忙，治愈者众多，声名远扬。不幸到是年九月间，自身亦罹病身亡。史煦堂，内外科兼治。姜立卿（浑名姜三胖子），孟河御医马培之的入门弟子，与无锡邓星伯、丹阳贺季衡都是同窗师兄弟，但秉性怪癖，凡遇有钱有声名的人请上门诊病，往往辞不应诊，对贫困人的就诊，却笑脸相迎，有的甚至不收医金。其长子澄秋继承其业，后迁甓桥行医。宋道援，新中国成立后赴宁深造，任县人民医院老中医。王赞廷，上海中医专科学校毕业，名医丁甘仁孙子丁济方的学生。医学有专长，内科擅治伤寒湿温。诊所设于南门通武巷住家内；抗日战争时迁至码头街。狄进堂，毕业于苏州中医专科学校，设诊所于码头街顺昌米店内，行医敦厚持重，诊病仔细周到。1932年，城乡伤寒湿温流行，求治者踵接，治愈者亦众，新中国成立后即任别桥公社医院院长。沈雪生老中医设诊所于码头街大渡口，内科方脉。芮大荪，前马乡后芮人，是丹阳名医贺季衡的及门弟子。民国十三年，来城设诊所于东门状元门茶社东侧，擅治妇科及伤寒、湿温、肺痨等症，新中国成立后参加城镇联合诊所。林汝楷，城镇人，1936年毕业于上海中医学院，先设诊所于西门汤家巷。抗日战争期间，避难于后方，他擅治内科肝肾等重症。新中国成立后参加联合诊所，继任城镇医院副院长，又调任城南医院院长，直至去世。何嘉济，宜兴堰头桥人，擅治中医内妇科，毕业与上海中医学院，1950年来溧阳西门后街设立诊所，医治妇女病有独到之处，1953年即参加第二联合诊所，1956年分配到城南医院，与林汝楷、史济生等在一起。狄葆之、狄仁煦都是儒医老中医，医治内科，兼从事商业，经营酱园、米行。

# 常州青果巷的医学遗存与医家

青果巷历史文化街区阡陌纵横，素有"九巷八宅"之称。九巷：自东向西有观子巷、正素巷（司徒庙巷）、天井巷、菱蒲巷、西庙沟、雪洞巷、马元巷、正阳里、蛤蜊滩等。青果巷更是常州名人的聚居地，这里的房舍都为明清建筑，马头墙，古朴沧桑。

青果巷的中医历史遗址，一是在青果巷 205 号的先医祠，始建于明洪武五年（1372 年），大门两侧有碑刻两块，一块是《重修常州府医学碑记》，刻于崇祯四年（1631 年），记述了常州的医药史及祭祀等内容；另一块是《重修医学祀典记》，碑刻于清顺治五年（1648 年），两碑于1964 年被常州市人民委员会公布为常州文物保护单位。多年前我曾经去实地考察看过，碑文已经相当模糊。民国时期此处是常州中医师公会的活动场所，1947 年，中医学会活动恢复，11 月 1 日在青果巷会所召开会员大会，选出钱今阳为理事长，谢景安、张揆松、高伯英、沈伯藩、钱同高为理事。翌年改选，当选的理事有卞伯岐、谢景安、屠揆先、吴紫绶、沈伯藩、屠济宽、张揆松等十一人，王道平、朱普生、冯育才、金奎伯当选为监事，会址在青果巷。二是刘先师庙（在阳湖县城隍庙戏楼西），是为纪念刘云山医家建造的刘云山祠，他是位神话般的菩萨医生，医术高明，医德高尚，人们习惯称其为刘先师或"刘仙师"，习称其祠堂为"刘先师庙"，今存二进，有石碑。

根据目前所了解和考证，曾经在青果巷居住和开设诊所的中医有二十余家，最早的是明代刘云山医家，清代有费哲甫名医，以民国为最多，有承槐卿、唐玉虬、徐衡之、屠济宽、卞伯岐、陈士青、葛丙春、戴元俊、高伯英、谢知闲、刘策先、吴幼荪、左起庆等，以及在青果巷中医学会主持事务的谢景安、朱履安等。据 1948 年出版的《武进指南》中记载的在青果巷的医生就有八人。

**刘云山**（生卒年不详），生于元末，湖北江陵人。明初他从江陵来到常州府城行医。刘云山博学工医，精通医术，乐于治病救人，他为人治病不分贫富，给穷人看病不收钱并施药，常常药到病除，老百姓非常感激他。

**费荣祖**（1858—？），字哲甫，清代常州孟河人，孟河医派奠基人费伯雄的孙子，继承家学，随祖父费伯雄习医，并师从兄长绳甫，治病独到，名布苏、常、沪间。曾经在青果巷开设诊所，后寓苏应诊，苏州地方志记载：侨居吴门因果巷，诊必深夜。

**承槐卿**（1862—1945），出生于焦溪岐黄世家。从小随父亲云坡学习中医，几年之后，槐卿医术大进。民国十七年槐卿移家常州，居于千秋坊寿康药店后进，踵门者络绎不绝。不久，应上海亲友之约，每旬去沪行医，于是槐卿医名，又蜚声沪上，成为江南名医。晚年定居常州，1932 年 3 月承槐卿在青果巷中段开设诊所，又应长年医局医务董事之聘，在该局内科施诊，他在处方签上署"五世德医承槐卿"，不取报酬。在大江南北医坛，赢得较高的声望，称之为"澄、锡、常医界泰斗"。槐卿一生曾治愈不少疑难杂症，虽名高一时，但医德高尚，奖掖后进，更是不遗余力。他虽诊务极忙，但诲人不倦，曾先后带徒律其医术者有七十余人，1945 年槐卿病逝于常州，终年 84 岁。

**屠博渊**（1889—1938），又名春霖，世居常州市区西庙沟，中医大方脉。受业于常州儒医张兆嘉，后又师事无锡邓羕和，学成归里后经名医金子绳推荐，住"寿安""长年"药局施诊，列席内科首席"仁"字座号，同道中盛赞其为"少年辈之佼佼者"。医名渐震，自设诊所于西庙沟敬节堂口，就诊者众多，与屠士初并称为"南屠北屠"。

**唐玉虬**（1894—1988），著名医家兼诗人，明代抗倭名将唐荆川的第十四世裔孙。早岁读书寄园，师从江南大儒钱名山先生。随父学习中医，选择了以中医作为终身职业，他始终信奉范文正公"不为良相，则为良医"的人生信条，以行医为毕生职业，在青果巷的唐家祠堂开设诊所，无论男女老幼都一视同仁，竭尽所能解除他们的痛苦。1937 年曾被聘为中华民国国医馆学术整理委员会名誉委员，抗战胜利后一度在青果巷唐氏宗祠行医，是中医学术团体的领军人物之一，1953 年被选为常州市中医学会副主任委员。1957 年春已经是六十四岁的年纪，应聘进入南京中医学院执教，历任内经、医古文教研组负责人和教授，图书馆馆长。他将临证遇到的案例记录积累下来，后来积成《玉虬医话》，其中记载的脉案，当可造福后世，泽被苍生。他的《名人书札》记录了文化名人陈寅恪、商衍鎏、陈叔通、黄宾虹、熊十力、叶恭绰、马一浮、吴宓、张元济、汪辟疆、蒋维乔、周瘦鹃、丰子恺、唐圭璋、俞平伯等数十位名人的书函，李大钊曾手书一副对联：铁肩担道义，妙手着文章。其儿子继承中医事业，为南京中医药大学教授、江苏省中医院院长、全国名中医。

**徐衡之**（1903—1968），生于常州青果巷，居住青果巷 56 号。孟河医派弟子、中医教育家、中医血液病科开拓者。十六岁（1919 年）进入孟河名医丁甘仁所办上海中医专门学校学习，1922 年又师从另一位常州籍名医恽铁樵，同时问医于国学大师章太炎。后与恽铁樵亦师亦友，曾合作创办函授学校，曾经担任全国中医药联合会执行委员、中国国医馆名誉理事及上海分馆董事。1928 年他与中医同道陆渊雷、章次公志同道合，他为了凑足经费卖掉了自己的房地产，在淮海路雁荡路合作创办上海国医学院，极一时之盛。可惜的是"一二八"日寇侵华燃起战火，学校毁于一旦。1932—1937 年，因学校停办又遭父丧，回到家乡常州青果巷行医，1942—1951 年，再回常州行医，他治病有绝招，凡疑难病症患者，多慕名前来求医，有"江南名医"之称。1951 年去北京，协同赵燏黄（常州人）教授进行中药材研究工作。先生精通中药，并且很有研究，著有《考证丸散膏丹配制法》。1954 年受聘去中央人民医院（后改北京医学院附属人民医院、今北京大学附属人民医院）任中医科主任、北京医学院院务委员会委员、学术委员会委员，是全国第一批进入西医综合医院的中医专家之一。在北京的十余年间，他治疗了大量疾病，尤其医治多种疑难病症取得良效，享有很好的口碑，特别突出的是在全国首先治愈时为不治之症的再生障碍性贫血。1955 年徐衡之利用下班以后的时间每天前往病人家中，治疗 6 个月直到痊愈，开创了中医治愈这一"不治之症"的纪录，有力地证明了祖国传统医学的极大价值，《健康报》为此专门发表了长篇报道和评论。以补肾为主治疗再生障碍性贫血的学术思想和中医治疗原则得到中西同行认可与推崇，为中医治疗血液病积累了经验，至今仍被广泛采用。西医专家邓家栋院士肯定中医的疗效，并说中医治疗的远期疗效较之西医治疗更为持久；他还指出，我们国家采用中西医结合治疗再生障碍性贫血，其完全缓解率和病人成活率均高于国外。多年以后，在他九十八岁高龄之际，回忆起 20 世纪五六十年代中西医合作治疗"再障"的情景时，称道徐衡之是"中医治疗血液病的先驱"。1968 年，"文革"的灾难夺走了他的生命，使他未能发挥更多的作用。《中医学家徐衡之百岁诞辰纪念文集》2004 年出版，笔者在 2010 年秋天陪同他的儿子到青果巷看望故居，在青果巷与天井巷交汇处，还有他的亲戚居住在那里，已经九十多高龄，并且发现故居的电表上还是徐衡之先生的名字，他的儿子曾经提出能否将故居建为纪念馆。

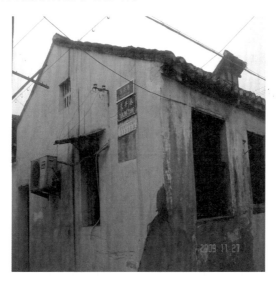

　　**朱履安**（生卒年不详），民国时期常州名医，擅长内科，诊所开设在周线巷。1931 年 6 月 14 日"武进中医公会"正式成立，朱履安任常务主任，屠士初任监察常务委员，会址设在花椒园。

　　**谢景安**（1899—约 1960），常州人，民国常州名医，擅长内科，诊所开设在周线巷。经常在长年医局、寿安医局和崇华堂施诊所坐诊，抗日战争结束后，中医公会恢复活动，被选为理事。1949 年 11 月，武进中医公会奉市卫生科之命，改组为常州市中医师协进会，由筹委推选徐志宽、谢景安、沈伯藩、陈士青、马骥良、等七人为常务委员，谢景安任社会福利组组长。

陈士青（1904—1986），常州礼河人，江苏省名中医、针灸专家。1928年到无锡从师承淡安（中国科学院院士）学习针灸，曾先后在宜兴的丁蜀镇、金坛的儒林、武进的卜弋桥等街镇和乡村行医，1946年将诊所迁到常州市内青果巷188号陈公崇祠（斜对面就是先医祠）。陈公崇祠是为纪念陈氏先祖陈祖仁的陈家宗祠，是陈氏宗族的族产，在此开诊行医，以后迁移到青果巷277号，1948年曾被选为常州中医公会副主任。1952年与常州市著名的中医外科医师吴卓耀、著名的中医内儿科医师周玉麟、内妇科医师葛丙春等组建了同新中医联合诊所，并任所长。1953年4月成立常州市中医学会，陈士青任主任委员，并先后任常州市防疫总队副队长，苏南卫生建设委员会委员，市卫生工作者协会常务委员，后来又当选为市第二届人大代表和第二届市政协委员，1958年被调到联合中医院（水门桥医院，市儿童医院前身）任针灸科医生。他行医近六十年，独创"管针法"用于临床，业务繁忙，退休回家后直到患病住院的前一天，还在为病人服务。陈士青之子陈锡厚（1944—），从小居住在青果巷，毕业于常州医专，勤勉好学，继承家学，先习中医而后主攻西医外科，中西合璧，集临床与管理于一身，曾任常州市儿童医院院长，主任医师，2002年任常州市医学会会长。相隔半个世纪，陈家父子俩分别担任市中医学会和市医学会的第一把手，实属罕见。

葛丙春（生卒年月不详），常州人，名中医。20世纪40年代曾经在青果巷开设中医诊所，1961年徐迪华、葛丙春、陈观生撰写的论文《辨证分型治愈暑热证九例的初步报道》在《中医杂志》第二期发表。

卜伯岐（1910—1998），武进人，师从孟河医派名家王道平，业中医外科。民国时期在青果巷设中医诊所，1946年12月，武进中医公会在常州成立，选卜伯岐为理事长，1947年当选为中医师公会会长。他与屠济宽在青果巷中医师公会开办联合诊疗所，在广告上注明："贫乏：施诊给药。"1949年移居香港，从事针灸，业务兴旺，1967年移居美国加

州奥克兰,曾任美国加州中医药研究院副董事长。1989 年曾经回来探亲,
1991 年邀请常州市中医院徐迪华教授赴美讲学。

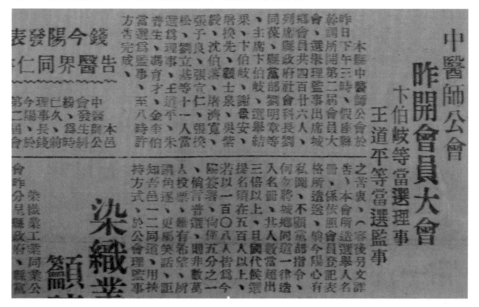

戴元俊(1912—1982),家在兴隆巷,早年曾从姑夫孟河派名医费
子彬学习中医,又从沈润养习医。他从事中医为业,在青果巷开设诊所,
还在长年医局、寿安医局、大成纱等兼职行医十余年。1949 年弃医从商,
专事花样设计,擅长绘画,尤其是水墨牡丹最有名气,曾任常州政协委
员、人大代表,是常州美术协会筹备会负责人。

吴幼荪(生卒年不详),常州人,民国时期知名中医,诊所开设在青
果巷。

屠济宽(1916—1982),是名中医屠博渊之子,在其父督教指导下,
十九岁能独立应诊,初任武进县中医公会驻会医师。抗战军兴,避居沪
滨,为上海谢驾千所赏识,举荐进广益中医院任职,在此期间与上海名
中医秦伯未、程门雪等互相往还。曾和范风源合著《范批汤头歌诀》一
书,风行一时。抗战后期归里,与名医谢景安、高伯英等重振中医学会,
任常务理事,在青果巷开设中医诊所。新中国成立后,于 1956 年入市
红十字医院,1958 年任常州医专教师,教的是《温病学》,1964 年进戚
墅机车厂铁路医院工作,生前曾被聘为《江苏中医杂志》特约撰述。其

子屠执中继承家学，后调入上海同济大学附属医院工作，师承孟河派国医大师颜德馨。

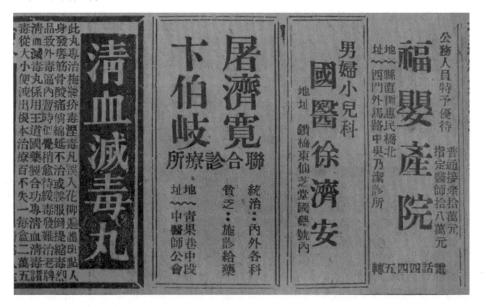

杨一（生卒年不详），常州人，擅长痔科，在青果巷开设诊所，门诊病人每日近百人，在常州城区有一定名望。

周玉麟（1918—2005），江阴市人，常州市中西医结合学会首届副会长、常州市中医药学会副秘书长。1931年在江阴徵存中学初中毕业，1933年经人介绍随师拜上海名中医俞同方为师，拜师学艺四年，满师后，1937年参加全国中医师考核，1938年经上海市卫生局中医审查委员会考试合格，发给证书。为躲避战乱，四处逃难，最后投亲落脚于常州，1940年正式开始挂牌行医，先后在尚德里、茭蒲巷、周线巷、双桂芳坐诊，并应聘于长年医局，还经常不计报酬参加佛敦施诊所的义诊，对赤贫免费。1952年参加常州同新中医联合诊所、1955年参加西赢里中医联合诊所施诊，被聘为常州中医学会副主任，1957年被聘为常州中医进修班讲师。1958年社会开业医生组建广化联合医院（后更名为广化区医院，2011年并入常州市第三人民医院）成立，周玉麟是创始人之一，担任业务副院长。

汪慎安（1922—2010），住青果巷52弄24号（三锡堂），是被中华民国大总统徐世昌誉为"模范缙绅"汪赞纶的长孙。师从徐衡之，常州市广化医院医生，精岐黄、通佛禅、工诗词、擅书法。在职时以针灸闻名，擅治癫痫、脑瘫等症。晚年在家坐诊，以内科妇科见长，前往就诊者甚多。青果巷改造时，他家子女汪忠、汪孟英、汪信和汪虹将拆迁款中的六十万元，建立"慎蓉爱心基金"，慎，指汪慎安，蓉，是王蓉仙（汪妻），共同委托市中华慈善总会保管和发放，重点扶持贫寒学生，此举被传为龙城佳话。

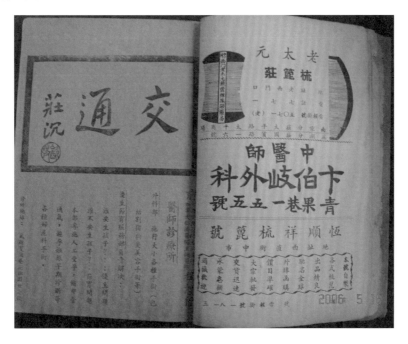

# 第三篇

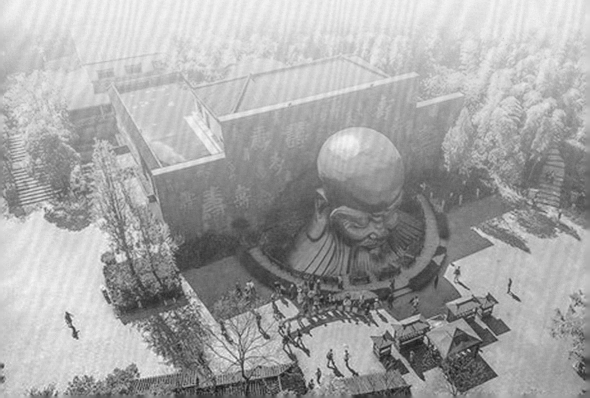

# 传承数代的中医世家

## 常州赐书堂徐氏世医

宋明以来，常州赐书堂徐氏，以业儒精医闻名于世者众多。历朝仕宦儒生等，谱载 242 人，计宋 3 人，元 2 人，明 84 人，清 153 人。宋元明三朝名医，谱载 69 人，其中宋 2 人，元 2 人，明 65 人。太医院院使 3 人（其中实职 1 人，赠职 2 人），御医 8 人，太医院吏目 2 人，太医院医士 7 人，太医院药局副使 1 人，冠带医官 9 人；县州医学正科 3 人，医学训科 2 人，医学教授 2 人；征取明医 3 人，儒医 9 人，医士 20 人。我国儒学，自古以来，学而优则仕，不为良相，即为良医；业儒精医者颇多，尤以吾常赐书堂徐氏为明代东南望族之特色，可圈可点，名垂史册。

五世养浩，号颐斋，烨公长子，生当元世，业儒精医，任无锡州医学教授。有谓："徐氏医名，东南代不乏人，实颐斋始也。"子三：长仲谦，业医；三仲清，任湖州路医学教授，人称神医，名闻吴越。

养源，号渊斋，烨公次子，明医士，生子六：仲德、仲厚、仲礼、仲贤、仲广、仲衡。养源，原居常，后迁横林行医，凡遇疾病寒馁者，或药或资，施济不已，至元延祐元年甲寅（1314 年），遂析居焉，仲衡、仲广皆擅医。养浩，养源共分八支，蔚为望族。养浩公女守贞，"神医"仲清之妹，通儒兼善医术，适常州路医学录胡祯，祯早逝，守节四十余年。因孙胡濙任礼部尚书、太子太傅，御赐一品夫人。

八世孟曾，讳述，号楚梦，矩公长子，精医术，人称"大神仙"，永乐钦召与官不受，赐袭依以归。孟恂，讳迪，矩公次子，太医院御医，人称"二神仙"。孟伦，讳选，号杏坡，矩公第三子，人称"三神仙"，一门三仙,传为美谈。八世讳遂,字宏道。明宣德间为常州医学正科。子辖,字文武,登探花及第,封承德郎、翰林院编修。礼部尚书胡忠安(濙)公为撰墓志铭。

十世徐生,字履初,号杏庄,明成化年御医,升太医院院判,加承德郎,使随北伐有功,赠官不受,仍供本职,进升院使。特敕命凡七道,封赠父祖如其官(父徐惠、子杏林;祖徐选,子孟伦,敕赠院使)。弘治十三年卒于任,上嗟悼之,赠奉政大夫,赐御祭一坛、祭文一道,遣常州府知府连盛行礼致祭。御祭碑及杏林公(惠)敕命碑、履初公(生)敕命碑均立于"仲清公御祭坟",坟在德泽乡,今已不存在,坟图存于谱,当年丧礼之隆重,极其荣耀,史所少见。

**参考资料:**《徐氏赐书堂宗谱续修简报》(2011年)。

## 孟河费氏世医

孟河医名起源于明熹宗年代,费氏自明末费尚有在镇江辞官从医,抱着"不为良相,则为良医"的儒家思想,为自令计,遂隐于岐黄,以医世其家,迁移至常州孟河,开创了孟河费氏的医人生涯,代代相传。在乾隆和嘉庆年间,费氏家族的医生数量稳步增加,家谱记录表明,在1740—1820年80年间,费家至少有12位男性医生在孟河和附近地区行医。孟河费氏第七代医费伯雄,名噪大江南北,成为孟河医派的奠基人。至今已经传承十二世,走向海内外,名扬天下。

## 中国常州孟河医派费氏世医家传谱

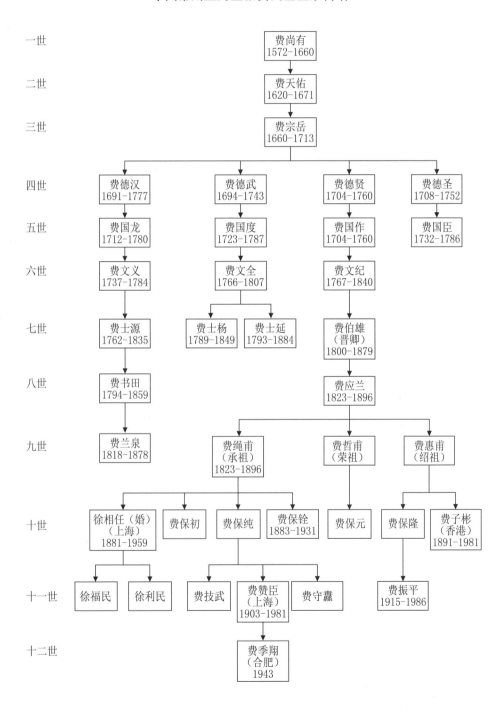

| 一世 | 费尚有 1572-1660 |
| 二世 | 费天佑 1620-1671 |
| 三世 | 费宗岳 1660-1713 |
| 四世 | 费德汉 1691-1777 / 费德武 1694-1743 / 费德贤 1704-1760 / 费德圣 1708-1752 |
| 五世 | 费国龙 1712-1780 / 费国度 1723-1787 / 费国作 1704-1760 / 费国臣 1732-1786 |
| 六世 | 费文义 1737-1784 / 费文全 1766-1807 / 费文纪 1767-1840 |
| 七世 | 费士源 1762-1835 / 费士杨 1789-1849 / 费士延 1793-1884 / 费伯雄（晋卿）1800-1879 |
| 八世 | 费书田 1794-1859 / 费应兰 1823-1896 |
| 九世 | 费兰泉 1818-1878 / 费绳甫（承祖）1823-1896 / 费哲甫（荣祖）/ 费惠甫（绍祖） |
| 十世 | 徐相任（婚）（上海）1881-1959 / 费保初 / 费保纯 / 费保铨 1883-1931 / 费保元 / 费保隆 / 费子彬（香港）1891-1981 |
| 十一世 | 徐福民 / 徐利民 / 费技武 / 费赞臣（上海）1903-1981 / 费守纛 / 费振平 1915-1986 |
| 十二世 | 费季翔（合肥）1943 |

## 孟河马氏世医

马院判，明末人，招蒋荣成为女婿，尽得其传，荣成继承开创了孟河马氏世医。后代马荷庵、马坦庵等传承家学，其中以马省三、马培之、马伯藩、马泽人最有名。

第 一 代　马院判

第 二 代　马荣成

第 三 代　马荷庵、马坦庵

第 四 代　马希融、马绍成（1793—1881）

第 五 代　马省三（1780—1850）、马益三

第 六 代　马玉山（1800—1832）

第 七 代　马培之（1820—1903）、马日初（1823）、马道生（1830）

第 八 代　马继昌、马良伯（1850）、马伯藩（1864—1930）、
　　　　　马书常

第 九 代　马际周、马翰卿（1870）、马际卿（1880—1929）、
　　　　　马惠卿（1886）、马笃卿（1900—1955）、
　　　　　马嘉生（1900—1960）

第 十 代　马泽人（1894—1969）、黄翼天（1901—1989）、
　　　　　马书绅（1903—1965）

第十一代　马心厚（1912—?）、马心安（1915—?）、
　　　　　马冀良（1921—2003）、马寿南（1924）

第十二代　黄自强（1945）

第十三代　黄剑波（1970）

## 钱氏儿科世医

晚清著名文人金武祥在《医津》序中写道："毗陵素产名医，孟河费伯雄、马培之两君均以医闻于世，而郡中钱氏则祖孙相继，累世俱以医著一乡，虽妇人孺子莫不知，钱氏……"常州钱氏中医世家，自明末祥

甫公起,已十二世,历经三百余年,擅长内儿科,聚族繁衍,尽有医名,累世不替。事迹见于《光绪武进阳湖合志》《清代毗陵名人小传》《江苏艺文志》及《常州地方志》者七人,现存著述、医话、医案传世者十余人。及至现代,钱氏中医内儿科又有了极大的发展,第十世钱同高擅长治疗儿科"痧、痘、惊、疳"等证,生平所起危重病儿,难以数计,20世纪五六十年代在常州几乎家喻户晓。第十一世钱宝华20世纪30年代在上海发起组织了当时罕见的女中医学术团体"中国女医学社",并出版了《中国女医》杂志。第十一世钱今阳曾任上海市中医学会副主任,为上海十大名老中医之一,创办并主编了新中国成立后第一本中医杂志《新中医药》。第十一世钱育寿,为江苏省名中医,享受国务院专家特殊津贴,曾任江苏省中医学会理事、儿科学会副主任,市中医院儿科主任医师,南京中医学院兼职教授。自1983年以来,曾受江苏省卫生厅和国家中医药管理局委托主办江苏省中医儿科提高班两期,全国中医儿科进修班七期,任班主任,亲自主讲和施教。学员遍布全国二十多个省、市、自治区。第十二世钱大宇创办了钱氏中医儿科诊所,被评为常州市示范中医诊所,2012年被列入江苏省非物质文化遗产保护项目。

常州钱氏中医世家历代医家主要医著:

| | |
|---|---|
| 《钱心坦医案》 | 《医津》(钱心荣著) |
| 《钱心荣医案》 | 《钱心桂医案》 |
| 《钱心胖医案》 | 《钱祝唐医案》 |
| 《痘疹选注》(钱祝唐著) | 《钱祝庆医案》 |
| 《钱观生医案》 | 《小儿卫生要言》(钱同增著) |
| 《幼幼馆讲学记》(钱同增著) | 《钱同增医案》 |
| 《儿病常用方歌括》(钱同高著) | 《钱氏医案选辑》(钱同高著) |
| 《钱同高医案》 | 《钱同琦医案》 |
| 《中国儿科学》(钱今阳著) | 《苍盦医学》(钱今阳著) |

2013年钱今阳著《中国儿科学》,选入《近代国医名家珍藏传薪讲稿》丛书再版。

自明代末年起即在本邑业医,历代相传,至今三百年余,累世不衰,名震遐迩。具体世系如下:

明末：第 一 代　钱祥甫
清初：第 二 代　邦选
　　　第 三 代　以爵
　　　第 四 代　维岳
　　　第 五 代　五臻、五常
　　　第 六 代　凤吉、凤彩、凤岐（兄弟三人）
　　　第 七 代　存方、怀方、润卿等
　　　第 八 代　心坦、心荣、心广（称"钱氏三凤"）
晚清：第 九 代　祝唐、祝恩、观生
民初：第 十 代　同增、同高、同琦
　　　第十一代　今阳、育寿
当代：第十二代　大宇、大欢
　　　第十三代　嘉旼

## 法氏内科世医

　　法氏内科世医，肇始于法氏美，明代从河南迁移到孟河，开创孟河法氏内科世医，早于费尚有在孟河行医，绵延相续，代有传人，是孟河医派形成前期的中医代表，对孟河医派的形成有很大的影响和作用。至第五代为法征麟、法公麟兄弟最有医名，略晚于费尚有，兄弟俩在孟河行医以治伤寒出名,后分别迁居常州、宜兴、昆山。法征麟的儿子谦益、复、学山，孙子雄、震、恭、宽、信、惠，以及其第四、五、六、七、八代均继承家业，并且都比较有名，"治时疾有奇效"。

　　明代：法世美
　　　　　失传
　　　　　失传
　　　　　失传
　　　　第 五 代：征麟、公麟
　　清代：第 六 代：谦益、复、学山
　　　　第 七 代：雄、震、鼎、恭、宽、信、惠

第　八　代：绚、覆瑞

第　九　代：弼

第　十　代：文源

第十一代：子厚

第十二代：鼎

第十三代：淦生（常州至和桥）

第十四代：致复（河桥镇）

第十五代：王亮、王培等兄弟若干

第十六代：德生等兄弟若干人、瑞生（1882 年生）

民国：第十七代：玉环、乐环等兄弟若干人，平坦兄弟四人

当代：第十八代：法××（和桥卫生院）、夕源、夕麟（南京中医学院任教）

## 汤氏妇科世医

本邑擅长妇科最有名望的以汤氏为主，据《武阳县志》记载，自明代起即有擅长妇人科名医汤玉、汤玠，皆世业妇人医，有奇效，时有他医视为虚羸不敢轻药者，其往往投以大黄而愈。汤玉子文英，汤玠子文佑，亦以妇人医为业闻名，另有汤启旸亦世为妇人医。清代有汤洪，子经邦，三世业医。

18 世纪后叶，有汤伊勋，精于妇人科，后传孙隆宜，曾孙述高。隆宜子善甫继承祖业，在临近数县曾名噪一时，著《妇人科秘方要诀》，子道生，孙伯度、季德均继承家学。

汤氏妇科，新中国成立前世代在罗汉桥（现教育会场南面）开诊行医，挂牌名"汤善甫妇人科"，换人不换牌，当地人称"老汤八房妇人科"。由于汤氏医术精湛，深得人们信赖，前来求医者近至本邑附近数县，远至苏州、无锡、上海、天津、北京，甚至亦有港澳同胞，其诊疗病种有痛经、产后血虚、胎动、妇女血崩、干血痨、不育症等。

**附：妇科汤氏世系表**

18 世纪后叶　　汤伊勋

　　　　　　　隆宜（孙）

　　　　　　　述高　吴申禄（隆宜婿）

1940 年左右　　善甫　吴逸堂（1848—1940）

　　　　　　　道生　吴永文

　　　　　　　伯度、季德（早亡）

　　　　　　　汤志明

注：汤志明非汤氏直系，吴申禄为隆宜学生又女婿。

另一支为吴姓，太平天国前四五十年，妇科吴申禄，授汤氏医术而成名医。后传子吴逸堂，又传媳吴永文。新中国成立后，吴永文参加水门桥联合诊所，此诊所后并入东风医院。吴氏采用祖传秘方治疗月经失调、妊娠、胎动、产后体虚等效果显著，在社会上颇有影响，每天诊疗患者80～90 号，求医者远至京沪沿线直至新疆、云南等地，其于1984 年病故。

## 孟河沙氏内外科

清代乾隆年间，孟河沙氏数代业医，精擅内、外、喉科，于温病深得名医叶天士真传。沙氏原籍武进孟河，传承至今已经十代。其创始人为沙晓锋，初在孟河行医，为孟河名医，擅长内外科，以外科名重一时，以谙脉理，善刀针（小手术、针灸等）闻名于世。同治年间，后分成几支，一支定居孟河，一支迁江苏北部淮阴，大部分迁镇江附近大港行医，形成著名的大港沙派，《丹徒县志》称其"精内外科，医学甲郡，声振大江南北。

第一代　沙晓峰

第二代　沙景韶（1736—1795）

第三代　沙书玉（1802—1887）、沙书瑞（沙序五 1806—1883）

第四代　咏清、咏用、咏燮、咏堂

第五代　沙用圭、沙用庚（1833—?）、沙用儒（1835—?）、

　　　　沙用璋（1841—?）

第六代　沙承桢、沙承标、沙承志

第七代　沙献庭、沙桐君

第八代　沙铭三（1871—？）、沙秉生

第九代　沙一鸥（1916—2013）、沙健安

第十代　沙载阳（1921—2011）、沙立

第十一代　沙文清

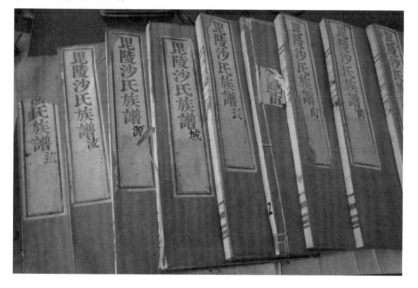

1885 年版《毗陵沙氏（百寿堂光绪版）宗谱》

## 罗墅湾谢氏世代悬壶

清代乾隆年间名医谢鹤园，儒而习医济世，传承子孙，世传谢家数百年岐黄之医术。咸丰光绪年间名医谢安溪，安溪公又将医术传于谢霈、谢昌和谢润，谢葆初更为医界名宿。谢昌（又名谢遂畅）数次赴京师偕谢羲忱、谢栋忱为徐世昌、黎元洪、曹锟等民国总统及政府大员诊医，均功成载誉而返。黎元洪送"仁心神术"匾额一块，悬挂厅上，浩劫年被毁。曹锟送中药脑沙二瓶、羚羊角一支、对联一副，上有大医师谢遂畅、大医师谢栋忱名款，以褒奖罗墅湾谢家安顺堂精湛医术。

第一代　谢鹤园（乾隆年间）

第二代　不详（嘉庆道光年间）

第三代　谢安溪、谢葆初（1831—1892）

第四代　谢霈（1874—1940）、谢昌（1879—1942）

第五代　谢利恒（1880—1950）、谢藩忱、谢亮忱

谢羲忱、谢栋忱

## 焦溪丁氏世代中医之家

常州焦溪是中国历史文化古镇，素有中医之乡美称。丁氏家族从明代早期起，儒而知医，代代相传，世代中医之家，传至现代丁光迪教授已是第十七世，名扬全国。从有记录资料，清代丁济川至今传承五代。

第一代　济川

第二代　丁泽霖

第三代　丁谏吾（1887—1952）

第四代　丁光迪（1918—2003）

第五代　丁国治、丁国华

## 焦溪承氏岐黄世家

常州焦溪是中国历史文化古镇，素有中医之乡美称。自高曾祖承南溪始业儒知医，既通经史，又通岐黄，儒而知医，代代相传，都曾游学泮宫且精于医。至槐卿已五世儒医，名扬苏南。

第一代　承南溪（弼）

第二代　承秀山（蓉绶）

第三代　承湘坪

第四代　承云坡（1840—1897）、钟岳

第五代　承槐卿（1862—1945）

第六代　承少槐（1905—1988）

第七代　承抳中（1946—2016）

## 金坛儒林树德堂妇科

金坛儒林树德堂妇科医治疗法，始于清乾隆年间，距今已有三百多年的历史，迄今已传至第十八代。创始人储知善以妇科见长，为解除民间不孕不育等诸多妇科疑难杂症之痛苦，以中草药为本，潜心钻研，反复试验，积累成偏方，惠民不计其数，其医德和医治疗法由此代代相传。儒林树德堂妇科主治男女不孕、子宫肌瘤、卵巢囊肿、少女经闭、痛经、周身关节疼痛、盆腔炎症、崩漏等多种疑难病症。其许、储、马三氏历代传人，著《女科指南》20卷、《伤寒论》14卷、《幼学准绳》4卷。经历代传承和发展，儒林树德堂妇科疗法已成为江南妇科的一大流派。传承人在前有古人立方基础上，据理法方药而辨证施治。具有四大特色，其一为妇女经行病变，以三帖中药为基础，专治妇女经行量多、量少、经行前后不定期，尤以治疗少女、妇女痛经为首注；其二为带下，在治疗带下色绿、质黏、有秽气、有阴痒、小便短赤、舌质红、苔黄腻、脉数症状方面，以《龙胆泻肝汤》加减为主，不仅能治疗妇人盆腔炎症，还能兼顾到软坚散结、疏肝理气等妇人诸症；其三为不育症，在《备急千金药方·卷二·七子散》的基础上，加入该店自己加工炮制的狗鞭散，使之达到"阴中求阳，阳中求阴"之效；其四为产疾，先辨明癥瘕积聚，再辨明三焦痞满胸膈闷，气不宣通胁气清，均可药到而病除。新中国成立后已经治疗六十多万人，遍布二十九个省。2011年树德堂妇科医治疗法为江苏省非物质文化遗产，创始人储知善开创于清代乾隆年间，远代传人资料不详。

近代传人

第十五代（20世纪30年代） 张龙只

第十六代（1946年） 马步云、汤华卿、贡肇中、张志恒

第十七代（新中国成立后） 马建高、秦小康

第十八代（20世纪90年代） 马志骏、马洪骏、史伟中、汤玉明

## 金坛老人山程氏骨科

金坛老人山程氏骨科，程氏家族迄今传承六代，祖籍为湖北省襄阳市。其后代于清光绪元年迁移到句容天王镇，民国初年又移居金坛老人山，老人山程氏第一二代现已不详。第三代传承人为程功龙、程功月、程功明。民国初年程功明（1891—1962）随程氏第二代到句容天王镇，功明武艺超群，医术卓绝，救人无数。因老人山地区生长治疗骨伤的各种草药，20世纪40年代程功明开始在金坛薛埠镇药店坐堂。程氏家族经过几代人的努力探索，创出了一整套独到的治疗伤骨疾病的方法和模式，称呼为"老人山骨科"。其后代程良寿、程良森继承其业，分别在金坛市茅山地区人民医院和朱林镇卫生院开设老人山骨科门诊，程氏第六代传人程时林在金坛市中医院开设专病门诊。

第一代　湖北省襄樊　现已不详
第二代　湖北省襄樊　现已不详
第三代　程功龙、程功月、程功明（1891—1962）
第四代　程贤德
第五代　程良森、程良春
第六代　程时林

## 溧阳蒋氏伤科

溧阳人蒋广生，清代溧阳名医（1811—？），对接骨入髓技术，深得奥秘。广生先生行医多年，已有名声。曾在太平天国时期为侍王府某将领治愈创伤，被准许正式开业行医。对开放性骨折内服及外敷药物等法，百日治愈，无后遗症。其三子润三，得到家传秘授，继承父业，精心从事，不息不懈，名声日高，先生传承家人。蒋氏伤科，特具功效，是属家传秘授，一脉相承，传承子孙后代已六代，并且青出于蓝胜于篮，强爷胜祖。愿其承先启后，继往开来，发扬中医伤科的特长为伤患者减除痛苦。

第一代　蒋广生（1811—？）

第二代　蒋润三
第三代　蒋啸潮
第四代　蒋延庆、蒋炳珍（？—1944）
第五代　蒋国成、蒋忠义、蒋有登
第六代　蒋自胜

## 奚氏儿科世家

　　奚氏儿科，始于清代武进戴溪桥，奚龙泉弃儒学医，受业于同郡许定甫，当时许氏儿科遐迩闻名，学成归里，悬壶应世，曾著《儿科心得》三卷。儿子奚子型继承父业，医名更著，求诊者络绎不绝，创制"辰金丸"治风痰壅盛，"宝金丸"治急惊风症。孙子奚咏裳（1869—1937）幼承庭训，先祖督教甚严，每日诊余之暇，必对先父讲解《内经》，并令先父边读、边讲、边背，每有不理会处，无不反复解释，并举临床实例一一证明，二十岁时，即开始襄诊，数年之后即独立应诊。是时医历三世，颇得病家信仰，每日就诊者辄在百号以上，夏秋尤多，远者来自浙江之长兴，安徽之广德，近者江苏之溧阳、宜兴、常、锡一带，以致戴溪桥河内舟楫相连。奚升初（生卒年不详），阳湖戴溪桥人，继承家业，幼科擅长，1930年1月开设诊所在常州东直街关帝庙弄82号。曾孙奚伯初（1904—1979），为奚咏裳长子，继承父业，因治学严谨，治病认真，起大病难症甚多，故医名大噪。1937年迁居沪上，设诊所于陕西北路，长期诊务繁忙。奚伯初临床常用清热保津之法，治疗小儿发热病，投之多应手而效。奚伯初常言，用药如用兵，必知己知彼，方能百战不殆，故有常亦有变，用药杂乱堆砌乃医之大忌。奚氏用药平稳精细，分量适中，每于平淡中见功力，药切病情，既能击中要害，又能照顾全面，颇有大将风度。著述有《中医儿科学》等教材，及《内科知要》《奚伯初儿科医案》等。撰写《戴溪桥奚氏儿科经验简介》一文，收入上海中医学院主编的《近代中医流派经验选集》，丰富了祖国医学遗产。奚伯初著名弟子强士奎（1918—2004），少时医药书典润身，立志悬壶应世，1938年师从当时名医奚伯初，得其真传，并被荐赴上海学习，数年读书，医术趋于成熟。对小儿、肝、胆、脾、胃、心、肾、肺等各种疑难杂症诊治，方法独特，疗效显著。求医者慕名而来，医治患儿无数，是无锡市医界公认的儿科名医。1958年强老创办了无锡市映山河儿童医院，带教儿科徒子徒孙。现在无锡市第八人民医院（无锡映山河妇儿医院）成功建立了以陈炯源、章继弘、常青为首的老、中、青三代儿科人才梯团队，在小儿内科、微创外科、小儿内分泌科、呼吸科、哮喘科等学科建设上均颇有建树，年门急诊量二十万余次，位居全市前列。

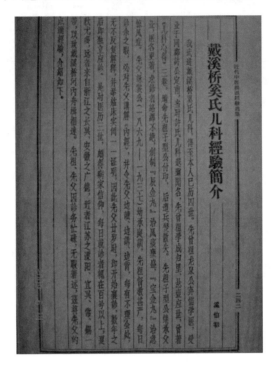

# 常州历代医家主要医著目录

梁　萧　衍：《杂药方》《如意方》《坐右方》（十卷）、《大略丸》（五
　　　　　　　卷）、《灵寿杂方》（二卷）

　　萧　绎：《宝帐仙方》（三卷）

　　萧　纲：《如意方》（十卷）

　　陶弘景：《本草经集注》《肘后百一方》《陶隐居本草》《药总诀》
　　　　　　　《导引养生图》《养性延命录》《合丹药诸法节度》《集
　　　　　　　金丹黄白方》《太清诸丹集要》《天文星算》《华阳陶隐居
　　　　　　　集》

隋　萧　吉：《帝王养生要方》（二卷）

宋　李朝正：《备急总效方》

　　李含光：《木草音释》

　　许叔微：《伤寒论》（三卷）、《百篇治法八十一篇》《仲景脉法
　　　　　　　三十六图》、《翼伤寒论》（二卷）、《辨类》（五卷）、《类
　　　　　　　证普济本事方》（十卷）

　　苏　轼：《东坡志林》《养生诀》《胎息法》《续养生论》《节饮食
　　　　　　　说养老篇》《药诵》《服胡麻赋》《记苍术》《苍耳录》《服
　　　　　　　地黄法》《苏学士方》

　　宋　慈：《洗冤集录》《毗陵志》

　　石　泰：《还原篇》

　　仇　远：《稗史》

金元　李曰普：《续附经验奇方》

　　罗知悌：《心印绀珠》《罗太无先生口授三法》

　　蒋达善：《医镜》（二十卷）

明　蒋宗武：《医录》

胡　澄：《卫生易简方》（四卷）、《芝轩集》《澹庵集》（五卷）

徐　述：《难经补注》

蒋　恒：《本草》

霍应兆：《伤寒要诀杂症全书》

王肯堂：《证治准绳》（八卷）、《类方准绳》（八卷）、《医学津梁》（六卷）、《医学穷原集》（六卷）、《童婴百问》（十卷）、《医辨》（三卷）、《灵兰要览》（二卷）《郁冈斋笔尘四册》《医学正中》《肯堂医论》

缪希雍：《先醒斋医学广笔记》（三卷）、《神农本草经疏》（三卷）、《续神农本草经疏》《方药宜忌考》《仲淳医案》《本草单方》

高　隐：《医林广见》《杂证》《肯堂医书六种》

石　震：《周慎斋约言》（二卷）、《脉学正传》、《医案》（六卷）、《偶笔》《读仲景书题语》《治疫五书》、《运气化机慎斋口授三书》（二卷）、《订正慎柔记续记》（五卷）

华元化：《外科宗要》

芮　城：《纲目拾遗》

岳虞峦：《医学正印》

黄德嘉：《医经允中》（十二卷）、《先天后医论》（一卷）、《伤寒准绳辑要》（四卷）、《纲目类方》（四卷）

李朝正：《备急总效方》

李熙和：《医经允中》

胡嗣超：《伤寒杂病论》（十六卷）

蔡国佐：《岐素精诠》

蒋　蘅：《伤寒尚论商榷编》（十二卷）

庄逵吉：《保婴备要》

傅　懋：《医宗正脉》《医学疑问》

恽　熊：《痘疹汇抄》

法寿名：《温热一隅》

毛景昌：《医论》

谢应材：《谢氏发背对口治诀》

乌季韶：《幼科问难》（二卷）、《痘科金针》（四卷）

丁琮清：《伤寒一得篇》（十卷）

张宛邻：《脉诊便读》《本草便读》（二卷）《成方便读》（四卷）《本草述录》（六卷）、《素问释义》（十二卷）

张祥元：《保生集要》

郑汝炜：《外科宗要》（二卷）

沈文起：《外科宗要续纂》

曹秉铉：《杏林医案》

陆鲲化：《医医集》（二十卷）、《证治理会》

顾元交：《本草汇笺》（十卷）《慎柔五书》《慎齐三书》《脉学正传》《运气化机医案》

霍应兆：《伤寒要诀》《杂症全书》

清　法征麟：《医学要览》（十二卷）、《伤寒辨证》（二卷）《医通摘要》（六卷）

法公麟：《桂月生传》《脉诀》

法学山：《痘科景行录》

法冠卿：《医林玉尺》

法政和：《医通纂要》

法　雄：《樗庄心法》

法　惠：《医宗粹言》

法覆端：《脉法金针》

刘若金：《本草述》（三十二卷）

李熙和：《医经允中》（二十四卷）

王　凯：《瘘症全书》

孙星衍：《校定神农本草经》（三卷）

余　霖：《疫疹一得》

庄一夔：《慢惊秘诀》《痘疹秘诀》《福幼编》《痘疹遂生编》《种痘简易良方》《痘疹慢惊秘诀》《保赤六种》《小儿夺命丹二种》《惊风辨症必读书》《卫生宝籍》（六卷）

毛鸿吉：《本草》《医方集要》（四卷）、《毛氏医林》（四卷）

蒋理正：《紫真诊案》（二卷）、《脉学》

庄　慎：《刊辑经方衍义》

段希孟：《痘诊心法》（十二卷）

吕宗达：《伤寒汇通》（四十卷）

吴宁澜：《医药编》《宜麟策》《保婴易知录》（二卷）

尤鸿宾：《幼科心得》《育婴须知》

杨炜清：《方义指微》

岳　昶：《药性集要便读》（六卷）

邹润安：《读医经笔记》（三卷）、《伤寒通解》（四卷）、《长沙方疏证6卷》《医理摘要》（四卷）、《医经书目》（八卷）

费伯雄：《食鉴本草》《医醇剩义》（四卷）、《医方论》（四卷）、《文氏医方汇编十种》

曹　禾：《豆法述原》（三卷）、《外科五书》《医学读书志》《疡医雅言》《疡医蛾术录》、《痘疹索隐》（一卷）

张曜孙：《产孕集》（二卷）、《扁鹊仓公列传注》

沙书玉：《医原纪略疡科补苴》

杨时泰：《本草述钩元》（三十六卷）、《医案》（六卷）、《偶笔》（一卷）、《读仲景书题语》（一卷）、《治疫记》《脉学正传》《运气化机慎斋口授三书》（二卷）、《脉诀》

马培之：《医略存真》《务存精要》《伤寒观舌心法》《药性歌诀》《外科集腋》《马评外科全生集》《青囊秘传》《马氏丸散集》《马氏经验方》《过玉书刺疔大全》《纪恩录》

马良伯：《医悟》（十二卷）

钱心荣：《医津两卷》

陈嘉瑒：《医学粹精》（二卷）

薛　益：《听江医绪》（十四卷）

汤善甫：《妇人科秘方要诀》

汤春岩：《温热一隅》

谢　润：《医林纂要数》（十卷）

巢崇山：《巢崇山医案》《玉壶仙馆外科医案》《千诊金秘方选》

余听鸿：《伤寒论翼注》（四卷）、《外症医案汇编》（四卷）、《诊余集》《余听鸿医案》

张乃修：《且休馆医案》

费绳甫：《临证便览》《危大奇急四证治验》《妇科要略》《危大奇急四证治验》

谢炳耀：《医存》（二十卷）

巢渭芳：《巢渭芳医话》

林润卿：《温病秘诀》

承槐卿：《承槐卿先生医案》

周雪樵：《映溪草堂医学笔记》《雪樵医案》

丁甘仁：《喉痧证治概要》《医经辑要》《诊方辑要》《脉学辑要》《药性辑要》《沐德堂丸散集》《丸散膏丹用药配制法》《百病医方大全》《丁甘仁家传珍方》

薛逸山：《澄心斋医案辑录》（七卷）、《澄心斋随笔》（六卷）、《续录》《化学备查》（四卷）、《新医撷要》（十卷）、《太湖流域各家验案》

邹　澍：《本草疏证十二卷续疏》（六卷）、《本经续疏要》（八卷）、《伤寒通解》（四卷）、《伤寒金匮方解六卷医理摘要》（四卷）、《医经书目》（八卷）、《医书录》（一卷）、《医经杂说》（一卷）

薛　益：《医绪》（十卷）

彭伯礼：《疡科辑要》《彭氏外科书》

钱祝唐：《痘疹选注》

奚龙泉：《儿科心得》（三卷）

沈青芝：《喉科集腋》

法文淦：《伤寒详解》《诊余丛谈》

程北和：《伤寒温病异同卷》

金　薄：《仲景伤寒论注》

恽铁樵：《群经见智录》（二卷）、《伤寒论辑义案》（六卷）、《伤寒

　　　　　研究》（四卷）、《温病明理》（四卷）、《保赤新书》（八卷）、
　　　　　《生理新语》（四卷）《医学评议》

　　　闺　季、曾　懿：《医学篇》（二卷）

　　　陈廷儒：《诊余举偶录》（二卷）、《医学可观》

　　　马文植：《纪恩录一册》《外科传薪集》《医略存真》《马评喉科论》
　　　　　《马批验方新编》

　　　恽毓鼎：《金匮疟病篇正义》

　　　钱方琦：《温疫论提要上下卷》

　　　张兆嘉：《本草便读》

　　　张维垣：《医学指掌》

　　　邵文卓：《痢疾辨》

　　　程兆和：《伤寒温病异同辨》

民国　毛善珊：《毛氏湿温治验》

　　　王　询：《扫云集》《医门辑要》

　　　丁子良：《防疫之一助》《说疫》《治痢捷要》《增补瘟疫》《竹园丛
　　　　　话》

　　　蒋维乔：《因是子静坐法》

　　　谢利恒：《中国医学大辞典》《中国医学源流论》

　　　龙子章：《蠢子医》（四卷）

　　　潘明德：《医法提要》

　　　马冠群：《马氏脉诀》《医悟》

　　　钱　钧：《小儿卫生要言》《幼幼馆讲学记》《医》

　　　钱　鉴：《儿病常用方歌括》、《钱氏医案选辑案》（二十卷）

　　　徐相任：《徐氏霍乱论》《急性险疫证治》《在医言医》《中华医圣
　　　　　论》《中华国医科目暨各科系统表草案》

　　　赵燏黄：《现代本草生药学》《实验新本草》《祁州药志》《历代本
　　　　　草沿革史论》

　　　费保彦：《食物疗本草》《四桥随笔》《明清以来之孟河医学》

　　　徐衡之：《宋元明清名医类案》

　　　庄育民：《喉科真髓》

陈苏生：《伤寒质难》《温病管窥》

奚伯初：《奚伯初儿科医案》

狄嘉篯：《狄嘉篯临症医案》《承槐卿晚年医案》

钱今阳：《苍盦医学》《中国儿科学》

# 第四篇

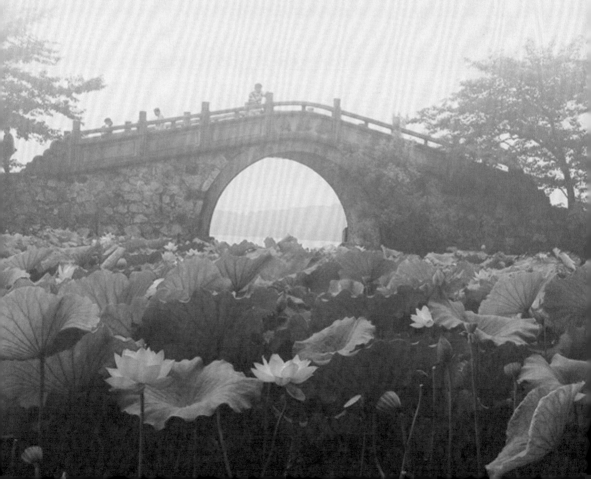

# 常州中医学会简史

（附：常州中西医结合学会、常州针灸学会）

常州市中医药学会前身为"武进医药研究会"，1920 年常州中医界人士为研究医药，提倡建设医学会，但因为学会名称之争，竟成泡影，以后曾数次更名。于民国十二年（1923 年）6 月 18 日成立大会，到会者有钱同增、屠士初等五十多人，但是选举失败。次年 8 月，将武进医药研究会改组为武进中医学会。直至 1929 年 6 月 26 日，武进中医学会由武进医药研究会改组成立，首届执行文员有朱茂如、陈益生、朱履安、朱安谷、屠博渊、张揆松、钱同高等，监察委员有屠士初、胡近安、马仲藩三人。会址设在本市花椒园内，当时会员有近百人。该会按照中医学会章程，每年举行会员大会，改选执、监委会。该会设医学研究部，编辑雪狐季报，主编为陆彦修。翌年 3 月、6 月，先后在西区（奔牛镇）、南区（鸣凰镇）成立武进中医学会分会。1931 年，武进中医学会遵照当时政府所颁团体组织法规,将学术团体中医学会改组成自由职业团体"武进中医公会"，于同年 6 月 14 日正式成立，朱履安任常务主任，屠士初任监察常务委员，会址仍设在花椒园。按会章规定，每年召开会员大会一次，不定期地召开学术研究会。1933 年，中医师沈润庠、万仲衡、张达方、钱今阳、钱宝华等二十一人，呈准武进县党部，发起组织武进国医学会，先设立筹委会，沈润庠、万仲衡任正副主任。同年 11 月 5 日在大庙弄四乡会所召开全体会员大会，会员计八十八人，该学会即正式成立。会址设在化龙巷 118 号。按照学会章程，设理事会和监事会，理事十一人，候补理事五人，监事七人，候补监事三人。会员大会每年举行一次，理事、监事均由大会选举产生，常务理事有理事互选，负责学会日常事务，并轮流担任会议主席。学会内设有文牍，登记、会计、科研、宣传、事务等股，分别掌握有关事宜。

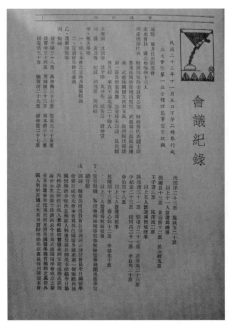

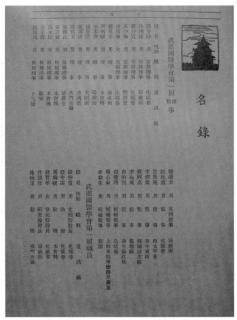

1936 年 11 月 8 日，在花椒园会所举行第六届会员大会，到会会员一百十八人，主席须文卿，当选执委有屠士初、曹鉴初、杨浩春、须文卿、谈逸安、王道平、朱安谷、高伯英、张达方、吴紫绶、巢铭山等。

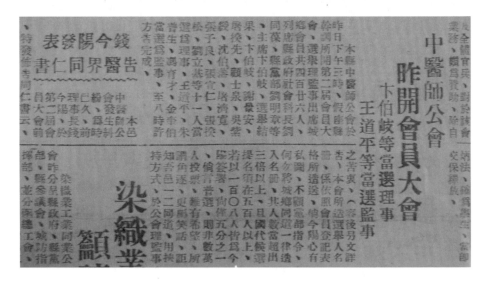

大会并议决，送疫痎丹至第二、三、九区区公所，各300副，100副送三河口、小河一带。全面抗战时期，该会活动暂停。1947年，中医活动恢复，11月1日在青果巷会所召开会员大会，选出钱今阳为理事长，谢景安、张揆松、高伯英、沈伯藩、钱同高为理事。翌年改选，当选的理事有卞伯岐、谢景安、屠揆先、顾士泉、吴紫绥、沈伯藩、屠济宽、张子良、张宣仁、张揆松、刘立本十一人。王道平、朱普生、冯育才、金奎伯当选为监事，会址在青果巷。

　　1949年至今，常州市中医药学会、常州市中西医结合学会、常州市针灸学会记事：

　　常州在1949年4月解放后，于1949年11月，武进中医公会奉市卫生科之命，改组为常州市中医师协进会，由筹委推选徐志宽、谢景安、沈伯藩、陈士青、屠揆先、马骥良、郑昊敏七人为常务委员，徐志宽为主任、陈士青为副主任。1950年1月17日，在第二次筹委会上公推郑昊敏任调查组长，谢景安任社会福利组组长，马骥良任宣传组长。2月5日召开会员大会，正式成立常州市中医师协进会，当时会员有

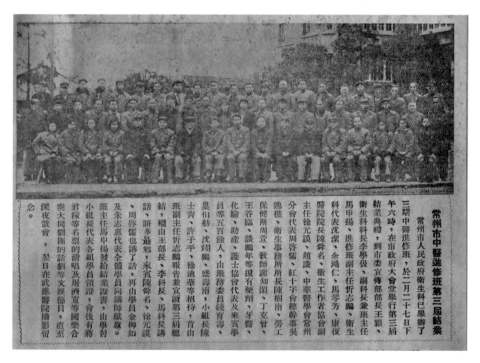

一百四十二人。1951 年 11 月，为加强对中医的管理，举办为期 6 个月的中医训练班，学员计一百一十七人。

同年市卫生科贯彻党的政策，号召中医工作者、联合起来，组成中医联合诊所。中医协会就动员个体开业的会员，在自愿结合、自负盈亏的原则下，组织联合诊所。联合诊所的组织法，由中医协会集中会员协商出组织草案，报请卫生科查核，经市人民政府批准施行。组织法规定中医联合诊所，至少需具备内科、外科、针科、伤科、妇科、喉科、眼科等三科以上才能开办。自愿结合后，报中医协会，由协会申请卫生科批准。1951 年首先成立了钟楼中医联合诊所，所长谢景安（内科）、副所长许子平（内科），参加医生有陈观生（儿科）、程子俊（针科）、张达方（外科）、张伯清（外伤）、朱绍昌（伤科）、屠济宽、朱履安（内科）、张效良（内外科）。以后相继成立了同新中医联合诊所、广化联合诊所、西直街中医联合诊所、水门桥中医联合诊所、北直街中医联合诊所、青山桥中医联合诊所，卫生科组织成立了常州市联合诊所管理委员会，每月定期开会两次，协调工作，在 1958 年前后逐步改办为医院。

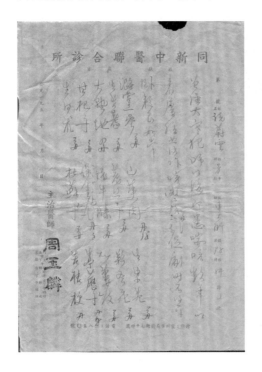
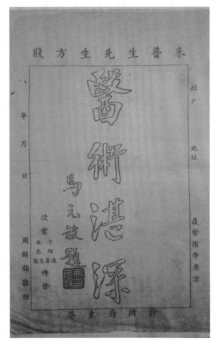

1953 年 4 月，遵照卫生部关于组织中医学会的指示，经市政府同意，成立常州市中医学会，陈士青任主任委员，徐迪华，唐玉虬任副主任委员，葛丙春任秘书，钱育寿任副秘书，中医师协进会即被取代。1953 年 2 月，常州市成立卫生工作者协会时，下设六个分会，第一分会即中医协会，选举钱育寿为主任委员，陈士青、沈伯藩、许子平、周玉麟、巢伯舫、徐迪华等为委员。以上两个中医组织属于学术团体，其活动有分有合。至 1957 年"反右"和"大跃进"期间，中医协会活动减少，随卫生工作者协会的停顿，中医协会组织无形消失。

常州市衛生工作者協會各分會委員職別表

| 職別＼分會 | 第一分會 | 第二分會 | 第三分會 | 第四分會 | 第五分會 | 第六分會 | 第七分會 |
|---|---|---|---|---|---|---|---|
| 主任 | 錢育壽 電話1026轉 | 謝知閣 電話218 | 張愚士 1230 | 張冠 592 | 賈戴昌 213 | 陳桂英 922 | 孫靜賓 783 776 |
| 秘書 | 陳士青 電話3850 | 王春臨 693 | 陳少贇 | 成也寬 592 | 姜志中 599 | 李靜華 168 | 裘文晋 783 776 |
| 組織 | 徐迪華 電話86 | 陳樹殉 593 | 王智心 74 | 張孝容 | 程身傑 585 | 金逸聲 | 張企孟 74 |
| 學習 | 許子平 245 | 段蔭昌 783 | 潘金培 | 吳福瑑 776 | 楊守耀 788 | 方曛 3350 | 程身正 3766 786 |
| 服務 | 巢伯舫 374 | 徐元謨 168 960 | 毛志竟 1230 | 姚春 168 | 張夔冠 | 楊乃明 | 茹佩躍 74 |
| 福利 | 倜仿成 | 丁克書 1230 | 魏志和 | 萬玉禪 91 | 鄭國平 422 | 趙嘉玲 776 | 何若蘭 585 |
| 監察 | 沈伯藩 | 陳爵名 74 | 茅聚森 | 張莉文 168 | 李愿俊 74 | 任芝美 599 | 任曉芬 1253轉 |

常州市衛生工作者協會 1953.12.25.

1959 年为继承老中医技术，组织收带中医学徒六十人，并颁发学徒暂行办法。1960 年专门成立了常州市祖国医药研究小组，在一二院开展中西医合作治疗，以中医为主，分别对慢性肝炎、高血压、肺结核、盆腔炎、关节炎等十多种慢性疾病，进行有系统的疗效观察。1973 年 6 月，为推广中西医结合的先进经验，卫生局在常州三院召开经验交流会，会议上有三十多篇文章进行交流。1975 年 10 月，当时常州市革委会决定恢复常州市中医医院，之后，羊淇作为筹备组成员之一。院址设立在人民路 145 号，也就是现在的局前街。随着拨乱反正的不断深入，以前下放的职工和部分名中医陆续回到了医院。从 1977 年 3 月 15 日开始复院，到当年年底，门诊量一下子达到了十五万人次，几乎和撤院前的年门诊量持平，足见常州老百姓对常州中医的信赖。1978 年 1 月，记得上海名医姜春华教授来常州讲座，由复院后的市中医院作为东道主，在姜教授向全市中医界做学术报告后的晚上设宴招待，佟斌、羊淇和市中医医院的医师屠揆先、钱育寿、张志坚、邓国刚，还有巢伯舫、许子平、周玉麟、董中华、张荣渡等当年较有名望的中医师一起，拍下了这一张合影。

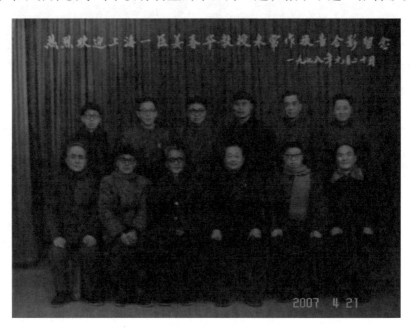

1959 年 10 月，成立市医学科学工作委员会时，中医学会又并入该会，屠揆先当选为副理事长，朱普生、程佩莲、沈伯藩、周玉麟、许子平、吴卓耀、郑宏钰等当选为理事。1962 年 12 月，经市科学技术协会同意，又重建常州市中医协会，刘效迟任理事长，屠揆先、朱普生、吴卓耀任副理事长，余鸿仁、毛涵林，周玉麟分别任正、副秘书长。翌年市中医学会易名为江苏省中医学会常州分会，会址设在北直街市中医医院内，学会定期召开年会，举办学术报告和其他活动。在十年动乱中，中医学会工作停顿。常州分会于 1979 年 3 月 21 日再度恢复,会员有三十七人发展到 1983 年的一百八十二人。理事长为刘瑞祥,副理事长佟彬、屠揆先,秘书长钱育寿;副秘书长周玉麟、朱龙骧、蒋挺康、毛涵林。1982 年因人事变动,补选张文祥为理事长,下设针灸科、伤骨科、内科、儿科五个学组,由程子俊、张寿山、朱龙骧、张志坚、陈晓引分任各组组长。1983 年,武进、金坛、溧阳三县归本市管辖后,至 1984 年,市区和三县会员总数达三百八十四人。

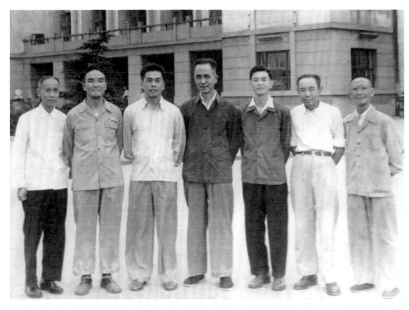

1985 年江苏省中医学会对会员重新进行调查登记和发展工作,该年统计,全市省级中医会员达三百三十二人,市级中医会员一百一十九名。1986 年 6 月改选,屠揆先任第四届学会理事长,左培龄、万彬、吴家宽、陈金凤、任副理事长,钱育寿任秘书长,周玉麟、蒋挺康、朱龙骧、毛涵林任副秘书长。理事会下设内、妇、儿、外、针灸、伤骨、中药、中青年八个学组,学组负责人分别为:内科学组张志坚,妇科学组陈金凤,儿科学组钱育寿,外科学组陆尚彬,针灸学组程子俊,骨伤学组朱龙骧,中药学组殷玉生,中青年学组卞国本。1986 年有会员四百八十六人,1991 年有五百三十二人,2000 年更名为常州市中医药学会,由屠揆先继任理事长,2001 年有会员五百六十四人,学会被市科协授予"四星级学会"称号。2004年，4月16日常州市中医药学会第五届会员代表大会在常州市和平假日大饭店召开，一致通过了常州市中医药学会第五届理事会，理事长蔡忠新，副理事长李夏亭、张琪、申春梯、高志芬，孙钢任秘书长，大会聘请常州市卫生局局长朱雄华为新一届理事会名誉会长。会议通过了关于成立骨伤科等十个专业委员会主任委员、副主任委员人选名单。2005年学会组织专家编印了中医药科普、宣传手册，发放四千余册至每个村卫生室及乡村医生。根据学会章程，2011年学会进行换届，5月召开常州市中医药学会第六届会员代表大会。

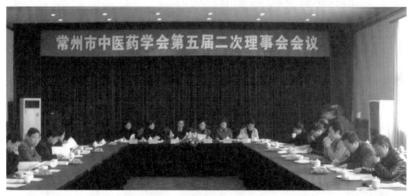

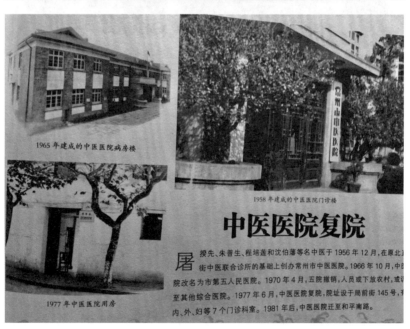

1965年建成的中医医院病房楼

1958年建成的中医医院门诊楼

1977年中医医院用房

## 中医医院复院

屠揆先、朱普生、程培莲和沈伯藩等名中医于1956年12月，在原北□街中医联合诊所的基础上创办常州市中医医院。1966年10月，中医□院改名为市第五人民医院。1970年4月，五院撤销，人员或下放农村，或调至其他综合医院。1977年6月，中医医院复院，院址设于局前街145号，□内、外、妇等7个门诊科室。1981年后，中医医院迁至和平南路。

## 附：常州中西医结合学会、常州针灸学会

### 常州中西医结合学会

为适应常州市卫生事业发展的需要，常州中西医结合学会 1982 年在常州中医院召开成立大会。学会成立时会员要求比较高，一般要在主治医师以上，仅有会员 43 人。1991 年第二届理事会已经发展到 176 名会员，其中省级会员 130 名。2002 年实有会员 322 名，全部是省级会员，高级职称占 43.8%，中级职称占 44.1%。常州市中西医结合学会以改革、创新、服务的精神，坚持办会宗旨，发挥学会职能，开展学术活动、继续教育、科技咨询，与时俱进，开拓创新。在各医院创建等级医院时期，学会充分利用中西医结合人才优势，配合卫生行政部门，成功举办了各类西学中学习班，参加学员先后共 400 多人，1000 多学时。西学中班的举办，既为医院培养了一批西学中人才，也为医院顺利通过等级医院的评审创造了良好的条件。在开展创建农村中医工作先进市工作时，学会积极协助市卫生局，组织专家先后对市、区中医工作进行指导、检查，并帮助整改，确保全市中医工作一举达标。此外，学会在配合全市深化卫生改革、创建重点专科建设等方面，也做了大量卓有成效的工作。1999 年 6 月在常州市中医院召开第三届会员代表大会，选举产生由 27 人组成的新一届理事会，会长华铮，副会长李夏亭、朱雄华、曹菊萍、洪哲明（兼秘书长）。2001 年 1 月，常州市中西医结合学会被评为江苏省中西医结合学会 1999—2000 年度先进学会。9 月 28 日，学会召开三届三次理事会，根据学会章程和实际工作的需要，决定将常州市中西医结合学会迁址到常州市中西医结合医院，同年 11 月，举行学会迁址授牌仪式。配备学会专职干部，设立了办公室，为学会正常工作提供了物质上、组织上、经济上的保障。2002 年 7 月 20 日，隆重召开常州市中西医结合学会成立 20 周年纪念活动，学会编辑印发了"常州市中西医结合二十年"会刊，常州市卫生局对 25 位常州市优秀中西医结合工作者予以表彰奖励。学会在加强自身建设方面成效显著，先后获得省先进学会、市五星级学会、市优秀学会等荣誉称号。

积极开展学术活动，是学会的主要任务和工作。多年来学会组织开展各类学术活动，遵循学会举办与专业委员会举办相结合，以专业委员会举办为主；大型活动与小型活动相结合，以小型活动为主；综合性学术活动与专题性学术活动相结合，以专题性学术活动为主。学会成立以来共开展大型学术活动上百次，小型学术活动2000余次，成功举办了学术年会、中西结合高层次论坛、学术研讨会等，拓宽了广大会员的视野，提高了基层中西医医生的医疗技术水平。学会坚持送医送教下乡，经常组织专家下农村、下工厂、下基层为基层医务人员举办专题学术讲座，指导科研设计，对解决工作中的实际问题起到了良好的指导作用。在学会的帮助下，各级中医、中西结合医院有了中西医结合论文和科研成果。此外，学会开展了中西医结合单病种研究，制定了中西医结合诊疗常规，并广泛应用于实践。学会立足于中西医结合优势特色，充分发挥孟河医派老中医药专家的作用，总结、传承孟河医派在常见疾病、疑难病方面的经验和学术思想，创新、发扬中医药优势特色。市一院的血液肿瘤科、市二院的外科（骨科）、市三院的眼科、肝科、肺科，市中医医院的骨伤科，市四院的肿瘤科等，各具千秋，闻名遐迩，其中都倾注了该会骨

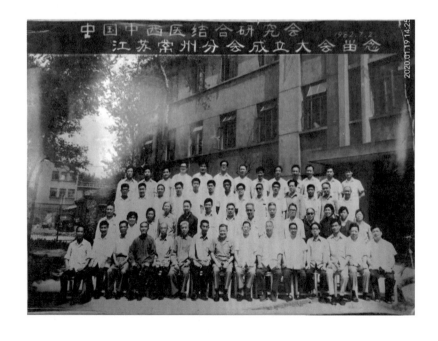

干的心血和汗水。发祥于常州的孟河医派，是常州中医的一块金字招牌，为唱响和擦亮这块金字招牌，学会做了大量卓有成效的工作。特别是近年来成果显著，2006年《孟河四家医集》的增补再版，进一步推动了中医文化的热潮，产生了前所未有的影响和效应。2010年出版《孟河医派三百年》一书，是目前记录最完整的孟河医派历史资料，填补了研究空白。2017年出版的《孟河医派三十八家——临床特色及验案评析》，更是孟河医派不断传承与发展的见证，是中医学术流派传承和发展的上乘教材。原学会副理事长徐迪华主任的《中华脉诊的奥秘》一书再版，丰富和延伸了孟河医派的诊断内容。市三院与原广化医院联合承担《孟河医派的源流和发展的研究》的课题历经五年的艰辛努力，获得江苏中医药科技进步三等奖。开展科普宣传，是学会的一项重要工作和应尽的义务。学会积极组织广大会员上街下乡义诊咨询服务。发放各类健康卫生、防病治病宣传材料，利用电视台、电台、报纸等新闻媒体广泛宣传中西医结合防病治病知识，进行电视讲座，空中导医服务，发表各类科普文章，编写科普著作。

### 常州针灸学会

1995年6月经市卫生局同意，7月10日批准成立筹备小组，人员有蒋挺康、李夏亭、程子俊、张鑫海、刘佳、陈放鸣等，经过一个月的筹备，8月18日常州市民政局下发"关于同意成立常州市针灸学会的批复"（常民社〔1995〕字第16号）的文件，予以社会团体注册。同年11月28日在市一院召开常州市针灸学会成立大会，通过学会章程，选举产生首届理事会，常州市第一人民医院针灸科主任蒋挺康任会长，李夏亭、申春悌任副会长，张鑫海任秘书长，程志荣、刘佳为副秘书长，程子俊、朱龙骧、李毓隽为技术顾问，常务理事13人，理事21人。学会地址在常州市局前街185号（市一院门诊四楼），蒋挺康为法人代表，业务主管单位是常州市卫生局，挂靠单位是常州市第一人民医院。"全日本针灸学会"国际部副部长、永山隆造医师，在《全日本针灸杂志》1996年第46卷第三期海外栏目中发表《中国一个地方都市的针灸学会概况》文章，详细介绍了常州市针灸学会概况，全日本针灸学会并定期向常州市针灸学会赠送《全日本针灸杂志》进行交流。1996年11月28

日在市一院召开常州市针灸学会 1996 年针灸学术交流暨伤骨推拿专业委员会成立大会。大会征集论文 68 篇，由《常州实用医学》杂志审编以特辑形式发表。1998 年以后，蒋挺康连任省针灸学会第三、第四届副会长。2002 年 9 月 26 日召开常务理事扩大会议，鉴于部分常务理事人员因单位人事变动或长期外出工作以致缺额，为健全学会组织，有利于开展工作，经讨论研究一致同意通过决定，增补陈放鸣、王尔为常州市针灸学会第一届副理事长，孙舟红、奚向东为常州市针灸学会副秘书长。聘请杨达人为常州市针灸学会临床专业委员会主任委员，孙舟红为副主任委员；聘请王敖根为常州市针灸学会伤骨专业委员会副主任委员，陈剑俊为常州市针灸学会推拿专业委员会主任委员。学会成立后积极开展学术活动，或以年会形式，或以苏锡常地区学术交流形式，1999 年至 2004 年共举办 4 届；或以学习班形式，1996 年到 2004 年共举办学习班、讲座 8 次，参加学习人数共 538 人次。1999 年 5 月在常州召开"首届苏锡常地区针灸伤骨推拿学术交流大会暨讲座"，尤怀玉、程子俊、杨兆民、杜晓山四位针灸界前辈分别介绍了针灸临床经验，与会代表 90 余人，大会收到论文 61 篇，录用 52 篇，由《常州实用医学》审编后以特辑形式发表。2002 年 11 月承办"首届苏南地区针灸骨伤推拿学术交流大会暨痛症临床治疗新进展学习班"，南京中医学药大学杨兆民教授所作的《把握针灸时机 提高临床疗效》、吴旭教授所作的《胆石症的针灸疗法》、江苏省中医院邵明熙教授所作的《推拿与疼痛》、周福贻所作的《疼痛与疼痛的处理》、常州市中医院程子俊主任医师所作的《针灸治疗痛症的探讨》等学术报告，受到代表们的一致好评，认为专题报告重点突出，内容丰富。会议收到论文 22 篇，其中大会交流 9 篇，与会代表 101 人。

# 孟河医派的历史与发展

## 一、孟河的历史概况

孟河的历史源流。早在汉代还是长江边上的小渔村，据《武进阳湖县志》载：东汉光武初年（公元25年），朝廷命开渎，遂成一个通江口岸，因水路通航，人口渐增，货物交易繁荣，取名"河庄口"，现今在老孟河镇有一条街仍叫河庄街。西晋年代萧氏氏族为避战乱，从山东兰陵（今枣庄市东南）举族南迁，避难至武进县的东城里一带（即今天的孟河镇万绥），在此及附近世代定居，一百多年后，萧家成为武进的旺族。南北朝时期出了齐、梁开国皇帝，统治中国南部半壁江山达七十八年。一个小镇诞生了两朝皇帝，这在中国史可谓独一无二，其后裔中有三十多位官居宰相，产生了历史上很多杰出人物，是史学家与世人公认的"齐梁故里"。梁武帝在位时的南朝，被史学界公认为当时华夏文化的中心，齐梁文化在当时的繁荣，一方面要得益于梁武帝奉行的休养生息政策，结束了中国历史上儒、释、道三教争霸的局面，出现了三教圆融的文化新格局，使三种文化和睦相处，相融相合。此外，经、文、书、画、医乃至佛学均出现了初步繁荣的局面，是常武地区自季札以来文化发展史上出现的第一个高潮，使得南朝地区获得了较长的和平时期，文化发展有了厚实的物质基础。齐梁文化绵延隋、唐，影响宋、元、明、清，对后世的文化发展产生了很大影响，也是常州文明发展史上第一个辉煌的里程碑。长江中下游地区，是"吴文化"的杰出代表，有"三吴重镇、八邑名都"之誉的常州地区属长江三角洲富庶之地，人口稠密、物产丰富。这种得天独厚的优势地理位置促进了当地经济、文化的繁荣和发展。据统计，从隋唐开科取士到清末1300多年以来，曾出过进士1546名，状元 9 名，榜眼 8 名，探花 11 名，传胪 6 名。出任宰相 15 名，尚书 26 名，侍郎 17 名，都御史、总督、巡抚 25 名，以及著名的唐荆川、盛宣怀等不计其数的高官、文臣。

孟河之名，源于唐朝常州刺史孟简拓浚河道而来。孟简，唐朝大臣，官至户部侍郎、谏议大夫。唐宪宗元和六年（811 年）出任常州刺史。孟简到任后，征集常州郡内及附近的民工 15 万余人，对北自河庄（今孟河城）附近长江岸起，南至奔牛附近的旧河道进行贯通拓浚。元和八年（813 年），河成，长 41 里，成为江阴至京口（即镇江）间又一条南运河与长江间的大动脉。漕粮船只亦可经由此入江，后人为纪念孟简的功绩，因而把新开通的河道称为"孟河"，千百年来沿用至今。嘉靖三十三年（1554 年），巡抚尚维向朝廷疏请于孟河筑城，城于嘉靖三十七年（1558 年）筑成，至此人称孟河城，久而久之大家就叫它"孟城"了。

## 二、孟河医派的形成的背景

孟河医学流派的形成与孟河有利的地理位置以及当时经济文化的繁荣有关。明清时期，常州文风兴盛，文人辈出，更以文萃之邦著称，这期间产生了一批有影响的文人、学派，涌现出了有全国影响的学派团体，如以恽敬为代表的"阳湖文派"、张惠言为代表的"常州词派"、恽南田为代表的"常州画派"，以及数十位杰出的学术领袖、作家和诗人，如赵翼、黄仲则、洪亮吉、孙星衍、段玉裁、李宝嘉等。著名思想家、文学家、诗人龚自珍赞叹道："天下名士有部落，东南无与常匹俦。"这是对常州人杰地灵的最好写照。文化的繁荣同时促进了医学的发展，由于孟河处在苏南、苏北的交通要口，又是长江下游地区的重要的水运线，这种得天独厚的优势促进当地经济和文化的繁荣发展，也为医学的发展奠定了必要的基础。到清朝中后叶，三里长的孟河街逐渐繁荣起来，两旁街铺连片，商贾南来北往。到清道光、咸丰、同治年间，孟河名医云集，业务炽盛，经验成熟，学术思想逐渐形成，在学术上确立了地位，孟河医派达到鼎盛。当时 200 余户人家的孟河小镇，有 17 家中药铺，足见当时医事之盛。孟河镇名医多，蜚声大江南北，因而求医者络绎不绝地来自四面八方，到孟河求医的船多时首尾相衔十数里，据县志载："小小孟河镇江船如织，求医者络绎不绝，摇橹之声连绵数十里。有声震寰曲，为名公臣卿倾履者。"在鼎盛期最具代表性的医家有费氏七世孙费伯雄、费士源之孙（费氏另支）费兰泉，马氏的马省三、马文植祖孙以及文植堂兄辈马日初、马仲清，巢氏的巢沛山、巢崇山，其中丁家从医最晚，与费、马、巢成名与孟河不同，丁甘仁则成名于上海。尤其是费伯雄、马培之两位名医，更是不同凡响。费伯雄曾两度应召入京，为皇太后、皇帝治病，均获显效。马培之为慈禧太后疗疾药到病除，一个偏僻乡镇的普通医生，能够为当时最高统治者治病，并治好了病，当然是朝野轰动，名传九州了。

　　费、马、巢、丁四大家为孟河医派的主要代表。孟河医名起源于明熹宗启元年（1621年），费尚有（1572—1662）50岁时，在朝为官的他，为逃避太监魏忠贤为首的迫害，辞官还乡，举家离开镇江，迁居孟河，抱着"不为良相，则为良医"的儒家思想，为自令计，遂隐于岐黄，以医世其家，开创了孟河费氏的医人生涯。乾隆和嘉庆年间费氏家族的医生数量稳步增加，其家谱记录表明，在1740—1820年80年间，费家至少有12位男性医生在孟河和附近地区行医。费家最具代表性的大家是费伯雄、费绳甫祖孙两人，费伯雄为费家世医第七代，以擅长治疗虚劳驰誉江南，以归醇纠偏、平淡中出神奇盛名于晚清，他是孟河医派的奠基人。孙费绳甫少年随祖父学医，深得伯雄公学术之奥秘，青年时即名重乡里，日久名重两江，在孟河小镇，求诊者日以百计，是孟河医派的中流砥柱，发扬光大者，并以善治危、大、奇、急诸诊而闻名上海。马家世代为医，以疡科名者数世，至马培之呼声最高，影响最大，以外科见长而以内科成名，"比之晚近外科诸家，实能融贯众科以自辅"。巢家巢崇山、巢渭芳二人，家学渊源，学验两富，擅长内外两科，刀圭之术尤为独到。清同治、光绪年间，巢崇山以奇效而闻名上海。巢渭芳得马培之亲授，擅长内、外、妇、儿各科，尤长于时病，为孟河医生留居本地之佼佼者。丁甘仁，受益于孟河名医费氏、马氏、巢氏的医学思想，继承了孟河前辈的经验，在医治外感热病方面更卓有成效，创寒温融合辨证体系，开中医学术界伤寒、温病统一论之先河。民国早期，其医名就已经驰誉上海，业务于当时首屈一指。当年孙中山先生以其大总统的身份，赠以"博施济众"金字匾额，以示表扬。为培养后继人才，丁甘仁创办上海中医专门学校（上海中医药大学前身），造就了大批高水平的中医人才，门墙桃李遍及海内外。乾隆年间还有法征麟、法公麟兄弟在孟河行医以治伤寒出名，沙晓峰、沙达调在孟河以外科名重当时。民国时期的谢利恒、恽铁樵名扬沪上，谢观为近代著名中医教育家，20世纪上半叶中医领军人物，伯祖和祖父均为常州有名的儒医，伯父谢葆初为医界名宿，问业于孟河马氏，谢利恒以其所著《医学条辨》为蓝本，历时八载，在1921年编写成了中医大型辞书《中国医学大辞典》，辞典博引古今医籍3000余种，旁及日本、朝鲜等方书，计350余万字，在中医学界影响相当深远。这是我国自近代以来的一部全面总结、阐述和介绍中国医学的大型工具书，到解放初时已先后印刷了32版。恽铁樵是近代中西医汇通派著名代表人物，其五世祖南楼为清代名医，伯父西农擅内科，清同光年间悬壶常州青果巷，堂兄仲乔在家乡行医，亦有名声。在这个基础上又经过几代人的不断努力，逐渐形成了一大流派——孟河医派，其经历了初创期、鼎盛期和外传期三个发展时期。

## 三、孟河医派的临床特征

孟河医家虽各以内、外、喉科称名于世，然俱是精通各科的医家。但最重要的原因是孟河医派的学术思想有其鲜明的特色，以和缓为宗是其重要的学术思想，用药皆得"轻、灵、巧"之妙，尤其是临床效果明显，治疗方法灵活多样，汤药、丸散、针砭、刀圭、内服、外用，完全依据病情的需要和变化，均以切病获效为要而灵活运用。费氏治病首重辨证，处方用药平正绵密，总以协调阴阳、顾护正气为前提。虽擅治虚劳，以内科见长，但观其医案，外科、眼科、喉科、皮肤科、妇儿科无不涉及，且造诣不凡，多金玉之言。诸杂病中，费氏治虚劳最有心得，将虚劳分五脏劳与七情伤调治，五脏之中，费氏调肝尤长，所订十余张治肝方剂，配伍严谨，平正实用，所治劳伤方药，清润平稳。许世英说：

"中国言虚劳者，仍首推费氏，盖其制方选药，此则自古所未见也。"马培之擅长外科亦精内科，讲究眼力和药力，"看病辨证，全凭眼力；而内服外敷，又有药力"。讲究眼力，就是要能深入剖析病情，抓住疾病症结所在，辨证时要考虑到天时、年运、方土、禀赋。嗜好、性情等因素，细审病在气在血，入经入络，属脏属腑。讲究药力，则是注重药物的性能、专长、配伍、炮制等，以利药效充分发挥，马氏正是以脉理精湛及刀针娴熟而形成风格。马氏向以内外兼擅见长，马培之的祖父省三，在识别外证预后时十分注意脉象的变化和其他整体情况。马培之上承祖训，极力主张外科当明脉理，世人皆轻视外科，其实外科难于内科，除在诊断、刀针手法上需有真传外，尚要有深厚的内科基础，疮疡之生，无一不由内而达于外，故痈疽可以内散，破溃之后亦以内收。《医略存真》为马培之晚年所著，记载了他对某些外证治法的见解，对常见喉症的病机阐述颇有独到，他的《青囊秘传》所载颇多奇法怪方，但获效快捷，验之如神。巢氏擅用针刀治肠痈，并合内服外敷，效果快而好。丁甘仁临证能融会伤寒温病两大学说，灵活运用六经辨证与卫气营血辨证，从整体观念出发，权衡脏腑阴阳的相互关系；继承了马培之内外并治的手法，治喉善用自制吹喉药，其效如神。民国初年上海疫痧盛行，经丁甘仁诊治者不下数万人，运用六经辨证与卫气营血辨证治疗，更有内吹、外敷、外贴、放血等治疗方法，确是治疫痧之高手。丁甘仁的医案独具风格，其所书的每一方案，均有理有法，详其舌苔、脉象，然后因病辨证，因证处方，这对后学颇多启发，使之理论联系实际，既可引起学生对理论知识的重视，又增进了学生的理解和实践的能力。民国早期北京四大名医之一施今墨先生认为丁甘仁的理、法、方、药运用规范，临床医案经过整理后颇有参考价值。为便于学生学习，施今墨在华北国医学院任教时，即以丁甘仁医案为教材亲自讲授。孟河其他各家的独到之处，如费兰泉治病精于辨证，每有一方服数剂而一味不更而痊者，对顽痰痼疾应用吐法甚多，曰"痰久则坚而难出，虽消痰化热徒然，当用吐法以倾其痰窠"；马日初能熟练地进行截肢手术，巢家能运用传统的火针治疗内痈，很有影响。

## 四、孟河医派的与其之前的医学的不同

在清代中叶常州已积集了一批学养很深的医界人物，如与徐灵胎关系相当密切的法征麟、法公麟兄弟，著有《本经疏证》《本经续疏》《本经序疏要》的邹澍，与孟河早期的一批精英，如王九峰，费士源、马省三、巢沛三、丁佩堂、沙晓峰等已建立学术上的沟通，为孟河医派的崛起奠定了坚实基础。孟河的名医们在长期的行医生涯中勇于探索，以"研古籍,穷义理"在学术界已形成相当浓厚的气氛，揽中医之大成，容纳《内经》《难经》《伤寒论》、温病和金元各家，将各派学术熔化于一炉，学术思想逐渐形成体系。孟河医家在杂病、外证方面的突破，使孟河医派之名遂扬，竟与擅长温病证治的叶派相媲美，正如清代学者陆膺一说："叶天士（著名温病学家）之后，江浙医家多以治温病名，独武进孟河名医辈出，并不专治温证，由是医家有孟河派、叶派之分。"醇正和缓是孟河医派学术思想的结晶，所谓醇正的标志是"在义理之得当，而不在药味之新奇"。医者立法务求和缓，所谓和缓之法，就是"不足者补之以复其正，余者去之以归于平""毒药治病去其五，良药治病去其七""天下无神奇之法，只有平淡之法，平淡之极，方为神奇"，强调师古法古方而不拘泥，尤以临机应变为要。外证阴阳的识别，"全在察脉观色观形"，并要辨体质，不能拘于红白之色。至于刀针，乃"疡科之首务"，不能一概禁之，用好刀针，则要视病情、部位而定。所论皆以外科当明脉理为思想基础，故平正不颇。《外科传薪集》是近代重要的外科著作，记载了马氏外科验方 200 余首，并有外用药的配制及用法，被马氏门人奉为秘典。《中医各家学说》三版教材谓："此之晚清外科诸家，马培之实能融贯众科以自辅，迥非株守一家之传者所比拟。"另外孟河沙氏的外科，传至沙石安，理论上也臻成熟，《疡科补苴》吸收了温病学的内容，强调温病与外疡在发病机制上的统一，认为"热蕴六经为温病，毒聚一处为外疡"；治疗外证反对温托，主张辛凉宣解，认为"能治温病，即能治外疡"。听鸿临诊善于识病、守法，亦得费氏治病之心法。他的学术特点是杂病调理善用《伤寒论》方，"余每以黄连

汤治关格呕吐，真武汤治肾虚痰升气喘，乌梅丸治肝厥、久痢、呃逆、桂枝加龙骨、牡蛎治久疟寒热往来、盗汗、自汗"等，"曲悟旁通，《金匮》《伤寒》理无二致"。

在中医发展史上，孟河医学虽然是地域性的医学流派，但其学术特色依然是鲜明的。与苏州地区的吴门医派相比，孟河医学的文人气不足，但医生味很浓，更讲究医疗技术的研究和传承。与安徽的新安医学相比，孟河医学更显得精致简约，他们专长于临床，在治病上下功夫，与以医学经典的考订注释、医著的编辑刊行为特色的新安医学有明显的不同。他们是医生，而不是学者。总之，孟河医家们注重实效，不尚空谈；继承家学，又遵循经典、博采各家之长；不保守，重传承教育。他们的医学思想和临床经验，给近现代中医学的发展带来了希望和生机，形成了有全国影响的孟河医派，是中国传统医学在近代发展历史上的一大流派。

## 五、孟河医派诞生后如何促进了医学的发展

一是孟河费、马、法、沙、巢、丁氏等诸家不仅医术世代相传，名医辈出，其渊源家学只有极少数医家能与之匹敌。并且受儒学的影响，同业之间相互切磋，在治学方面，孟河诸家不持门户之见，博采众家，互敬互学，相互渗透。听鸿私淑费氏又受马氏外科思想的影响，掌握了外证的病机变化和内治方法，光大了马氏之学。丁甘仁杂病调治上多有费氏之法，力倡和缓。马氏后裔书坤、嘉生、笃卿三人曾就学于丁甘仁之门，时称"马氏三骏"。二是尊经典理论而不拘泥于古方，在理论和实践方面勇于探索，形成自己的特色，只求实效，以临床效果为第一要义，尤其在杂病、外证方面颇有建树。由于清代许多医学家尊弩复古、崇尚空谈等不良思想倾向的影响，医学发展步履维艰，此际，孟河医派的崛起，给晚清的医坛带来了一股清新的空气。三是总结正反经验，著书立说，传于后世，他们在临诊上取得的许多学术经验，给祖国医学宝库充实了新的内容。更重要的是留下了他们的治学思想和方法，他们注重实效，不尚空谈，既承家学，广撷众长，这既是他们当年成功之诀，也是我们今天发展中医的有益借鉴。从清一代到民国初年，常州一府入各类史籍

的名医有近百人，这些名医留下的医学著作有近百部千卷之多。可谓云蒸霞蔚，蔚为大观。四是不遗余力地培养后学，不仅仅局限于家传，当时在常州和孟河以儒从医者甚众，或承其家学，或受于师门，他们为各地培养了许多弟子。如著名的有邓星伯、沈奉江，贺季衡均为名医，将马派的医术发扬光大，贺季衡又开创丹阳贺派，所传弟子三十余人，其中张泽生、颜亦鲁、徐鼎纷、芮大蕃和孙贺桐孙等均为各地中医界之佼佼者，并且带出弟子多人。来自于江苏吴县的徐相任娶了费绳甫的女儿从而被吸收进了费氏医学家族，他跟随丈人学习医术并去上海建立了自己的事业，因治疗霍乱的成功获得了声誉，并在霍乱流行的1908年被任命为上海红十字传染病医院（附设时疫医院）的顾问。五是孟河医家陆续向外拓展，谋求更大的发展空间，在18世纪早期，费氏家族的声望已经足够扩展到武进的其他城镇。咸丰至民国初，从孟河走出的名医、传人、弟子（包括其后裔）足涉五洲，如著名的沙石安到镇江，发展形成了大港沙派；马培之先后迁居苏州、无锡，巢崇山、丁甘仁、费绳甫迁往上海。师从费伯雄的宗族成员内科专家费雨程，去苏北行医。余听鸿迁居常熟，陈虬归温州，邓星伯、沈奉江归无锡，贺季衡归丹阳，成为当地的名医或医学流派。孟河丁甘仁、绍兴何廉臣为代表的寒温融合学派的兴起，标志着近代中医学术的不断发展。六是以前的中医界多以私人传授医学技术，而且思想保守，对某些医学良方秘而不宣，这种个体授医术的方法，不能很快培养中医人才。孟河派的许多有识之士改变了培养中医师承家传的单一方式，创办近代中医教育，培养中医后继人才。首先是丁甘仁在"昌明医学，保存国粹"思想指导下，志在立志兴学，培养青年一代，发扬中医。1917年创办上海中医专门学校（上海中医药大学前身），后又创办女子中医专门学校，由于办学有方，当时闻风而来求学者遍及全国，由此造就了大批高水平的中医人才，如著名中医严苍山、王一仁、许半龙、程门雪、黄文东，丁济万、张伯臾、秦伯未、章次公、王慎轩、陈存仁等，均为早期毕业于上海中医专门学校的高才生，可谓"医誉满海上，桃李遍天下"之称颂。1925年恽铁樵创办了"铁樵中医函授学校"，成为近代中医教育史上以函授形式办学影响最大的中医学校，入学者600余人，遍及大江南北，南洋诸国亦多有遥从，培育了像陆渊雷、章巨膺、徐衡之、顾雨时等一批具有创新思想的优秀人才。1928年,徐衡之与章次公、陆渊雷创办上海国医学院,以"发皇古义,融会新知"为办校宗旨。1929年,严苍山与秦伯未、章次公、许半龙等创办上海中国医学院。1933年,王慎轩创办苏州国医学校。张简斋捐巨资兴办南京国医传习所,先后办学培养青年中医百余人,带徒授业者20余人,他们分别培养了大批中医人才,都有相当建树和发展,形成了庞大的传承体系,使孟河医派学术得以风靡于神州,是我国晚清后中医流派中的一枝奇葩,是中国近代最具有活力的中医流派。

## 六、为何称孟河医派为现代中医学的鼻祖

丁甘仁在《诊余集》序言云:"吾吴医学之盛甲天下,而吾孟河名医之众,又冠于吴中。"小小孟河哺育出了费、马等全国知名的医学大家,并且带出众多弟子,又陆续向外发展,成为当地的名医或医学流派,是那个时期乃至当今中国中医名家和医林骨干,学术相传至今。孟河医派在近代中国的崛起是传统中医向现代中医发展的必然,《中国医学史》中关于1840年至1949年时期主要著名医家有费伯雄、马培之、张锡纯、曹颖甫、丁甘仁、张山雷、裘吉生、丁福保、恽铁樵、伍连德、谢观、承澹安12人,而孟河医派的就有5人。1929年在上海召开的全国医药团体反对废除中医的代表大会,这是有史以来第一个全国性中医团体,统领全国中医药界与政府和废止中医派斗争,主要由孟河医派的弟子丁仲英(常州人,1928年任上海特别市中医协会会长)、谢利恒、蒋文芳(常州人,全国医药团体总联合会秘书长)、陈存仁、张赞臣(常州人)召集发起和具体承办。孟河派著名医家张简斋创金陵医派,20世纪30年代起在医界颇负盛名,与北方施今墨齐名,当时有"南张北施"之说。当年诸多达官名流都投医门下,如孔祥熙、陈立夫、陈果夫、于右任、何应钦、陈诚、程潜、谷正伦等,为宋美龄治愈了顽固的胃疾,国民政府主席林森亲题当代医宗匾额,故张氏有御医之雅号。40年代丁甘仁长孙丁济万(常州人)的医名在上海家喻户晓,任上海中医学院院长、上海市中医学会理事长、卫生部中医委员会委员,以及港九中医公会永远

会长。并且代代有发展，扩展到全国各地，遍及上海、南京、苏州、无锡、南通、镇江、溧阳、金坛、常熟、江阴、丹阳、宜兴、浙江、江西、广东、北京、安徽、福建、贵州、四川、黑龙江、香港、台湾，以及日本、澳大利亚、越南、印度尼西亚、美国、加拿大、英国、意大利、德国等世界各地。现代许多著名的中医学家都是孟河医派的弟子，可谓"孟河医派弟子遍天下"。50年代以来的半个世纪，更多的孟河派名医成为现代中医的领军人物，如卫生部中医顾问、著名中医学家秦伯未、章次公、岳美中，中医治疗血液病的先驱徐衡之（常州人），中医妇科学家王慎轩，内科学家印会河，《中医杂志》总编、中国中医研究院广安门医院院长费开扬，北京中医药大学中医系主任兼东直门医院院长杜怀棠，中国中西医结合学会活血化瘀专业委员会主任、中日友好医院中医大内科主任史载祥，上海中医学院院长程门雪、黄文东，上海中医学会名誉理事长、上海医科大学著名中医学家姜春华，上海中医学院医史教研组主任、龙华医院副院长、著名中医书籍收藏家丁济民（常州人），上海中医学院妇科教研组主任沈仲理，全国高等中医教育学会副理事长、上海中医药大学校长严世芸。全国中医学会副理事长、江苏省中医院（创办者）院长、南京中医学院副院长、肾脏病专家邹云翔，南京中医学院副院长、江苏省中医学会副理事长马泽人（常州人），全国中医耳鼻喉科学会主任委员干祖望，浙江中医学院（现浙江中医药大学）副院长潘澄濂，黑龙江省卫生厅任副厅长、黑龙江中医学院创建者高仲山，全国中医药学会理事、常州市中医药学会会长、常州市中医院创办人屠揆先，中国中医药学会理事、福建省中医药学会副会长、泉州市中医院院长蔡友敬，以及世界针灸学会会长吴惠平（常州人），香港名医费子彬（常州人），台湾卫生署中医药委员会委员、中医师公会全国联合会针灸研究委员会主任委员庄育民（常州人），美国加州中医药研究院副董事长卞伯岐（常州人），世界中医药学会联合会、美国中医学会、纽约针灸联合会顾问丁景孝等都是常州人。2009年卫生部首次评选的30位国医大师中属于孟河医派的就有6位：上海中医药大学终身教授、中医学家、上海中医学院专家委员会主任裘沛然，南通市中医院首任院长、中国中医药学会理事暨江苏省分会副会长、全国著名中医内科学家、学医于孟河马惠卿的朱良春教授，北京中医药大学终身教授、著名中医学家、中药学专家，学医于武进横山桥杨博良的颜正华，同济大学中医研究所所长、中国中医药学会理事颜德馨教授，中国中医科学院基础理论研究所所长、中央保健局高级顾问、著名中西医结合专家、稳态医学奠基人陆广莘研究员。笔者考证统计在全国各地有百余位名中医是孟河医派弟子，他们的弟子更是上千，常州地区有孟河医派弟子两百余人，可谓"孟河医派弟子遍天下"，这是其他任何医学流派都无法和其相比的。笔者主编的《孟河医派三百年》已经在 2010 年出版，有关资料可供参考。

　　"文革"结束后，为抢救孟河医派宝贵的学术，武进卫生局和孟河医派的弟子张元凯、时雨苍、杨伯棠、周少伯、潘焕鹤、费季翔等人，历时五年，总结了费伯雄、费承祖、马培之、巢崇山、巢渭芳、丁甘仁六位医家的学术理论和临床经验，编著成《孟河四家医集》出版，引起国内外的关注。德国学者 Volker Scheid，潜心研究孟河医派，著就《孟河医派源流论》于 2007 年在美国出版，他说："我想通过这本书告诉世界：孟河医派了不起，孟河医家了不起。我认为孟河医派创造了一种可贵的模式，对当今中医发展有很好的启迪作用。"近几年继承发扬孟河医派的工作更是得到了常州市政府的重视关心，已列入常州市首批非物质文化遗产保护项目，孟河医派博物馆和费伯雄故居的修建已经完成，《孟河四家医集》在常州市卫生局和常州市中医药学会的辛勤努力下已经在 2006 年再版，在 2006 年 10 月还举办了首届孟河医派论坛，2006 年常州市中西医结合医院和常州市第三人民医院等单位联合开展了《孟河医派的源流和发展的研究》课题。孟河医派是前人留给我们的中医药宝贵遗产，具有特色的中医药品牌，对孟河医派的继承和发扬，是我们这一代人的使命。有关孟河医派的历代医著、历史资料、学术研究、临床应用等方面的资料相当丰富，除了 1985 年出版的《孟河四家医集》和 2007 年出版的《孟河医派源流论》之外，至今没有比较系统地反映孟河医派历史情况和现代发展的书籍。资料分散在国内外图书馆、档案馆、中医药院校和研究机构，还有许多在民间，并且随着时间的推移将会流失。尤其是许多孟河医派的弟子和传人，相互之间不知道、不熟悉、不了解，因此就难以沟通。编写《孟河医派三百年》这本书的目的就是能

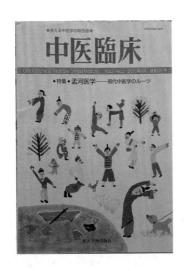

为大家提供线索，了解孟河医派的历史由来和发展，在组织《孟河四家医集》再版的过程中，着手对孟河医派的产生和发展、流派特色、学术思想、临床应用价值进行系统性的研究，作为课题研究的成果，为他人提供参考。

备注：原文发表登载于日本《中医临床》2010年9月，作者李夏亭。

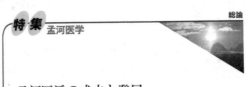

## 孟河医派の成立と発展

中国江蘇省常州市第三人民医院　李　夏亭

### ■ 孟河（常州）の歴史

孟河は中国江蘇省常州市新北区にあり、市街地からは30kmほど離れた、長江の南に位置する町である。漢代には小さな漁村であったが、『武進陽湖県誌』によれば、後漢・光武初年（西晋25年）、朝廷の命により長江に通じる水路が開鑿されてからというもの、貨物交易をする船の寄港地としてしだいに人口が増え、「阿庄口」と呼ばれるようになった。現在でも、この町には阿庄街という通りがある。西晋時代、蕭氏族の蕭臉合・蕭整が戦乱を避けるため一族を引き連れて南下し、武進県東城里（現在の孟河鎮万緩）一帯へと避難した。以降蕭一族はこの付近に定住し、百年余り後には武進の一大勢力となった。南北朝時代には、この一族から斉・梁2朝の初代皇帝が出ており、78年間にわたりこの両朝が中国の南半分を統治している。このように1つの小さな町から2王朝の皇帝が誕生するなどという例は、中国史上唯一無二である。その後も蕭一族の末裔たちからは、宰相30人余りや、そのほか多くの傑出した人物が歴史の舞台に登場している。

孟河は、歴史家のみならず万人の知る、「斉・梁のふる里」である。梁・武帝が在位していた南朝時代、孟河が当時の文化の中心地であった

ことは、歴史的事実である。そしてその斉・梁文化の繁栄をもたらしたものは、梁・武帝の奨励した、休養して鋭気を養おうという政策であった。その政策のおかげで、連綿と続く儒教・仏教・道教の覇権争いは終結し、3教の文化が融合し始めたのである。ほかにも、経・文・書・画・医・仏の学問がそろって発展を始め、常武地区にとっては李札（春秋時代の呉の賢人）以来の盛り上がりとなった。また南朝では比較的平和な時期が続いたので、経済が充実し、そのことも文化の発展を支える要因となった。斉・梁文化は隋・唐代まで続き、宋・元・明・清など、後世にも大きな影響を与え、文明史上に燦として輝いている。現在の旧市街にはまだ斉・梁時代の遺跡が遺され、特に斉・梁文化との関係が深い東岳廟大殿と万綏戯楼2カ所の文化遺産は、補修されて完全な状態を保っている。

長江の中・下流地域は、「呉文化」揺藍の地であり、「三呉重鎮、八邑名都」として名高い常州地区がある長江の三角州は、豊穣で人口密度が高く、産物も多い。このように恵まれた地理的条件が、この地に経済・文化の繁栄・発展をもたらした。統計によれば、隋・唐から清末まで1300余年間の科挙試験で、この地から及第した進士が1,546名、うち状元は9名、榜眼8名、探花11名、伝臚6名である。また官吏に任官し

# 第五篇

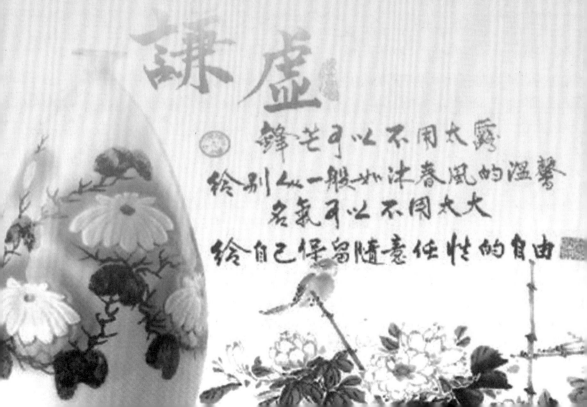

谦虚

锋芒可以不用太露

给别人一般如沐春风的温馨

名气可以不用太大

给自己保留随意任性的自由

# 常州历代医家录

（姓氏笔画为序）

本篇共计收录450余人，以姓氏笔画为序，记述生平为主，从师经历，擅长治疗，传承弟子。少部分记载了学术思想和经验，医案医话，对后人具有指导意义和临床参考。

## 丁焕——明代儿科名医

**丁焕**（生卒年不详），字伯文，明代阳湖人。世为小儿医，至焕其术始精。痘疹时行，无分贫富贵贱皆争相迎致。一日诊视常至百余家，虽甚危症，亦多见效。然性好饮，焕不辞也，多至沉醉，握小儿手辄睡去，主人觉之醒，辄曰：吾知之矣。归至室，则填街满户悉取药者，焕一一付去，人谓其有神云。其人短小而谦下，视之不知其有异术也。人或馈之，不问多寡，亦不能为生计，以故，卒之日，家无余蓄，竟无子。

参考资料：《武进阳湖县志》《图书集成》《江苏历代医人志》（江苏科学技术出版社，1985年）。

## 丁子良——清末医家

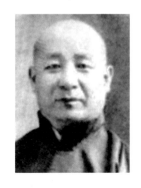

**丁子良**（1872—1932），名国瑞，别号竹园，金坛人，回族。丁子良兄弟4人，他是家中长子，从小在私塾读书，国学造诣深厚。他对于中医的研究和喜爱，与他叔叔的影响分不开，受父辈影响，子良幼时亦习经攻文，且于医道尤为酷爱。

年仅 21 岁时，就悬壶于北京德胜门外关厢一带，独立应诊，主要以内科、妇科、小儿科为主。他研制了"丁制坤顺丹""私制消咳膏""红色蜜药"。平素对痢疾一证尤有心得，尝谓治痢当于初起时辨其虚实寒热，其要在初起一二日，治之多效。认为治痢虽以清热为主，但不宜过用寒凉，以免伤及阳气，又阐发治痢宜伸阳气之理，谓古人投以大苦大寒之药时，必佐以辛热，故治痢不当过用清凉。所著《治痢捷要新书》，颇获好评，裘吉生称其"简捷精要"。1895 年，他携眷定居天津即在寓所泰安里 3 号，最初并没有开设医馆，而是经人介绍到正兴德茶庄当了一名司账。丁子良有了一点儿积蓄，就自己开了一间小中药铺，炮制丸、散、膏、丹，兼为百姓看病，对贫苦患者不收或减收诊费。创办"敬慎医宝"，以"审慎敬业"自勉。后扩大规模，又在大安里 55 号设立分诊所，丁子良父子二人在这间医室里听诊问病，不知医好了多少病人。丁子良以其高尚的医德和精湛的医术，深得人们赞誉。20 世纪初，丁子良在天津的名望渐起，民国元年天津进行考取中医时，丁子良被邀请担任主考官，足见他在中医界的威望。更难能可贵的是，名医丁子良悬壶济世的同时，心系民族危亡，他笔耕不辍撰写社会时事评论，甚至于自筹资金办报"以醒国民"。丁子良认为，医生不仅要为民众治疗疾病，还要特别关注民众的健康问题。他提倡向民众宣传卫生常识，普及医药知识。他自己在医治患者之余，积极著文立说，发表白话演说，把卫生常识传播于社会大众当中。提倡："各医师应该编写卫生白话，或者医学中浅近之论说，或抄录先贤有益实用之格言论说，登报发表，使民众耳濡目染，受益于无形之中。这样将会使社会风气大开，妇孺皆知卫生道理，没有病的时候可以使预防，有病后也不至于因无知而耽误病情。"提倡大力普及卫生学知识教育。他建议在各学堂设置卫生学。其课本不可全部抄袭西方学说，应该参考"中西成法"，根据本国的风俗人情，循序渐进，因势利导。在讲解中，一边讲解公共卫生学，一边要讲解地方性卫生学知识。根据不同的地理环境，因地施教，选择地方知识精英对本地的民众进行讲解。宣统年间爆发鼠疫，丁子良挥毫著文，在《防疫之一助》中专门刊登常见简单的偏方，如刮痧、放血，要求人们讲究卫生、免疫消毒。他又撰写《说疫》一文，从当时流行的瘟疫的病源、细菌、防疫、治疗、处方等几个方面，进行了深入系统的分析与研究，当时产生了重大的社会影响。他指出："防疫，善政也，办理不得法，扰民而已，于防何有？治疫者，仍不废防也，治之得法，死中求生也，亦医学进步之当然也。"他一边发表演说，一边进行医术研究。经其多年精研，配制出了"丁制坤顺丹""舒肝平安丸""滋液润肠丸""九转地黄丸""消核膏""古玉生香露""红色蜜药"等数十种中成药。针对夏季暑热，他还在报刊上刊登了银翘散方、辛凉平剂和桑菊饮方、辛凉轻剂等偏方。

丁子良秉承家学，对中医有着特别的情愫。1905年，丁子良倡导成立天津医药研究会，1906年，他倡议报请的"医学研究会"成立，他边组织研讨交流活动，边开展疑难病症会诊，边总结经验，拟定医学论文，收集古今中外医学典籍。据1908年统计，他任职会董的一年多时间里，该会所藏各类医学典籍就达200部，"医药研究会"对天津中医药学发展起到了积极的促进作用。研究会的活动逐渐丰富起来，研究会也变得更加组织化，成了一个集思广益的社会公益组织。该会发布了《创议中医研究会章程》《医药研究会现行集会章程》《天津医药研究会现行章程》以及《医药研究会现行诊病章程》等研究会规章制度。随着研究会规模的发展壮大，参加研究会活动的中医和药商也逐渐增多，会员总数达到近百人。丁子良一边组织研讨交流活动，一边开展疑难病症会诊，总结经验，拟定医学论文。在精研中医理论的基础上，并不排斥西医，他大量阅读西医书籍，主张中西会通。他自定诊病六要：先存仁心，勤于学习，志节高尚，静以诊脉，存细处方，勿倾轧人。著有《说疫》《治痢捷要》《增补瘟疫》《竹园丛话》等著述，丰富了医学宝库，也为后学者的理论学习及临床实践提供了宝贵借鉴，撰文于《直报》《大公报》《中外实报》《社会教育星期报》《正宗爱国报》，以及《民兴报》。1907年他创办《竹园白话报》，抑恶扬善，深受广大读者的喜爱。还积极开展社会活动，1910年11月，他与刘孟扬（我国文字改革事业的先驱者之一）、张伯苓（南开大学创始人）等社会知名人士，共同倡导建立了中国近代史上第一个"恢复禁烟主权会"（后更名为"中国国民禁烟会顺直分会"）。1911年4月，他又邀请刘孟扬等人成立了"国民求废烟约会"，任会长兼"求废烟约"代表，赴京请愿，为彻底废除

1858 年第二次鸦片战争后不平等的中英《天津条约》而奔走。丁子良的后代都传承了中医事业,儿子丁叔度也是著名的中医。丁子良去世后,丁叔度接替了"敬慎医室"的主要工作。陆观虎、陆观豹等人常到家中与祖父一起探讨中医学,他们还在赤峰道丰余里一同成立了中医联合诊所,新中国成立后到天津第二中心医院去工作。

参考资料:《回文白话报》(天津)、摘自张巨龄《清末民初的回族报刊与丁宝臣等五大报人》。

## 丁天吉——保赤国手

**丁天吉**(生卒年不详),字若冲、若衡,清代武进人。邑痒生,少有文名,习岐黄业,尤精幼科,郡守于琨赠"保赤国手"匾。贫者疾甚,当月参饵,天吉隐置药中给之,并嘱其勿告也。所著医书十余种,里党传写珍之。

参考资料:《江苏历代医人志》(江苏科学技术出版社,1985 年)、《江苏中医》(1957—1958 年)。

## 丁元彦——民国著名中医教育家、临床家

**丁元彦**(1886—1978),字仲英,常州孟河人,丁甘仁次子。继承父业,幼受庭训,刻苦攻读,尽得家传。仲英继承甘仁先生诊室在上海福州路中和里,常有人满之感。在掌握"轻清"一路和"坚守"一法上亦有卓识,每起沉疴于重危,故成为当时沪上名医之一。1921 年协助父亲主持私立上海中医专门学校及沪南、沪北广益中医院的行政管理及医务工作,丁仲英任南北两院院长,主持院务,督率同人,既赠医施药于贫苦民众,又临证授徒于莘莘学子,实开中医设立医院之先声 [ Ding Zhong Ying significance of open campaign of Candidates for deputy to the National Congress. Guanghua Journal of TCM, 1937, 4 ( 9 ): 3. 丁仲英: 国大代表候选人公开竞选之意义, 光华医药杂志, 1937, 4 ( 9 ): 3 ]。广益医院不仅是中医专门学校临证教学基地,也是上海中医学会会员活动场所,

近代名医丁仲英、谢利恒、曹颖甫、徐访儒、秦伯未、余继鸿、程门雪等经常在此分析疑难病案，主持学术讨论。从 1921 年至 1925 年，一共进行了 26 次临床病例讨论。如 1924 年 12 月 1 日为该院第 23 次讨论会之期，参加者 50 余人，余继鸿任评议长主席，秦伯未充当临时记录员，曹颖甫、傅雍言、郭立名等人就喉科白喉一症如何消退喉中白腐问题提出自己学术见解［Qin Bowei Record of 23rd conference Chinese Journal of TCM，1924，(10)：2. 秦伯未：第 23 次讨论会纪事，中医杂志，1924，(10)：2］。1928 年组建上海特别市中医协会（后改名上海市中医师公会），任会长。1929 年，国民政府中央卫生委员会通过余云岫等人废止旧医提案，仲英先生联合同道，积极参与组织了中医界的抗争运动，被推为全国中医药团体联合会常务理事。及至 1930 年，丁仲英又创办华隆中医院及华隆分院作为实习医院，该院开设有病床供患者住院留医用，并且特别强调："本院聘请医校毕业名师授徒之医师为住院医生，每日诊察一次。"［Ding Jiwan. Advertisement of Hualouq Hospital of TCM. Hygiene Newspaper，1930，2(17)：Back cover. 丁济万：华隆中医院广告，卫生报，1930，2(17)：封底］这是目前所见到有关近代中医院校毕业生任病房住院医师查房制度的最早文献记录。1931～1936 年又先后担任中央国医馆理事、市国医分馆馆长、上海中医学院董事会主席董事、中国医学院常务董事等职，并担任上海中医学院、中国医学院、新中国医学院等校的实习教授，传授过许多学生，1935 年创办《光华医药杂志》。在沦陷期乱世中，素被誉为"敦厚正直"的丁仲英先生曾险遭不测：一伙强人将其绑票去乡下。绑匪原以为丁为医界名流，又诊务繁忙，日进斗金定是大财神，于是放出风来：非五十万，不放人。不知仲英对社会事业急公好义赞助慷慨，对朋友瑙铢薄礼必以红包回赠。一次，北方名医施今墨因战乱落难来访，先生初见其人不知根底，又见衣着寒酸误以为贫寒文人，遂予红包相赠，施今墨恼怒拂袖而去，先生急寻，直到其寓处道歉，方得冰释。先生自云"有富之名而无富之实"，对绑匪说，家中连一万元也拿不出，待到强人暗中反复探访方得知底细。此周折达三个月之久，先生最后得以获释。1948 年，他担任上海中医师公会理事长。新中国成立前丁仲英即携带幼子和名医陈存仁迁居香港，继续以中医为业，从事医疗活动。四年后去美国，定居旧金山，仍开设诊所为旅美华侨及当地美国病人诊治，将常州孟河丁派的医术传播美国，口碑极佳。1978 年 12 月因患中风病逝，享寿 92 岁。

参考资料:《光华医药杂志》(1937 年第 9 期)、《孟河医派三百年》(学苑出版社，2010 年)。

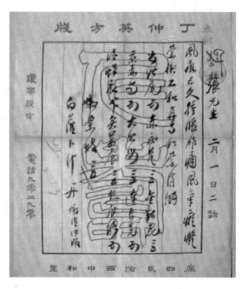

# 丁甘仁——开创近代中医教育的先驱

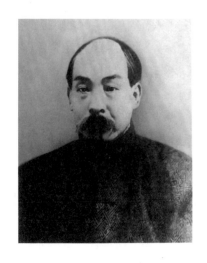

丁甘仁（1865—1926），字泽周，常州孟河人，近代著名中医和中医教育家，为孟河医派代表人物之一，为清末江南名医，受益于孟河名医费氏、马氏、巢氏的医学思想。丁氏家世业儒，12 岁时始读医学经典，先从业于圩塘之马仲清及其兄丁松溪（费伯雄门人），后又从业于一代宗匠马培之先生。初行医于孟河，1884 年到苏州悬壶，耳濡目染吴中温病学说，1890 年前往上海，经沪上孟河名医巢崇山推荐，于上海任济善堂施诊，又从伤寒学派大家汪莲石先生游。他坚持虚心学习的态度，尝谓"学无止境，见闻宜广"，与当时的余听鸿、唐容川、张聿青诸同道常相交往，不断吸取各家之长，造诣日深，通晓内、外、咽喉诸科。后在福州路创办了自己的诊所，于临床内、外、妇、幼、喉科及疑难杂症无一不精，而在医治外感热病方面更卓有成效，宗《伤寒论》而不拘泥于伤寒方，宗温病学说而不拘于四时温病，主张把两种学说融会贯通，因人制宜，才能获得好的效果，道乃大行，名震大江南北，当时在沪的外侨来丁甘仁处求诊者颇不乏人。丁甘仁继承了孟河前辈的经验，不拘一格，广摭众长，最早主张伤寒、温病学说统一；融汇伤寒与温病两大学说，熔经方时方为一炉，创寒温融合辨证体系，开中医学术界伤寒、温病统一论之先河，打破常规，经方、时方并用治疗急症热病。并集孟河医派之大成，在诊治急性传染病时，丁甘仁结合了孟河马派特色与温病学说，在脉学方面则集经典与费氏脉理之长，形成了自己的诊脉特色。以治疗猩红热闻名，兼精外、喉两科，旁及内、妇、儿各科，遣方用药强调平淡温和。随着丁甘仁医学特色日臻完善，其医名亦日益增长，"诊室人满，日愈数十症其常事""于时沪上中西盈千，丁名最重"。中年已驰名海内，门下弟子来自各地，不下数百人，成为以内科见长的一代名医。1912年上海"中华医药联合会"成立，丁任副会长。上海乃名医荟萃之地，而丁甘仁的业务于当时首屈一指。他对活人之术不愿自秘，在"昌明医学，保存国粹"思想指导下，志在发扬中医，培养青年一代，于是立志兴学。1916年乃会同沪上同道上海名医夏应堂、谢利恒等集资办学，创办上海中医专门学校（上海中医药大学前身），后又创办女子中医专门学校。所聘教师曹家达、丁福保、陆渊雷、黄体仁、余听鸿等，均有名望，闻风来求学者遍及全国，在沪南、沪北设立两所广益中医院，南北两院均设有门诊及住院部，以备学生见习与实习之用，将西方教学模式与中国传统教育模式相结合，造就了大批高水平的中医人才，该学校成为上海乃至全中国的中医界核心，因之门墙桃李遍及全国。他门下的学生，佼佼者颇不乏人，程门雪、黄文东、王一仁、张伯臾、秦伯未、许半龙、章次公、王慎轩等中医名家，均为早期毕业于上海中医专门学校的高才生。1920年，丁甘仁又发起成立"国医学会"，首次把中医师组织起来，相互切磋，开团结协作之风。为了加强中医学术研究，又发行《国医杂志》。1921年"上海中医学会"成立，丁任会长；1922年"江苏全省中医联合会"成立，丁任副会长，并创办《中医杂志》。著作有《丁甘仁医案》《喉痧证治概要》《医经辑要》《脉学辑要》《药性辑要》《丸散膏丹用药配制法》《百病医方大全》《沐德堂丸散集》《丁甘仁家传内处科用经验神效验方》（附有丁甘仁晚年出诊医案）《丁甘仁家传珍方》《诊方辑要》等。丁甘仁乐善好施，对病者不论贫富，一视同仁，尤其是劳苦大众前来求诊，常免收诊金，甚至赠送药物。热心于公共福利事业，善济赈施，置义田数千亩，他有时将自己所得诊金尽助学校、医院及慈善机构，屡得逊清、民国政府嘉奖，孙中山以临时大总统名义颁匾"博施济众"以资嘉勉。丁甘仁诊务繁忙，年逾花甲，本想摆脱业务，专心著作，不料于1926年6月杪患暑温病逝世，丁甘仁的最主要的贡献是继承发展了孟河医派的学术思想和开创了近代中医教育的先河。

丁甘仁继承了孟河前辈的经验，不拘一格，广摭众长，主张伤寒、温病学说统一，熔经方时方为一炉，创寒温融合辨证体系。在脉学方面则集经典与费氏脉理之长，诊脉要领及诊脉技巧，"切脉之道，莫要于寸口之脉"。发扬孟河马派特色，形成了咽喉科专长，发挥了巢氏针刀技术在临床的扩展应用。从内科擅治的前三位病来看以外感热病为主，外科擅长治疗的病种有痈疽、咽喉病、瘰疬，妇科擅长治月经不调、胎前病、产后病。擅用经方，并与时方灵活巧妙地相结合，急症重症必用经方，善后调理多应用时方，这是丁氏治疗疾病的经验高度概括，也是他对近代中医药学术发展的主要贡献之一。在治疗猩红热、白喉、伤寒等传染病方面，改变传统的治疗方法，在吸取前辈经验的基础上，自拟一套诊疗方案，较大地提高了治愈率，降低了死亡率。对于痧喉证治颇有心得，他汲取叶天士以来各家诊治此症的实践经验，切中时弊地提出：临证数十年，诊治烂喉痧不下一万人次，凡遇烂喉丹痧，"以得畅汗为第一要义""重痧不重喉，痧透喉自愈"，丁氏自拟一套治疗方案。在未有抗生素的时代，对伤寒病症（湿温）治疗有相当的难度和风险，丁甘仁以三阳三阴经分治，这些丰富的临床经验为我们今天学习伤寒论和温病学提供了很好的参考资料。在内科杂病诊治方面经验丰富，在辨证论治上也具有独特的认识和治疗方法。如中风类的闭证与脱证的辨别，丁氏提出以小便自遗为脱证辨证要点，病者陡然跌仆成卒中，舌强不语，嗜卧不醒，手足不用，苔白腻，阳事不用，如小溲未遗，肾气当固，未见脱象，可用小续命汤加减，助阳祛风，开其痹塞，运中涤痰而通络道之法。对于真中与类中，认为必须辨别阳虚与阴虚，有痰与无痰，以定治法，不能有所迷惑。首重阴虚与阳虚的辨别，丁氏认为虚劳病人中以阴虚较多见，对阳虚病人必须抓住"舌淡、便溏、汗出"为辨证要点，用补中益气法。对于思虑伤心，色欲伤肾，偏于阴虚者，用育阴潜阳、交通心肾之法。对于抑郁伤肝、气滞血瘀者，用解郁行瘀之法。对阴枯肺损、金碎不鸣者，用清燥润肺、壮水养肺、培土生金法。对于血证治疗，不局限于出血本身，针对病因，灵活辨证，对证处方，使用石决明、桑叶、藕节、金银花、蒲黄等药物，采用鲜品或炒炭的炮制方式，使其止血效果非常明显。丁氏对风寒湿三气杂至而痹者，法从实证论治，对于热痹用对桂枝白虎汤无效的病例，断为络热血瘀，丁氏改弦易辙，用平肝息风、通络祛瘀而愈。至于湿痹之治法，当以崇土逐湿、去瘀通络为治。对待痿症的治疗，丁氏指出不能局限于阳明一经，痿痹之症，最为缠绵难愈，尚应辨别湿痿与热痿之不同。对于热痿的治法，以清金为第一要，然清金又先以清胃为第一要。丁氏在外科病治疗方面，宗马、巢心法并有发挥，注重整体观，把内科理论与外科处理有机的结合起来（即内服外治相结合）。在治疗原则上，对于外科重症当溃脓后善用健脾和胃、益气托毒、助阳托毒等方法。丁氏对外科证治亦有许多独到之处，自制各类外科药品，如外用敷贴膏药、油膏敷药、药线、散药等；他还擅长外科手术，如用中式手术刀切开排脓血，常采用古法"火针"穿刺肿疡，排除脓血以消肿疡，用以代替外科手术刀，其特点是穿刺创口小而深、排除脓血通畅、收口较快、肌肤表层无疤痕。丁氏临床用药七大特点，如注重药材质量、用药平淡、用药量轻、擅用鲜品、擅用炭药、擅用药露和擅用食品，有人研究丁氏最常使用的十味中药分别是茯苓、大贝母、半夏、陈皮、茯神、竹茹、杏仁、白术、连翘、赤芍，可见这些药均是性味平淡且常用之药，是化痰、健脾、清热类药，反映了孟河医派"轻灵平和"的用药的特点。从丁氏治病的广泛性，提示我们中医有别于西医，中医分科不能太细，太细则有碍于名中医的培养，更有碍于中医事业的发展。丁氏为全科医家，医术高超，涉及面广，这是他成为一代名医的关键。

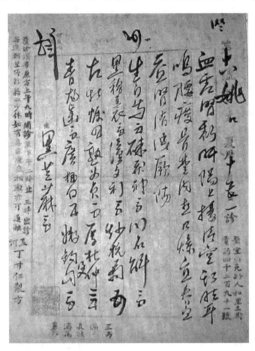

参考资料：《孟河丁甘仁医案》（福建科学技术出版社），2002 年 10 月，《孟河医派三百年》（北京学苑出版社，2010 年 6 月）。

## 丁光迪——中医理论家、临床家

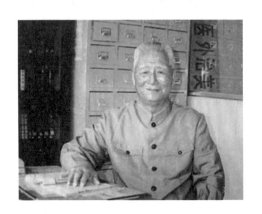

丁光迪（1918—2003），常州焦溪镇人，南京中医药大学教授、博士生导师、江苏省名中医。丁氏出生于世代中医之家，传至丁光迪，已是第十七代。1935 年起，其从先父丁谏吾公学习中医三年，1938 年起即在家乡独立开业，后又从恽铁樵、陆渊雷函授学习中医。家乡适天花、霍乱、湿温病在大流行中，救治著卓效，即享誉一方。在临床上通治各科疾病，善于治疗疑难病症，尤其擅长治疗脾胃病和妇科疾病。1955 年 3 月，进入江苏省中医进修学校学习，一年后留校任教，先后主讲中医诊断学、金匮要略、方剂学、中医内科学、中医各家学说等多门课程。任中医诊断和金匮要略两个学科暨教研室的负责人，1962 年又负责《方剂学》二版教材的编写工作。1978年筹建中医各家学说教研室，创立和建设这门新学科，先后兼任全国统编教材《中医各家学说》副主编，高等中医院校教学参考丛书《中医各家学说》主编。卫生部中医古典医籍整理研究委员会委员、卫生部高等中医院校教材编审委员会委员、全国中医学会理论研究委员会委员、江苏省中医学会理事。出版的学术专著有:《金元医学评析》《中药的配伍与应用》《诸病源候论养生方导引法研究》《东垣学说论文集》等 6 部，主编教材《中医诊断学》《简明中医内科学》《金匮要略学习参考资料》《中医方剂学讲义》《中医各家学说》等 6 部，整理校注古医籍《太清导引养生经》《养性延命录》等 9 部。丁光迪在中医教学、临床、科研等方面，颇多建树，对高等中医教育做出了开创性的贡献，在全国中医学界享有崇高声望。丁光迪教授在临床实践上经验丰富，在临床治疗上十分重视患者的致病因素和病机变化，随机而变，治法灵活，以急则治标，治本收功，故擅治各种疑难杂症。如指出偏头痛多属内伤头痛，经络脏腑之病变皆可发生头痛，多虚实夹杂，采用祛邪扶正并举，予以祛风、疏肝、泻火、潜阳、化痰、活血、益气、养血、滋阴等法。对于痹证辨治，既易亦难。言其易是皮肉筋骨脉，病有定所;言其难是因三气杂至，五体五脏错综为病。就痹证的常见症状而论，如痹证身体痛，似乎表证，但与一般表证之身痛不同，它主要痛在关节，而且反复发作，经年不愈，甚至数十年不解，痛久关节变形。治痹难守一法，必须多法合用，攻补兼施，用药务必入细。对月经不调病症，经血量多，益气摄血为法，以升阳固奇经，血脱益气，是治疗崩漏的救急大法。他指出，复发还有一个特点，中焦气虚，几乎成为反复的一个体质因素，对于此种崩漏，从开始治至善后，补中升阳是一个不可忽略的问题，常用方是补中益气汤合归脾汤。中年妇女，肝脾两病者多，逍遥散是妙方，可与补中益气相合。丁光迪教授临床用药擅长药对配伍运用，笔者 20 世纪 70 年代在大学读书时利用休息时间跟他抄方，丁老师赠送给笔者《中药的配伍运用》的油印本，至今仍然珍藏，后在 1981 年由人民卫生出版社出版。

**参考资料:**《焦溪乡志》(1984 年)、《中国百年百名中医临床家丛书——丁光迪》(中国中医药出版社，2001 年)。

## 丁仲庆——武进名医

**丁仲庆**(1905—1968)，字焕泽，武进南宅人。20 岁时，拜戴溪镇小儿科名中医奚昇初为师，5 年学成。1930 年春回乡，在本镇开业行医，以小儿科为主，兼治妇内科。为求业务发展，每旬逢三、逢八，他去运村、漕桥、寨桥、楝树港等地巡回医疗(旧称放期)，前后共两年多。1930 年 3 月，运村缪子平的孩子病情危急，经丁的悉心治疗，转危为安。缪特为丁医生上了块红底金字的八尺大匾，上书"仁心仁术"。当年还送来一块铜牌，长二尺余，宽近尺，上书黑色行体字"国医丁仲庆"，作为诊所照牌。丁医生医德高尚，对上门就医者，一视同仁，尤其对清贫病家上门医治者常不收酬金，为此，深得群众赞誉。诊病时，小孩需立即服药，他总是亲自动手为他们灌服；有些要回去服药的，他一再交代清楚从不敷衍了事。丁医生立志为病家造福，在医术上精益求精，博采众方，辨证施治，有丰富独到的经验，因此就医者不限于武南地区，锡西、宜北群众也纷纷携儿前来诊治。他为无数的成年病者解除病痛，1956 年被群众选为武进县人民代表。丁仲庆一生为本地区的幼科医疗事业竭尽全力。但在十年动乱期间"清队"时遭到残害，于 1968 年 6 月 25 日深夜含冤去世。1979 年 1 月本乡为他平反昭雪，推倒一切诬蔑之词，恢复名誉。

**参考资料:**《南宅乡志》(1984 年)。

## 丁伯安——民国上海中医师公会理事

**丁伯安**(1905—1982)，曾用名丁永康，江苏武进人。毕业于上海中医专科学校，毕业后在叔祖丁甘仁身边临诊多时，上海市中医师公会理事。1948年—1958年在上海存德堂国药号坐堂行医，发起成立上海市中医师公会北站分会任主任，1958年任河南北路诊所所长，1959年后任山西地段医院副院长、闸北区中心医院中医科主任，擅长中医妇科。

**参考资料:**《孟河医派三百年》(学苑出版社，2010年)。

## 丁怀仁——江苏省名老中医

**丁怀仁**（1917—?），武进人。1936年毕业于上海中国医学院，1950年从师习针灸，1956年结业于江苏省中医进修学校。苏州市中医院主任医师，曾先后赴蒙古、伊朗等国开展针灸治疗工作。

**参考资料:**《医海拾贝》(1992年)。

## 丁济万——民国上海中医领军人物

**丁济万**（1904—1963），原名丁秉臣，字兰生，常州孟河人。孟河医派的杰出的传承代表、著名中医临床家、民国时期中医教育家、社会活动家，上海中医领军人物。为晚清名医丁甘仁长孙，其父早亡。济万自幼聪慧，早年曾拜严振声为师学习古文，后又向江阴经方派曹颖甫夫子攻读经史。济万17岁考入上海中医专门学校，毕业后即随祖父丁甘仁在上海珊家园主持门诊。丁甘仁怜爱长孙，亲自让他在身边侍诊，耳提面命，精心栽培，

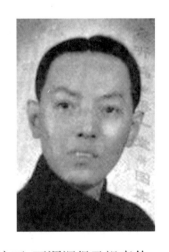

并将编写的《丁氏套方一百一十三法》仅传于济万，可谓深得乃祖真传。他博览群书和历代名著，善于背诵，对《内经》《温热经纬》等诵之烂熟。1923年丁济万独立应诊后，因声名终究不如祖父，起初业务平平。某日有一贫困病人慕丁家之名而来求诊，病人已昏迷不醒，无法亲来，但老先生出诊费为12元，家人出不起，乃惶哭于堂前，济万闻之，心中

恻然，慨允出诊。病人所患温病，已见危象，稍保身价的医生必望而却步，济万初生牛犊不怕虎，为之悉心诊察，着意处治。孰知病家竟无钱购药，济万怜之，代付药款，并告之曰：此乃一服"扳药"，服之若能汗能醒，尚可救活，如扳不转，则生还渺茫。次日，病人家属来到丁宅跪于阶下，叩首而拜曰："先生救命之恩，一家难忘，特来叩谢。"原来病人高烧已退，神志苏醒，且已思食。丁济万遂连续为之诊治，终至痊愈。丁甘仁闻之，察其用药，面露喜色："孺子胆大而心细，他日必成名医也。"可谓"一举成名非偶然，一服扳药治危疾"。由此病家口碑相传，称小先生是"活仙人"，远近就医者日众。丁济万精通内外妇儿针灸各科，对热病更为擅长，经验丰富，他还经常采用民间单方、验方、秘方治病。并且继承了良好的医德家风，对待病人不论贫富一视同仁，对病人应尊敬如父母，他常常以"道无术不行，术无道不久"之理说明医学一道需要医术才能发挥作用，若仅有医术而无医德，则从医亦难持久，也不能成为真正的良医。1926年夏季甘仁公因中暑病故，丁济万和叔父丁仲英一起接替丁甘仁创办的上海中医专门学校全部事务。1931年他将上海中医专门学校改名为上海中医学院，并担任该院院长，及上海沪南沪北两所广益中医院院长，又创办了上海华隆中医院和戈登路设立华隆中医院分院，在中医教育办学培养中医人才上进一步改革创新，在课程设置上增加西医课和公共课，让学生们中西汇通，不拘一格，学院教育与师承教育相结合，为全国各地培养出大批中医各科人才。他一生带教了许多门生和学生，而且成名的医者不少，如裘沛然（首届国医大师）、顾伯华、阮望春、胡建华、沈鹤峰、王羲明、席德治等。丁先生的诊所设在凤阳路人和里，诊务十分繁忙，一天看一百号以上，也不算一回事，上午和晚上还要出诊十余人，但是丁先生不以为苦，大有多多益善之慨，业务兴盛。丁济万三个字在20世纪30—40年代的上海真是家喻户晓，妇孺皆知，几乎不知道丁济万三个字的就不能算地道的上海人，叫黄包车只要喊丁济万就可以，不必说地点。他继承乃祖丁甘仁遗风，成为沪上数一数二的名家，担任上海市中医学会会长、上海市中医理监事长、上海市卫生局中医委员会委员。丁先生作为上海中医界的领军人物，广交社会各界朋友，他胸怀豁达，待人宽容。不久他与谢观、蒋文芳、沈佛如、沈伯藩（均为常州人，孟河医派传承弟子）等创设"济社"，团结中医界人士，联络感情，交流经验，并出版《上海济社周刊》，阐扬中医学术，每一二月聚餐一次。抗战胜利当选为国大代表及国民政府卫生部中医委员会委员、考试院考试委员、上海市中医师公会理事长、国医学会理事长。1947年3月，他在国大代表大会上提出中西医平等发展提案。1949年春，移居香港，创立"昌元堂"，并在湾仔洛克道开设万昌堂中医诊所继续行医，在当地也是声名显赫，先后担任港九中医公会永远会长、旅港苏浙同乡会常务理事。1960年又担任香港"湾仔街坊福利促进会"监事，1961年自筹资金置建香港中医师公会新会址，并当选为该公会第15届理事长兼医疗研究院董事长等职，1963年因脑血管瘤手术后不幸病故。其三子丁景源，继承父业，先后在我国香港、台湾等地和日本行医，任香港中医师公会永远副会长；后移居美国继续从事中医，推动中医药事业在美国的开展和发展，担任美国纽约针灸医师公会理事长以及美东针灸医师联合会理事长。

丁济万先生比较完整的继承发扬了其祖父丁公甘仁的学术思想和治疗风格，丁甘仁、丁仲英、丁济万等祖孙三代的努力与传承，形成了沪上闻名的丁氏学派。丁济万崇尚费伯雄的醇正和缓、归醇纠偏的学术风格，认为"和"则无猛峻之剂，"缓"则无急切之功。在处方用药上，不尚矜奇炫异，讲究"轻可去实"，重辨性，贵轻灵，常起沉疴于平淡之中，故被医界同道称为"轻灵派"。先生认为用药务须层次分明，进退有序，鉴别全凭舌质、舌苔，当详审之。丁济万生平有两大特长，一是看病速度之快，至今尚属罕见，主要是他的"敏于辨证，捷于断症，谙熟方药"，才能取得这样"手挥五弦，目送飞鸿"的奇迹。但他一再主张，凡遇疑难重症，仍须慢中细求，方能无误。丁先生开方必高声朗诵，且有板有调。脉案必有气化阴阳之病理，结尾又有治法。学生实习抄方速度难以跟上，都有前班同学执笔疾书才能配合。他所以能快速看病而能保证疗效，关键是熟练掌握辨证技巧。丁先生指出：吐血急救，不可用大剂寒凉，犯之必致凝瘀，而为终身遗患。验方治暴吐血不止，可急用京墨汁合藕汁冲服，或用百草霜合童便冲服；外治用附子饼贴涌泉穴，米醋炖温浸足心，上法均有益无损。

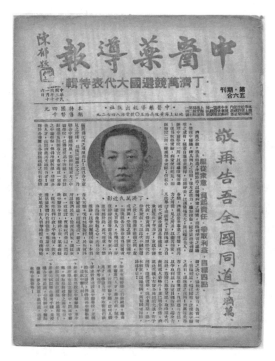

参考资料：《中医药导报》（1947年11月第6期）、《常州市志》（中国社会科学出版社，1995年）、《龙城春秋》（2009年第1期）。

## 丁济民——上海中医教育家内科名医

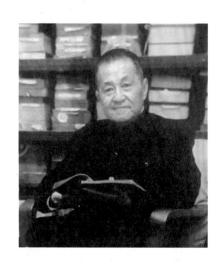

**丁济民**（1912—1979），常州孟河人，丁仲英次子，宗师丁甘仁之嫡孙，从师父亲丁仲英，中医内科名医，中医教育家和历史学家，上海著名中医书籍收藏家。自幼家学熏陶，熟诸岐黄之术，又刻意攻读历代名家医籍，在临床实践中，曾治愈不少疑难病症。临诊注重辨证与辨病相结合，重视调理脾胃，颐养后天，畅达气机。以为脾胃为升降运动之枢纽，若升降失司，则诸疾由生。擅长以甘药益脾，多以轻灵简陈取胜，有明显的家学余韵。收藏中医古籍甚为丰富，曾珍藏明刊金陵版《本草纲目》一部，后捐献于中国中医研究院。新中国成立前在上海福州路272弄七号开设私人诊所，20世纪50年代初被钱今扬先生聘为上海《新华医药》及《新中医药》杂志社主编与董事。1956年丁济民调至上海市第十一人民医院，并当选为该院副院长兼任上海市中医院医疗系统主任、上海光华医药杂志社编辑、上海中医学院医史教研组主任。1963年起任龙华医院副院长，并任中华医学会、上海中医学会理事等职，曾任上海市政协第一届至第五届委员。论著有《分症医案选注》《流行性乙型脑炎的中医治疗》《病毒性肝炎的辨证施治》等，还参与《辞海》中医条目的编写和第一版全国高等中医院校统编教材《中国医学史》的审订。丁济民之子丁一谔是常州孟河丁派在国内行医中仅存的唯一传人。

参考资料：《上海中医药杂志》（1965年第10期）、《孟河医派三百年》（学苑出版社，2010年）。

## 丁遇吉——痔科专家

**丁遇吉**（1919—1984），常州人，常州市中医院痔科专家，肛肠科主任。

参考资料：《常州卫生志》（1986年）、《常州市中医院院志》。

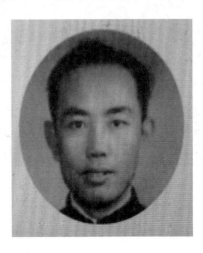

## 丁景孝——世界中医药联合会顾问

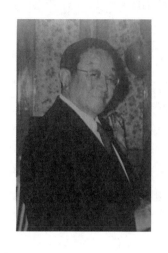

　　丁景孝（1935—2020），常州孟河人。丁甘仁的曾孙，上海知名中医丁彬章的儿子，传承家学。在美国纽约从事中医，早年追随丁景源会长为纽约州针灸立法做出重要贡献的前辈和功臣，数十年来为中医针灸在海外的发展，团结同仁，尽心尽力。纽约州今天的针灸专业地位的确立，针灸行业的信誉，将常州孟河医派名扬海外，丁氏兄弟功不可没。系纽约州执照针灸医师联合公会创会元老、首届常委、副理事长，世界中医药联合会和美国中医药学会顾问，2013年世界中医药联合会第三届高级专家顾问委员会委员。

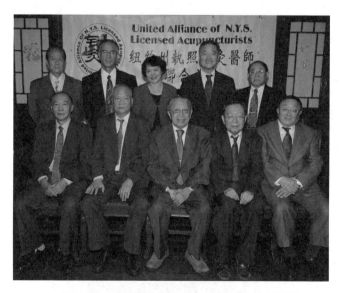

2006年12月2日纽约州执照针灸医师联合公会年末聚餐会
顾问委员会合影，前排右一为丁景孝医师

**参考资料**：《孟河医派三百年》（学苑出版社，2010年）。

## 丁景源——纽约中医协会主席

丁景源（1930—1995），常州人，丁甘仁的曾孙，丁济万的三儿子，在父亲的上海中医学院学习，再去东京学习，获得了物理疗法学位，到香港行医，并担任香港中医师公会的秘书。1970年去纽约，先后担任了纽约多个中医职业协会的主席和会长，为针灸师获得执业资格发挥了很大作用。他在中医全球传播中的作用具有影响力，因此分别在1985年和1992年被上海中医学院、北京中医学院授予荣誉教授。

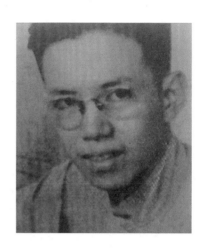

参考资料：《孟河医派三百年》（学苑出版社，2010年）。

## 丁彬章——上海中医学院一级教授

丁彬章（1902—1964），字济华，常州孟河人。丁仲英长子，继承世医，在上海挂牌行医。20世纪50年代曾担任上海《新华医药》及《新中医药》杂志社董事，是上海中医学院一级教授，上海首任市长陈毅副总理曾亲自登门请他治病。其子女中已有两人迁居美国，继续挂牌行医，将常州孟河丁派名扬海外。

参考资料：《孟河医派三百年》（学苑出版社，2010年）、《常州历史名人大辞典》（上海辞书出版社，2015年）。

## 丁彬毅——上海名中医

丁彬毅（1913—2000），字济南，常州孟河人。为20世纪20年代江南医界宗师丁甘仁之嫡孙，从师父亲丁仲英，新中国成立前亦在上海开设私人诊所，新中国成立后才被调进上海市瑞金医院工作。上海瑞金医院名中医、中医高级顾问。著有《从痹论治红斑狼疮》，其养女在美国佛罗里达州开设了一家中医学院。

参考资料：《孟河医派三百年》（学苑出版社，2010年）。

## 丁琮清——著《伤寒六一得篇》

**丁琮清**（生卒年不详），清代武进人，著有《伤寒六一得篇》十卷。

参考资料：《江苏历代医人志》（江苏科学技术出版社，1985年）。

## 丁谏吾——民国武进名医

**丁谏吾**（1887—1952），原名佩玉，字鉴悟（后更名为谏吾），武进人，出生在焦溪一个世代中医之家。祖父丁济川、父亲丁泽霖都是有名的中医，传至谏吾，已是第十六代。谏吾从小随父读书学医，父逝后又从世交名医槐卿深造。后来拜三河口举人吕翰仙为师，攻经史，学诗文，曾在焦溪设馆教学。18岁时，患肺病咯血，自治而愈，才矢志专攻祖传中医，潜心钻研经典著作。20岁开业行医，以仁术济世，擅治急性时症病，谏吾医术高明，投剂辄效，求治者门庭若市，络绎不绝，在常州城北一带负有盛誉，慕名求治者络绎不绝，曾应邀到南京、镇江、苏州等地为人治病。1935年至1936年间，乡间瘟疫流行，谏吾不顾炎日秋阳，下乡为患者治病，常通宵达旦，不辞辛劳。谏吾仁慈忠厚、热心公益，贫病者免费诊治，夏秋逢乡间举办联合施诊所，积极应约前往横山桥、新安、三河口、郑陆桥等地，义务诊病。抗战期间，谏吾常在夜间出诊，为坚持抗日的新四军战士治病。谏吾以仁术济世，往往义务送诊，不计报酬，他不顾酷暑炎热，曾应邀前往横山桥、新安、三河口、郑陆等乡镇，为病员义务诊病。遇有下乡出诊，除病家所送诊金外，对待诊病员，经常免费诊治。新中国成立前，丁谏吾曾任武进县中医公会理事，是常州城北负责人。他重视培养中医人才，曾为乡里培养过一批批中医。他的学生共有20多人，分别在常州、苏州、江阴等地行医，新中国成立后大都成为这些地医的中医骨干。1952 年冬，谏吾患病去世，终年 65岁。谏吾生前曾联系临床实践，对《伤寒论》《素灵类纂》等经典著作，做过详细批注，可惜已在战乱中散失。他诊余酷爱诗文，曾编印过《世儒医丁谏吾四十唱和集》，他的诗歌反映了他对中医事业的热爱和仁术济世的愿望，也表现了他对劳动人民的同情。谏吾长子丁光迪从父学习，17 岁行医，成为南京中医学院著名教授，孙儿丁国治、孙女丁国华也都是中医。

参考资料：《焦溪乡志》（1984 年）、《常州市志》（中国社会科学出版社，1995 年）。

## 于大来——清嘉庆年间金坛名医

**于大来**（生卒年不详），号东园，清代金坛人。精岐黄，清代金坛名医，任太医院吏目，后升博士。嘉庆丙辰（1796 年）千叟宴，恩赐诗草。

参考资料：《金坛县志》（光绪）。

## 万遇春——武进名医

**万遇春**（1924—1990），在上海从师马济苍老中医，常州市新北区西夏墅卫生院中医内科，业务繁忙，武进名中医，带有弟子十多名。

参考资料：《孟河医派三百年》（学苑出版社，2010 年）。

## 马心厚——擅长内外科

**马心厚**（1912—?），马际卿的儿子，马伯藩的孙子，继承家业，在上海北京西路福田村 21 号行医，擅长内外科。

参考资料：《孟河医派三百年》（学苑出版社，2010 年）。

## 马书绅——武进名医

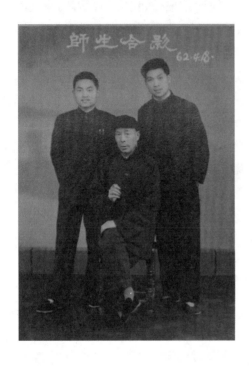

马书绅（1903—1965），为马日初后代，马伯藩的侄子。继承家业，后去上海中医学校学习，游学于丁甘仁，毕业于上海中医学校（第五届），与章次公同为丁甘仁的爱徒。民国期间在上海和孟河行医，新中国成立后在西夏墅地区医院、奔牛地区医院和武进县医院工作，长于内科，善用经方，熔家学与丁氏经验于一炉，治病每有奇效。为当地名中医，1958年经江苏省卫生厅确定为名老中医，著名中医陆广莘早年在上海拜其为师，曾经当选为县人大代表和政协委员。

参考资料：《武进县志》（上海人民出版社，1988年）、《孟河医派三百年》（学苑出版社，2010年）。

## 马永隆——精内外科医术

马永隆（生卒年不详），清代常州孟河马氏第三代，精内外科医术。不索酬贫者赠以药。卒年八十六。

参考资料：《武扬县志》。

## 马书常——无锡名医

马书常，武进孟河人，马洛川的儿子，马培之孙辈，承先世家传，习研医学，后迁居无锡，有医名。

参考资料：《孟河医派三百年》(学苑出版社，2010 年)。

## 马仲清——精内外各科

马仲清（生卒年不详），清代常州圩塘人，精内外各科，为孟河丁甘仁受业良师。

参考资料：《中国历代医家传录·中》(人民卫生出版社，1991 年)。

## 马伯藩——孟河名医

马伯藩（1864—1930），号百凡老人，常州孟河人。父亲马日初是马氏世医，为孟河名医，是孟河医派代表人物之一马培之的侄子，深得马培之器重，得马培之真传。马伯藩得马氏世医真传，擅长内外科，驰名大江南北。马伯藩根植孟河，撑起家乡中医一番天地，成了孟河医派在清末民初常州本地的代表人物之一。孟河树德堂是马伯藩的诊所住所药店所在，太平桥西首新街弄朝南门内，树德堂为孟河当地中药房，开设于清道光年间，是百年老字号。其后代有多人继承家业，其三个儿子马际卿、马惠卿、马笃卿均以医为业，著有《柳溪别墅医案》，未刊行。

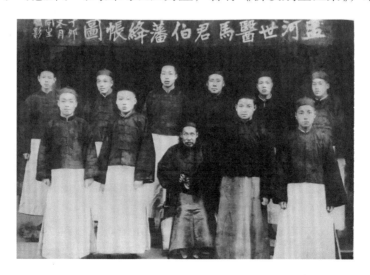

马伯藩故居在常州市新北区孟河之河庄南路 38 号。2019 年发现民间收藏的马伯藩的处方手稿，分"胃气门""喉疾门""眼疾门"等门类，共70 张，每张处方上至少有两枚章，处方用纸为清朝宣纸中的上等棉连纸，处方应为马伯藩医方真迹。

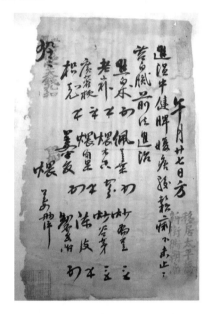

参考资料：《孟河医派三百年》（学苑出版社，2010 年）。

## 马寿南——南京名医

**马寿南**（1924～?），常州市孟河人，后移居江阴县。出生于世代中医家庭，马泽人儿子，幼承庭训，18 岁时即随父学医，并侍医多年，曾任江阴县城区中医工作者协会副主任，1957 年曾在南京中医学校（现南京中医学院）系统进修中医经典著作。江苏省公安医院副院长，副主任医师，具有较为扎实的中医理论基础和丰富的实践知识，擅长中医内科，对温热时病的诊疗尤为内行，对内伤杂病的治疗也有很高的造诣，特别是对消化系统的治疗也有独到之处。

参考资料：《孟河医派三百年》（学苑出版社，2010 年）、《无锡名人辞典》（南京大学出版社，1989 年）。

## 马培之——江南第一圣手

马培之（1820—1903），字文植，晚号退叟，常州孟河人。马培之祖上从明代马院判起，即世代从医，生父世医蒋玉山，字汉儒（1800—1832），省三婿而子，和费伯雄为同里、同庚、八拜之交（见《留云山馆文钞·蒋汉儒传》），1833 年，培之才十三，父亲蒋汉儒暴病而亡，英年早逝。马培之由祖父马省三抚养，随祖父马省三习医，尽得外科家传，又受名医费伯雄赏识，师从费伯雄。传授其医术。后伯雄独子费应兰，娶马培之妹妹为妻，两家建立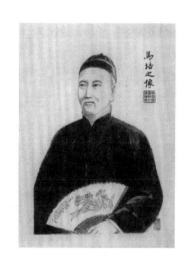了更为亲近的姻亲关系。培之医出世传，又旁及九峰、伯雄之学，案神似王九峰，存真务实，独出手眼，"比之晚近外科诸家，实能融贯众科以自辅"，故"外科尤绝，以内科成名"。马培之既祖传了外科特色，又发扬了费氏平淡归醇学术思想，精通内、外、喉等各科，医事蒸蒸日上，病者满室，多愈奇疾，为马氏医家中造诣最深，医术最突出的名医，与费伯雄齐名。1877 年两朝帝师翁同龢专程来孟求治，又治愈多方求医不果的翰林院成员余鉴、著名文学家晚清朴学大儒俞樾之顽疾后名声更著，成为江南妇孺皆知的名医。1880 年，马培之 60 岁，被苏抚吴元炳、邮传部大臣盛宣怀（常州人）推荐晋京为慈禧太后治病，服后大效，竟获全功。慈禧御赐匾额"福"和"务求精要"两幅，并御赐为"徵君"，被封为三品御医。在京历时九个多月，还为朝中许多达官贵人治愈多种疾病，从此医名更大，宫廷里传出"外来医生以马文植最著"的声誉。北京人仍称马培之为当时京城三大名医之一，甚至马氏前竞争对手薛福辰亦称其为"天下名医"。1889 年（光绪十四年），马培之著《纪恩录》一册木刻本刊行，俞樾作序，为马氏在京为西太后治病的诊疗日记，间有为王公大臣诊病的记录。从中可见北京当时的医疗水平和其积习，如治热性病不顾护津液，杂病偏用补剂，燥邪不注意室内火盆等等，马氏为之一一指出，实足发人深省。后去苏州，侨寓吴中瓣莲巷开设门诊，比邻俞樾，后取名为马医科巷。晚年去无锡，与得意门生邓星伯弟子朝夕相见，方留心著作。主要编著的有《外科传薪集》是近代重要的外科著作，以及《纪恩录》《医略存真》《伤寒观舌心法》《药性歌诀》《务存精要》《外科集脓》，丹方有《青囊秘传》《马氏丸散集》《马氏经验方》，评述有《马评外科全生集》《过玉书刺疗大全》，民国期间余继鸿、徐衡之、秦伯未编《马徵君医案》坊刻本和手抄本各若干卷。马培之有五子，均未专于岐黄，侄辈马伯藩等以及门人继承了马氏医学，主要从师门人为邓星伯、沈奉江、丁甘仁、贺季衡、巢渭芳、吴庚生等弟子多人，均以医名于世，医术世代相传。马培之擅内外妇儿各科，大小方脉，以及针灸、制药等。治外科必究脉理，强调外证不能只着眼于外表局部，而要内外兼治，还须刀针相结合，强调疮疡以止痛为要，以迅速缓解病人的痛苦。用药平和，反对滥用峻猛之药，"看症辨证，全凭眼力；而内服外敷，又在药力。"他认为，对阴疽治法，非麻黄不能开其源，非肉桂、炮姜不能解其凝结；初起属阳，溃久血衰，变为阴寒者，断不可施痈药。同时又指出麻黄未溃可用，已溃之后，断不可重开其腠理。对于石疽，不一味追求用峻猛之药对外证进行治疗，以免戕伐正气，增加病痛，应采用扶正调养、延长生命的治疗策略，这对当今医生如何治疗晚期癌症，避免因过度治疗而增加病人痛苦、增加经济负担、缩短病人生命具有重要的指导意义。治疗胃痛病的主要方法，"养血和中以舒木郁"结合辨证所见，常以归、芍、丹参养肝血，佛手、香附、玫瑰花疏肝郁，二陈、五磨、泻心诸方降逆和胃，补而不滞胃，祛瘀不伤正，可谓是一种治本之法。对于痞证多数属"中虚清气不展"或"中土受伤，无以运化精微"的虚痞证，必深究病因，详辨疑似，合理施治，方能取得良效。马氏在治疗上，强调药必适量，不宜过大，从标有剂量的存案中看到，马氏案用药量多数在 30~50 克之间。在胃痛、腹痛、肝气、胁痛 35 则案例，其中用当归、丹参者分别达 28 次和 26 次；另外也适当选用乌药、玫瑰花、香附，药性味较为平和的疏肝理气之品，体用兼顾，流气养营，使木不犯土，中土安宁，进一步达到木以疏土，纳运健旺，相得益彰，是其一大特色。据今整理的马氏《青囊秘传》统计，马氏共收集古今丸、散、膏、丹药方共 1151 种，外科所用之方药比例很大，其中包括前代医家之成方、民间验方和马氏创制和化裁之方，并详细记载了主治、组成、剂量、炮制、配制和用法，其对各种验方使用的病种、进程、配伍、剂量、炮炙等均提出了严格的规范，被马氏门派奉为"秘典"。近代百余年来中国药肆中所流行之外科丸散膏丹，十之八九由马培之传出。他指出，在使用古代各种丸、散、膏、丹时，需审时度势，慎重处治。马培之可谓内外兼通，既求方脉，刀圭益精，浑内外而为一；治病求本讲策略，精于内治而不偏执，善用外治而不猛浪，擅长刀针而不滥用，治痈为要抓关键；重视气候环境、地域差异、个体差异、情志因素，舍其成法，师心自用，博览旁稽，兼采众长，勤于归整、批判而继承、融会而创新。关于外科中刀针的使用，在明清时期颇有争议，马氏对此提出了如何正确使用刀针的要领，主要在于排脓引流，外疡脓成七分即当刺，若至十分，空陷必大，甚而肤色紫暗，皮与肉离，溃久不敛，遂成败证；若皮白而脓肿在筋骨之间，要审度得宜，早刺反泄其气，脓亦难出，必胀至肌肉之处上，方可用针。痈疽可刺，而瘰疬、恶核、石疽、乳岩及坚硬之症，并禁刀针，针之立败。咸能软坚一法，若得化脓，方可许医，破后流水出血，非药可治。马氏在《医略存真》中指出：疮疡之生也，六淫伤于外，七情扰于中。由情志引发的疾病日趋增多，马培之重视情志致病因素，治疗注重调畅情志的观点，对现代医人的治疗观念有着很重要的指导意义，有利于疾病的康复和防止复发。马培之被称为"以外科见长而以内科成名"，成为江南妇孺皆知的名医，弘扬孟河医派使之奠定了在中国医学史上的地位。

**参考资料:**《孟河四家医集》( 东南大学出版社，2006 年 )。

## 马院判——明末宫廷太医

**马院判**（生卒年不详），明末人，宫廷太医，后在常州孟河悬壶，招蒋荣成为女婿，并将医术传承予婿，成荣继承开创了孟河马氏世医。

**参考资料:**《孟河医派三百年》( 学苑出版社，2010 年 )。

## 马荣成——开创孟河医派马氏世医

**马荣成**（生卒年不详），明末人，为马院判女婿，尽得其传，并且继承开创了孟河医派马氏世医，后代马荷庵、马坦庵等传承家学，其中以马省三、马培之最有名。

参考资料：《孟河医派三百年》（学苑出版社，2010年）。

## 马绍成——武进名医

**马绍成**（1793—1881），为马荣成子孙，在原武进圩塘行医，为武进名医，丁甘仁初学中医的老师，其后代马日初、马伯藩、马笃卿、马书绅、马嘉生均为名医。

参考资料：《孟河医派三百年》（学苑出版社，2010年）。

## 马泽人——著名中医内科学家

**马泽人**（1894—1969），字肇庆，常州孟河人。南京中医学院附属医院副院长、江苏省中医学会副理事长，著名中医内科学家，出身于世医之家，为清末御医马培之曾孙。马泽人幼承庭训，早年随伯父马伯藩习医，深得孟河医派之精髓，学师满业后自行开业。1912年开始，马泽人先后在武进孟河、无锡、南京、上海等地行医，1913年定居江阴，行医澄江。先生精通中医经典著作和各家学说，以内科见长，擅长治疗温热时病，对肝、胆、脾胃等内伤杂病均有独到之处，每能出奇制胜，屡起沉疴，不几年，医誉日隆。他继承了孟河医派马家的医术，在外科上也颇有建树，业精内外科。他和蔼谦虚，凡求诊者，不论贫富贵贱，一视同仁，惜老怜贫，周恤备至，送诊给药，深得广大患者和群众的信仰和爱戴。1919年以后，先生曾任江阴国医第一二届执委，第三届常委、江阴市中医师公会理事长。1929年国民党"中央卫生委员会"悍然宣布废止中医，他被江阴中医界公推为赴宁抗争代表，与全国各地代表们据

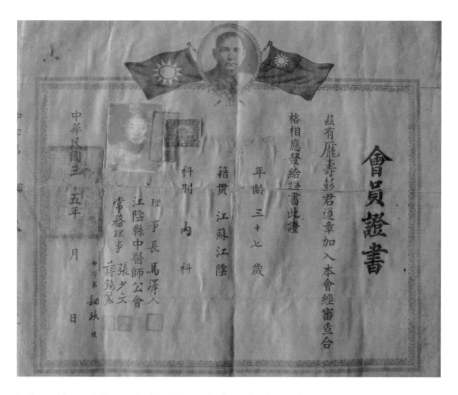

理力争，终于迫使反动当局收回成命。新中国成立后，马泽人积极响应党和政府"走集体化道路"的号召，1954年带头组织成立江阴县城中联合诊所（现江阴中医院前身），并任首届联合诊所主任，在此期间，他多次出席省著名中医座谈会。将祖传秘方、验方300余首，毫无保留地献给了党和政府，先后被选为江阴县劳动模范、县人民代表、县政协常委。1956年，为适应国家中医事业发展之需要，受江苏省卫生厅之邀，马泽人离开了工作长达43年的第二故乡——江阴，至江苏省中医院工作。到南京后，马泽人更加刻苦钻研业务，精益求精，并谓"学无止境""三人行，必有我师焉""要做到老，学到老"，"每个人都有各自的长处，应该好好向别人学习"。他不耻下问，取长补短，不断总结临床经验，创造有效方药。同年历任江苏省中医院内科副主任、主任、副院长，并兼任江苏省丁山疗养院副院长等职，被推选为南京市人民代表，并出席全国先进生产者代表会议，列为主席团成员，受到了以毛泽东主席为首的党和国家领导人的亲切接见。1964年被选为省政协委员、江苏省中医学会副理事长。马泽人晚年仍然对工作极端负责，虽然年老体衰，又患高血压等病，仍然坚持上门诊、查病房，参加危重病人的会诊和抢救。他认真教学，热情传授自己的宝贵经验，依凭浑厚的中医根底与长期积累，在花甲之年仍以经验胜目力。他曾带学生看外科，分辨患者腿上是否化脓，十几位学生在患者腿上来回检验探看，依然一无所得，而马先生站在几步之远处，便肯定答道：已成脓了。学生不信，他便拿出探针在火上一燎，探针进，脓立出，学生无不叹服。从学者先后达20余人，在培养中医后继人才方面做出了不懈努力。先生为江苏中医的发展倾注了毕生心血，然而一生忙于诊务，惜无著作，且很多验案均在十年动乱时期散佚殆尽。

马泽人从事临床50余年，医术精湛，学验俱丰，治学严谨，辨证精细，师古不泥，立方用药，务求精切。擅长治疗内科疑难杂病，他指出，慢性病多系日积月累而成，病久必虚，虚实互见，病机复杂，用补药不能一味蛮补，用泻药亦不能急于求成。先生在临床上非常重视整体观念，他认为天时有寒暑，地气有燥湿，而人之禀赋亦有清浊之分，且南北之异、嗜好之殊，又各有偏胜，或偏于阳，或偏于阴。阴胜则阳微，阳胜则阴损，阴损则风阳易袭，阳微则寒邪易入。风阳动，寒邪入，又每触于天时之不正，土地之不宜，饮食之不节，嗜欲之不戒而致病。治疗外证，他强调亦应处处顾及整体。盖疮疡之生，六淫伤于外，七情扰于中，以致气血阻滞经脉，隧道为之壅塞，有随感随发者，亦有积久而发者。无论恶证阴候，疮疖小恙，无一不由内而达于外。因而在治疗上，外治固然重要，内治也不可缺，尤其对发背痈疽等大症，事实证明，瘰疬可以内消，痈疽可以内散，即使破溃之后，亦可促使早日内收。对于时感温热病，临证之时，大凡要点有二：一是顾护阴液，二是治其表必须顾其里。对于顾护阴液，认为温易化燥，热易伤津，当邪势鸱张，壮热无汗，则迅即可灼伤阴液，出现口干唇裂，齿焦面垢，舌绛苔干，进而神识昏糊，谵语妄言，邪陷心营，而入动风惊厥之险境。此时马老擅用"三鲜汤"（鲜生地、鲜石斛、鲜沙参）以救阴液，合黑膏汤（以豆豉打鲜生地、桑叶打鲜沙参）以透表，佐以山栀、黄芩、连翘清热，配鲜菖蒲、鲜薄荷打汁，化服牛黄清心丸宣窍，往往一剂而津回汗出，热减神清，数剂而起。邪不能外解，势必内传于里，舌苔必有变化，欲用下法，必验之于舌，舌苔发黄，或如沉香色，老黄色，或中有裂纹，均为可下之证。马泽人先生在肝病诊治也具有非常丰富的临床经验和独到的见解，认为肝炎之疾，临床常见，然治不得法，易成迁延，变为慢性，甚至发展为肝硬化。马老认为，由于湿热内蕴，阻滞中焦，致肝气郁结，急性肝炎多热重于湿，总以清热解毒，分利湿热为主。重症肝炎，发病急，传变快，黄疸迅速加深，高热神昏，烦躁谵妄，此乃热毒内陷营血心包，当予大剂清热解毒之品，可加安宫牛黄丸或至宝丹泄浊开窍，此症预后极差。

**参考资料：**《江苏中医杂志》（1981 年第 3 期）、《江苏中医杂志》（1987 年第 7 期）、《江苏中医药》（2009 年第 5 期）、《百年金陵中医》（南京出版社，2013 年）。

## 马洛川——无锡名医

马洛川，常州孟河人，马培之的侄子，承先世家传，习研医学，后迁居无锡，有医名，子马书常、马良伯均继承家学。

**参考资料：**《孟河医派三百年》（学苑出版社，2010 年）。

## 马钧之——无锡名医

马钧之，常州孟河人，马培之的侄子，承先世家传，习研医学，后迁居无锡，有医名。

**参考资料：**《孟河医派三百年》（学苑出版社，2010 年）。

## 马省三——以疡医名

马省三（1780—1850），字吾庵，清代武进通江乡人，为马氏荣成公七世孙，明末马荣成（本蒋姓），以婿入嗣太医马院判为裔，尽得其传，为孟河医派马氏之祖，故孟河马氏亦用蒋姓者以此。擅长外科，善针灸，以疡医名嘉庆道光间。在 19 世纪初期，孟河马氏知名者有马省三、马荷庵、马坦庵，以医治疮疡见长，其中马省三声名最著，不仅擅长外科，也精通内科，著作毁于太平之役。家传心法十六则，为培之补叙于《医略存真》中。因为无子，复以女婿蒋汉儒（名玉山，马培之的父亲）为嗣，但是汉儒在培之13岁就亡，就教培之继承家学十余年。马省三:(内、外科，清）马培之之祖，与王九峰、费士源、宜兴余景和等朝夕亲炙，皆为当时之名医。——《中国历代医史》。

参考资料:《武阳志余》（光绪）、《孟河医派三百年》（学苑出版社，2010年）。

## 马冠群——著《马氏脉诀》和《医悟》

**马冠群**（生卒年不详），字良伯，清末武进孟河人，马培之的侄子。承先世家传，习研医学，曾去无锡、上海等地悬壶，为孟河派名医。精通脉理，著书颇丰，集临证和学习心得著有《马氏脉诀》和《医悟》十二卷等。《医悟》初撰于1879—1880年，稿凡五六易，于1893年刊印。是书首论四诊，继而分杂证与伤寒两大部分，引经据典，析微探幽，行文显近，择义简约。其中尤以杂证论治更是参酌古今，针对时弊，结合切身经验，从总则到细目，一一阐述。荟辑《内经》及历代医书之精要部分，按传统理论予以归纳分类，再结合个人经验整理而成。此书内容分述望、闻、问、切四诊，杂病、伤寒、妇科、外科病证治，集方等类。对所引古典医籍中某些纰缪论述有所改正，反映出作者的理论水平和学术见解，于外科证治杂方中，颇多家传方及自制验方，现存初刻本及光绪刻本，何廉臣在其《重订通俗伤寒论》中对其评价甚高。《马氏脉诀》抄本，现藏常熟"得一堂"，汇聚着主要是马冠群的经验。

参考资料:《江苏历代医人志》（1983年）、《孟河医派三百年》（学苑出版社,2010年）、《中国历代医家传录·中》（人民卫生出版社，1991年）。

## 马惠卿——内科名医

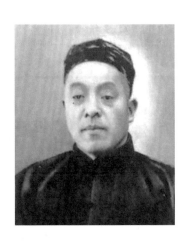

**马惠卿**（1886~?），武进孟河人，为马伯藩次子，继承家业，长于内科。先在孟河后去沪上悬壶，坐诊于广益堂，晚年又回孟河，继父兄之业，与巢少芳齐名，著名的弟子有当代全国名中医朱良春。

**参考资料：**《孟河医派三百年》（学苑出版社，2010年）。

## 马冀良——在市政府从事中医管理工作

**马冀良**（1921—2003），常州孟河人，孟河马氏世医第十一代后裔，马斡卿的孙子，继承家业，学成后在常州行医，擅长内科。新中国成立后为常州市首届人民代表，1953年中央人民政府卫生部颁发中医师证书，在市政府卫生科从事中医管理工作，1958年南京中医学院聘请为学院教

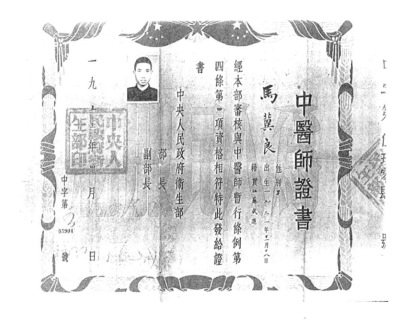

师，因家庭原因未能成行，先后在武进医院、乡镇卫生院、常州酿酒总厂从事中医临床。

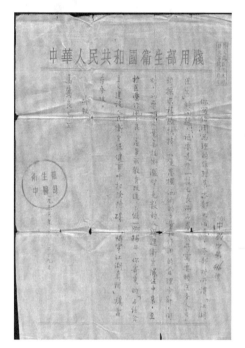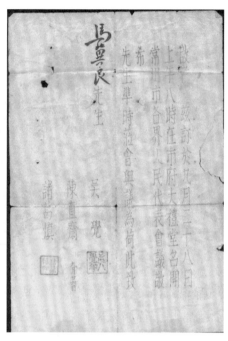

参考资料：《孟河医派三百年》（学苑出版社，2010年）。

## 马嘉生——上海名医

**马嘉生**（1900—1960），武进孟河人，为马日初后代，马伯藩的侄子，继承家业，后去上海中医学校学习，游学于丁甘仁，擅长内科，新中国成立后为上海第六人民医院顾问。

参考资料：《孟河医派三百年》（学苑出版社，2010年）。

## 卞伯岐——美国加州针灸学会理事长

卞伯岐（1910—1998），武进人。师从孟河派名医王道平，擅长中医外科，20世纪40年代在青果巷开设中医诊所，常州名中医。1946年任常州中医学会会长。1949年移居香港，1967年移居美国加州奥克兰，从事针灸，业务兴旺，1967年曾任美国加州中医药研究院副董事长、加州针灸学会理事长。

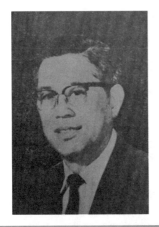 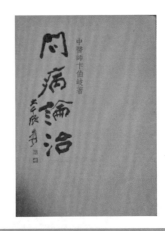

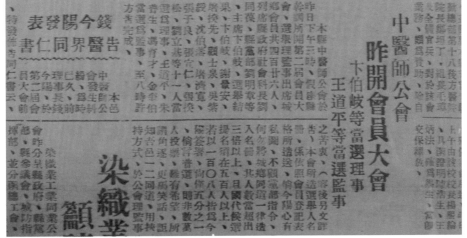

民国时期常州报纸

参考资料：《孟河医派三百年》（学苑出版社，2010年）。

117

## 方俊臣——溧阳清末喉科

**方俊臣**（生卒年不详），溧阳人，清末民初方氏喉科传人。设诊所于西门曹家巷，以祖传验方，专治喉科重症。当时白喉尚无治疗血清，患者死亡率甚高。其用家传吹口药，挽救了不少重危病人，名声遍及全县，邻县求治者亦纷至沓来。民国初年去世，其子方荣芝继承父业、孙方钰生助理医务。1945 年，方荣芝、方钰生先后去世，方氏喉科失传。

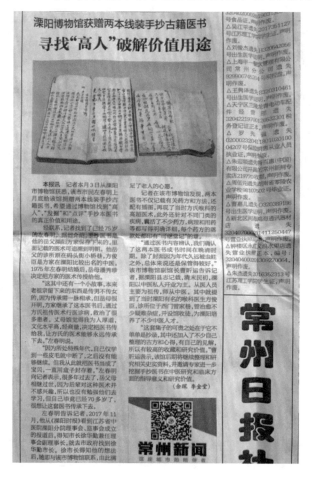

**参考资料：**《常州历史名人大辞典》（上海辞书出版社，2015 年）、《常州日报》（2019 年 9 月 12 日）。

## 王询——江南名医

王询（1873—1945），名政，字先民，无锡人。父富春在锡陆区桥设太和堂药店，询幼年入塾，16岁随父行医，并投孟河马培之门下，3年学成，助诊一年，不久常州东直街设诊所。1932年后寓上海萨坡赛路鸿泉里，治内外妇幼各科，抗战后又回乡行医，医效颇著，医誉颇盛，学生多人。遗著有《扫云集》《医门辑要》《释电刍言》等，为民国时期江南著名中医，收有徒弟多人。

**参考资料：**《无锡近代医家传略》。

## 王凯——康熙年间著《痧症全书》

王凯（生卒年不详），字伟仙，号养吾，清代毗陵人，清内科医家。凯工诗赋，博通医理。凯曾患痧证，遇异人医之而愈，并得其指授。其师林森，闽人，号药樵，传以《痧书》一册，并授治法。凯复综合古今，即所闻见，应著是书，以阐发其旨，编成《痧症全书》（1686年）三卷，附《挚善堂药言》一卷，存。父籍海宁，名王治行，号服吾，博学多才，晚以医名，老卒于常州，居毗陵。

**参考资料：**《江苏历代医人志》（江苏科学技术出版社，1985年）、《中国历代医家传录·中》（人民卫生出版社，1991年）、《中医图书联合目录》。

## 王九峰——嘉庆年间御医

王九峰（1753—1830），名明泾，字献延，江苏丹徒人，中晚年经常来往于武进行医。少喜方术，性颖善悟，复好读书，学富心灵，倾其心思才力而致志于医，精研医学，能精熟《内经》理，叩之腹笥真便便。于岐黄家言，独得精蕴，初游扬州即著。蒋椿田谓：九峰之学，以薛氏（明朝薛己）医案为皈依，用六八味丸及补中益气汤为范围，妙在临证化裁，亦有心得处。其为医也，无贫富贵贱，不计利，不辞劳，以矜老恤幼为急，到圭所加，沉疴立起，全活无算，所治不可胜计，名逐传遍大江南北，至今乡人犹有称道之者，可以想见当时之高妙焉（《清代名医医案精华小传》）。乾隆、嘉庆年间召为御医，授太医院院监，世人号约王徵君。武进孟河费伯雄父云庵公与江南名医王九峰先生为莫逆交，时相切磋，费伯雄能常得王九峰御医的带教指点，王九峰先生阅伯雄之方而知为可造之才，并对云庵曰："君宅心仁厚，督教有方，后世必有兴者，医名当在我辈之上。"尝至孟河愈奇疾，惊见士大夫，至今孟河言医学者犹称道弗衰焉（《宋元明明清名医类案》）。与马省三（马培之之祖）、费士源等皆为当时名医，南北无不知有王先生者。一时南来名宦如费淳、费云庵、铁保、陶澍诸公，皆乐与之交。聘访迭至，翰墨往来，名噪海内。终身无暇著作。其从学者众，如虞克昌、李文荣、蒋宝素、米致五辈，卓然一时，皆出门下。有小门生李欣园，私淑其学，尤得真传。门人各私集其方为《九峰脉案》，奉为圭臬，不绝于今。有子七，孙二，哲嗣硕如亦为名医。丹徒人周元琦撰《王九峰临证医案》，序云"且得名医师王九峰秘授"，撰年约嘉庆十八年以前（1813 年）。

参考资料：《丹徒县志》《中医大辞典》《中国历代医家传录·中》（人民卫生出版社，1991 年）。

## 王元錝——以医济人

王元錝（生卒年不详），字暗然，明末金坛人，后弃举子业，以医济人。

参考资料：《江苏历代医人志》（江苏科学技术出版社，1985 年）。

## 王兰文——内科名医王仙人

王兰文（1876—1941），武进县湖塘桥人。祖传中医内科，精通脉理，医术超人，清末民初时期，在常武地区，很有声望。他的医道，与常州知名中医谢景安、高伯英等并驾齐驱，深得病家信任，曾为常州城内长年医局中定期应诊的有名内科医生。王在家乡行医时，上门求治的病者络绎不绝，近的来自本县各地，远的从江阴、宜兴、金坛等地甚至上海也有人赶来就医。遇有疑难沉疴之人，经王先生切脉用药，往往起到药到病除之效。如本镇西侧庄桥村上张炳生的儿子患了伤寒，病得牙已发黑，生命危在旦夕，经王先生诊治，仅服用一帖药，就排除了患者的险情，最后转危为安，稍经调理、即恢复了健康。1937年日寇侵华，江南沦陷，当时王兰文先生避难到村前。到了该地，继续行医。经其诊治的病员愈者甚众，博得当地人民的信仰，其医道在人民中广为传颂，引得湟里、东安、成章等地的病人纷纷赶来看病。吃了王先生开出的中药，立即见效，所以那里的群众尊称王先生为"王仙人"。王先生一生行医，在治病求人的同时，还带了十多名门徒，跟他学医的人，现在，也已成了有名的老中医，他们继承王先生的医德和医术，分散在各地为广大人民群众服务。

参考资料：《湖塘志》（1984年）。

## 王竹轩——喉科名医

**王竹轩**（1881—1942），武进人。七代祖传喉科，自制丸散，对喉疾之症，疗效显著。在常州、武进、无锡、宜兴、金坛诸县，享有一定声誉。其后代有四子，三个从医。

## 王体仁——江苏名中医

**王体仁**（1918—?），武进人。1932年从无锡县陆区镇名医杨志平学中医，1937年在南宅镇上开业行医，1951年参加南宅联合诊所，任医务主任。1956年9月参加江苏省第一期中医师资班学习，1957年起在医学院任教，1977年12月晋升为副教授，1981年12月任中医内科主任医师。王体仁自1958年到1981年止，每次寒暑假返乡后，对上门就医的均热情接待，悉心整治，不收分文。每天上他家看病的有几十人次，一个假期不下千余。除本乡群众外，还有不少邻乡及部分锡西、宜北的群众。平时有人去信求治，他也均在百忙中寄给药方。节假日及下班后，当地群众到他家去看病的也不少。即使是素不相识的农民，他也是竭尽全力地去诊治，不收任何报酬。多少年来，王体仁在寒暑假为家乡无数群众解除病痛，并治愈了不少各地的危急病患者。1975年一位政平乡西杨墅村的青年，个子矮小，形容消瘦，患不时需喝大量水的毛病，一连要饮七八斤，一天至少要四次，多次就医无效，经他切脉后，下方五剂，药到病除。1977年，南宅镇北街杨玲娣，患不典型的风湿热关节炎，奔走各地诊治无效，王体仁因患高血压回家休养，得知杨玲娣的病况，手撑拐杖，带病出诊三次，对症下药。不久，杨痊愈，目前身体健康，欢度晚年，王体仁医师救死扶伤的革命人道主义精神为家乡群众所赞誉。王体仁医师的主要编著有《简明伤寒论》《赤脚医生中医教材》《温病学讲义》《中医内科学讲义》《中医诊断讲义》及《灵枢经校释语译》等。

参考资料：《南宅乡志》（1984年）。

## 王肯堂——明代著名医学家

**王肯堂**（1549—1613），字宇泰，号念西居士，又号损庵，明代金坛县人。出身官宦家庭，祖父王臬、父王樵皆登进士，皆任高官。嘉靖丙寅（1566年），母病不起，众医乱投药石，几为所误，王氏对此深以为恨，遂锐意习医。王肯堂好学博览，读书涉猎极广，对后汉名医张仲景尊崇备至，明确指出治伤寒大法同样可治杂病。18岁曾为胞妹治愈乳

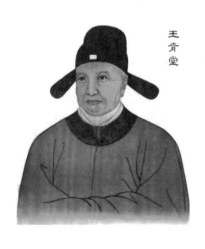

痈险病，后又愈一老者的附骨疽，由是求治者日增。无奈父命进取功名，乃弃医而专攻仕途。万历七年31岁，才中进士，经殿试，选为翰林院庶吉士，于翰林院参与国史编选，授国史检讨等官职。此时王肯堂得以博览群书，声名著于馆阁。后因上陈十议抗倭，而遭降调，方有托病返里之举。万历二十五年他托疾回乡，又肆力于医学，医术日益精湛，乡中有重病者，求治每每痊愈，逐渐

闻名于世。十四年间，得以复究医学，闻见日广，医术益精，乡间每有患沉疴而医技告穷者，王氏治之无不立应。复就金元以来各派之长短得失，进行了深入研究。他主张治病必须结合具体症状和多方面情况，因人而定，临证务求做到方因法变，药随症转，对寒、热、攻、补，无所偏爱。拘执一派，无异于刻舟求剑、胶柱鼓瑟。王氏患脾泄，得李中梓诊治，用巴豆霜下痰涎数千，疾顿愈，王、李之忘年交，向为医林传为佳话。在王氏医学著述中，堪称代表作的是《六科证治准绳》，这是一部集明以前医学大成的名著。王氏所著《疡科准绳》首载人体骨骼，《四库全书总目》在评价是书时说："其书采摭繁复，而参验脉证，辨别异同，条理分明，具有端委；敢博而不杂，详而有要，于寒温攻补，无所偏主。"王氏著作现存的有《六科证治准绳》，包括《证治准绳》八卷、《类方准绳》八卷、《伤寒准绳》八卷、《疡医准绳》八卷、《幼科证治准绳》九卷、《女科证治准绳》五卷、《灵兰要览》二卷、《医辨》三卷、《肯堂医论》《医学津梁》六卷、《郁冈斋笔尘》四册，另有《医学穷原集》六卷、《童婴百问》十卷、《针灸准绳》《医学正中》等，存佚不明。

《证治准绳》八册，共分十三门，每门前有总论，后按证分述，体现了审证求因、辨证论治的精神。《证治准绳》不仅是明代以前医学的汇编，也是王肯堂个人的经验总结。书中有许多精辟的论点，如前人将头痛、头风分为二门，视为两种病，他曾对此加以纠正。他认为头痛、头风为同一病，明确指出："医书分头痛、头风为两门，然同一病也，但有新久、浅深之分耳！浅而近者为头痛，其痛卒然而至，易于解散速安也。深而远者为头风，其痛作止不常，愈后迁触复发也。"皆当验其邪所从来而治之。他还对癫狂痫做了明确鉴别，他指出："《素问》言癫狂而不及痫，《灵枢》乃有痫瘛、痫厥之名。诸书有言癫狂者，有言癫痫者，有言风痫者，有言惊痫者，有分癫痫为二门者，迄无定论。要之，癫、狂、痫，大相径庭，非名殊而实一之谓也。"《幼科准绳》九卷，他对"医家以幼科乃哑科为最难"之说持有异议，认为"幼少者精神未受七情六欲之攻，脏腑未经八珍五味之渍，投之以药，易为见功"。该书内容丰富，在我国医史上第一次详尽记载了新生儿先天性肛门闭锁的手术疗法。《疡科准绳》六卷，内容丰富，记载了许多外科手术，还记述了唇、舌外伤后的整形术，以及头颅、肩胛、颈部、胸腹、腰臀、脊柱等外伤的急救措施，提出了骨科医生了解骨骼解剖的重要性和必要性，这也是中医外科史的最早的记载，对后世外伤科的救治普及做出了贡献。书中还提到肿瘤手术的适应症"按之推移得多者可用取法去之，如推之不动不可取也"。根据他丰富的临床经验，告诫后生对固定的肿瘤不能用局部手术治疗。

由于他的名声远扬，前来从公习医者甚多，浙江嘉善人高隐、江西南昌的张绋、安徽新安的闵承绍等都是王肯堂的得意门生。其中之高隐身承师教，善于治病，有神效，后被推为"卢扁"，著有《医林广见》《杂病医案》等书传世。王肯堂多才多艺，学识广博，常与当时著名学者郭谵论数纬，与丹青大师董其昌论书画，与西方传教士利玛窦论历算，与紫柏大师参禅理，在古今医家实是不多见的。他的医学著作对整理保存我国古代医学文献，弘扬祖国传统医学做出了不可磨灭的巨大贡献。

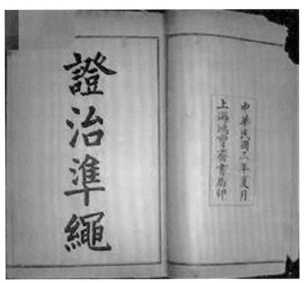

参考资料:《金坛县志》(光绪)、《证治准绳·自序》《江苏历代医人志》(1983年)、《金坛文史资料》(1993年第11辑)、《中医名人辞典》《中国历代名医图传》《金坛名人》(方志出版社，2005年)。

## 王秀文——溧阳市名中医

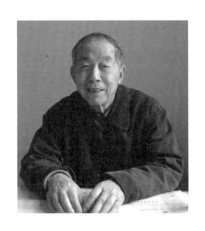

**王秀文**（1925—2013），字一民，溧阳人，溧阳市名中医。早年从师丁济万习医，1948年毕业于上海中医学院。1958年结业于南京中医学院第一期师资班，曾任溧阳市中医院院长，溧阳中医学会理事长，副主任中医师，擅长肝胆、脾胃及心血管病。

**参考资料：**《医海拾贝》（江苏科学技术出版社，1992年）。

## 王彦昭——明朝建文皇帝御医

**王彦昭**（大约1385~?），字文仲，明代阳湖人，父思明，以荐侍文皇于潜邸。时彦昭未冠，尝被召应对，如老成人。帝奇之，命从金华戴元礼学医，得其禁方、脉书，以精慎称，每制上所用药，必与焉。帝欲验其精良，凡藩府旧臣疾，必遣诊视。时太子少师姚广孝病头风，他医莫疗，饮彦昭药辄愈。或问之，曰："病得之当风而座，清其头目，可也。"陈都督病伤寒，彦昭曰"法当汗"，汗之果愈。王郎中弟子亦患伤寒，彦昭曰："脉沉而实，法当下。"他医汗之而死。张主事之子得痫疾，治之莫愈，彦昭曰："其脉沉，手足厥冷，阴痫也。"做汤投之愈。刘佥事从湘湖来，有疾，彦昭诊之，私语其兄曰："病在死法中，不出月矣！"治疗莫愈，果如其言。间从帝出入军中，克著功绩，事定欲官之，以母老乞终养归。王彦昭应诏入宫还未满20岁，明文帝问他问题，对答如老中医，文帝心中大悦，一直带在身边。以致后来，王彦昭出门看病，成了一种待遇——如果哪个大臣有病，王彦昭到场诊治，这个大臣必是文帝重臣。

**参考资料：**《武进阳湖县志》（光绪）、《中国历代帝王秘史》（蓝天出版社，1993年）、《武进阳湖合志》（方志出版社，2010年）。

## 王道平——武进名医

**王道平**（1896—1971），又名王，武进前黄人。少时从师孟河医派继承者钱厚甫，学习中医喉外科，擅书法，回家后开业行医，医室取名"补拙堂"。辨证论治，精益求精，为当时武南名医之一。擅长中医外科，对流注、发背、乳痈等症效果明显，求医患者遍及武进、宜兴、无锡、金坛等地。抗日战争前在沪开业，抗日战争时期回到武进前黄，从事喉、外科，为武进名医，1947年被选举为武进（常州）中医师公会第二届理事会监事，新中国成立后先后在上海和武进前黄私人开业，1956年后在前黄医院。一生带教许多中医弟子达100多人，主要分布在武进和宜兴，现考证有马伯生、卞伯岐、杨甲三、朱友群、顾振声、王伯选、潘烈生、陈去病、姜雪华、钱永华、王祖德、王淦良、夏金巳、张国生等百余人。

**参考资料**：《孟河医派三百年》（学苑出版社，2010年）。

## 王静仪——江苏名中医

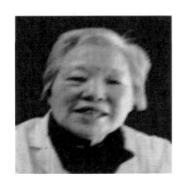

**王静仪**（1933—2017），屠揆先妻子，1954年起师从名中医沈伯藩、屠揆先，常州中医院副主任中医师，2002年被评为江苏省名中医。

**参考资料**：《孟河医派三百年》（学苑出版社，2010年）。

## 尤鸿宾——幼科名医

**尤鸿宾**（1810—1860），字桂荣，清代阳湖人，咸丰诸生。值洪杨之役，避难吴兴，教读以为生。战平，疮痍未复，当地产妇率弃儿道旁，鸿宾怒焉忧之，乃与官绅会办育婴堂，亲主其事，每夜出游，往往抱儿归堂，以养以教，久之堂中荟萃数百儿，抚育之赀不足，则募诸四方善士，至回籍，倾其产以入之堂，终其身以育婴为事，未尝事生产，暇则研读医书，尤擅幼科，有医名。初娶钱氏，死于乱，续娶许氏，许又早故，乃以其子宝善托于伍氏妹，己则仍入吴兴；人或以为过，则曰堂中有婴儿数百，我不能为尤氏一儿弃此数百儿也。年五十卒，著有《幼科心得》《育婴须知》等书。

参考资料：《常州卫生志》（1989 年）。

## 毛凤彩——幼科名医

毛凤彩（生卒年不详），字羽丰，清代武进人，精幼科，治痘疹全活甚广。子毛荀一，字人龙，承父业，亦擅医，每日临证及所行事，皆簿记功过以自省。能诗，著《梦余草》。

参考资料：《武进阳湖县志》（光绪）、《中国历代医家传录·上》（人民卫生出版社，1991 年）。

## 毛善宜——善治内科疑难杂症

毛善宜（生卒年不详），武进雪堰桥人，治疗内科疑难杂症和湿温证有独特经验，为当地名医。

参考资料：《雪堰乡志》（1985 年）、《常州卫生志》（1986 年）。

## 毛善珊——不畏艰险为民治病

毛善珊（1871—1929），名彬年，号枕陶，常州人。光绪年间秀才，五代世医，名医毛清渠三子，与江南名士钱振锽为文字交，擅长治疗"风火病"（流行病），有毛一帖之称，闻名于武进、宜兴、无锡，著有《毛氏湿温治验》。1929 年霍乱大流行，毛善珊不畏艰险不辞辛劳，日夜为民治病，以致身染霍乱病故。

毛善珊

　　毛善珊（一八七一——一九二九年），名彬年，号枕陶，善珊其字，毛家桥人，清朝光绪间秀才，名医毛清渠第三子。

　　毛善珊自幼颖悟，强记博学，能诗善文，与江南名士钱振锽为文字交。毛氏厌恶官场，专习歧黄，悉心攻读《金匮》、《内经》、《灵枢》等医籍。因长期攻读，致使右目视力不足，然益奋不懈。未几，名闻四方，求治者终日不绝。毛氏敢于创新，曾用超过一般医生处方用量的砒霜治疗疟疾，药到病除。毛氏擅长治疗"风火病"（即流行病），远近疑难病患者皆求一诊，以定吉凶，故有"毛一帖"之称。

　　毛氏常以"胸无权势公卿小，品极清高名利微"自勉，有求必应，不计诊金，济贫扶困，他晚年丧妻折子，痛心不堪，然仍忧国忧民，写诗作文，痛斥由于军阀战乱，给人民带来妻离子散、家破人亡的悲惨遭遇，他自称为"四大贫民"。

　　一九二九年，本地霍乱大流行，毛善珊不畏艰险，不辞辛劳，日夜为民治病，以致身染霍乱而病逝。

参考资料:《孟河医派三百年》( 学苑出版社，2010 年 )。

## 毛景昌——危证辄奇效

**毛景昌**（生卒年不详），字介侯，清代武进人，清幼科代名医毛凤彩孙子。继承家学，幼学儿科，后习内科，洞彻医理，危证辄奇效，著《医论》若干卷。

参考资料:《江苏历代医人志》( 江苏科学技术出版社，1985 年 )。

## 毛鸿吉——乾隆年间医家

**毛鸿吉**（1762—1830），字应可，一字骧云，痒名安，武进礼嘉人。增贡生，后改医，治药四十余年。事母至孝，为人严厉正大，著有《本草》一，《医方集要》四，《毛氏医林》四。

参考资料:《礼嘉乡志》( 1986 年 )。

## 仇远——著《稗史》

仇远，南宋钱塘人。生于淳祐丁未（1247 年），卒年六十余。字仁父，号近山村民。内科，为溧阳教授，著有《稗史》，谈医药者甚多（《稗史》——《历代人物年里碑传综表》)。

参考资料:《中国历代医家传录·中》(人民卫生出版社,1991 年)。

## 冯育才——擅长治疗皮肤病

冯育才(1889—1962),武进横林镇人。从无锡玉祁陈叶吉学习疗外科,业成后回里行医,业务兴盛,以治失荣、痰毒、疗疮出名。治疗外科疗疮疡等刀圭熟练,并重内消,有门人 10 余人。

参考资料:《常州卫生志》(1986 年)。

## 冯群先——江苏名中西医结合专家

冯群先(1935~?),金坛人。1953 年 7 月毕业于江苏省常州中学,1959 年 7 月毕业于南京医学院(现为南京医科大学)医疗系,分配到南京中医学院工作,后任南京中医药大学教授。曾参与创建中医西医各基础课教研室,建立生物化学教研室,为该校生化教学闯出一条路子,长期从事中西医结合科研工作。全国高等医药院校中医专业教材编审委员会委员,全国中医院校生化专业学会秘书长及常务理事,为全国中医药生化学会主要创建人之一,任江苏省生化学会常务理事等职。主编《生物化学(中医学院用)》(中国中医药出版社,1993 年)和协编有关生化书籍六本,在《中西结合杂志》《中国医药学报》等有关杂志发表论著30 多篇。1995 年被省授予省"名中西医结合专家"称号。

参考资料:《常州卫生志》(1989 年)。

## 石公怀——清代医家

石公怀(生卒年不详),清代常州人,先世以医术名世。公怀擅长内科遇危急证,每用重剂,奏奇效,人至今称之。

参考资料:《武进阳湖合志》(方志出版社,2010 年)。

## 石泰——杏林良医

石泰，祖籍常州人。宋代内科名医，曾在扶风行医，治病不收报酬，凡经治愈者，种杏一株，数年后便成杏林，今扶风杏林镇由此得名。后此张紫阳学道，著有《还原篇》，传说寿至一百三十七岁，于绍兴二十八年（1158 年）卒。

参考资料：《陕西历代医家事略》《中国历代医家传录·中》人民卫生出版社,1991 年）。

## 石震——精脉理著书甚者

石震（约 1580—1640），字瑞章，明代阳湖人。得名医周慎斋之传，强调"治病必先固其气，而后伐其病根，不可以欲速计功利"。著有《脉学正传》，魏禧序口："壬了岁（1612 年）余在吴门卧疾十三口，试诸医不效，还客毗陵，询此地高手，皆曰：石君瑞章，精脉理，著书甚多，且其人有德君子也。余延至，见之辄喜，温良谨厚，若饮我以参芩，试其药辄愈。石君乃出所辑《脉学正传》，嘱叙之以行。古贤之论脉不一，书散、温疣杂不可以类求，石君简而辑之，斟酌次第，证以己之所得，可谓仁人之言，其利溥矣，世之欲起人而生之者，舍是书何以哉！"此外，石氏尚有《周慎斋约言》二卷，补二卷，《医案》六卷，《偶笔》一卷，《读仲景书题语》一卷，《治疫五书》一卷，《运气化机慎斋口授三书》二卷，订正胡慎柔《慎柔记续记》（1636）五卷，存。

参考资料：《武进阳湖合志》（方志出版社，2010 年）。

## 龙子章——清代医家

龙子章（？—1911），字绘堂，清代阳湖人，精医。因子早殁，而著《蠡子医》四卷，存。其孙兑山，得此书亦为名医。

参考资料：《江苏历代医人志》（江苏科学技术出版社，1985 年）。

## 史济招——北京协和医院中医科主任

**史济招**（1918—2009），溧阳人。1941年毕业于上海医学院，获博士学位，先后任上海医学院教学医院住院医师、总住院医师、主治医师。1953年任副主任医师，调入协和医院内科。曾随施今墨学习中医，又于1957年参加卫生部举办的全国第二届西医学习中医研究班，系统学习中医理论，并在南京中医医院进行中医临床实习两年，后向名老中医任应秋、李重人、陈慎吾学习，从此走上中西医结合道路。1961年任协和医院中医科第一主任，1985年晋升为教授，曾任中国科协中医组织委员、卫生部科学技术委员会委员等。从事临床医疗工作六十余年，总结了极有价值的慢性肝炎的发病规律及治疗肝炎、肝外症候的有效方剂。在消化道疾病诊治中有很深的造诣，主编《消化道疾病中西医结合诊治》一书。曾应邀赴美国参加中美文化协作交流，为美国国家图书馆编目8000部中医古书。1963年赴柬埔寨为哥沙克王后治病，荣获柬埔寨科学家奖章。

参考资料：《常州市志》（方志出版社，2017年）。

## 包松年——金坛中医院创始人

**包松年**（1923—2000），常州安家舍人，金坛市名医，副主任中医师。1939年在武进吴葆仁诊所学校中医3年，1943年在武进安家舍行医，1946年在武进国医专科学校进修一年，再转入南京国医传习所训练班学习半年毕业，参加全国中医考试合格。1948年在金坛开办光华诊所行医，1952年在金坛金城镇第一联合诊所坐诊，1958年到镇江专区中医进修班任温病学教师。1958年9月至1969年担任金坛中医院院长，当年中医院被撤销，下放做厂医。1976年5月，重建金坛中医院，担任副院长并负责筹建。他毕生奉献于金坛的中医事业，是金坛中医院主要创始人之一，长期担任金坛中医学会副会长，主持学会工作，培养了一大批中医骨干。儿子包立振继承中医，也为常州市名中医。学术上主张中医辨证、西医辨病人，中西医结合，擅长中医内、外、妇、儿科和针灸，尤其是中医儿科，在金坛享有很高声誉，曾发表论文 11 篇。曾任金坛人大常委和政协委员，金坛中医院名誉院长。

参考资料:《医海拾贝》(1992 年)、《中国当代中医名人志》。

## 白耀章——外科名医

白耀章（1875—1966），常州人。9 岁入当地私塾读书，15 岁跟胞兄白伯堂在鸣凰镇学医（外科），尽得其兄技艺,18 岁随姨夫去郑陆桥镇定居行医。他专心攻读医药丛书，寒暑不停，咸能领悟奥义而不忘。对医术精益求精，并能理论联系实际，在临床实践过程中，认真总结经验，闯出了一套自己独特的医疗方法——火针疗法。新中国成立前,他主治中医外科，常用"火针疗法"为病人解除痛苦。方圆儿十里的病人，凡患有搭手火炎疽、瘤疮等重症者都慕名赶来求治。凡初病投诊，大都一次手术成功。他一面钻研医学知识，一面对药物进行研究。他试制成一种药剂，对皮肤上疑难病症有显著疗效。他还试制了一种根除皮肤病的静脉注射药水，疗效甚佳。他不仅主治中医外科，而对内科、小儿科也有一定研究。新中国成立后，1952 年参加郑陆桥联合诊所，把自己所长为人民治病，博得患者的好评。他还将临床处方汇编成册，写成经验总结。他一生很讲究健身之道，无论严冬酷暑，每天坚持体力劳动，锻炼身体。1966 年患病逝。

参考资料:《郑陆乡志》(1985 年)。

## 江友山——内科名医

江友山（1900—1990），常州市第二人民医院中医科，早年师承常州地区名医屠士初，25 岁学成。行医数十年来，颇负盛名，尤在调治肝病方面更具特色。江老认为，肝之病证，纷繁杂乱，本脏之病主要有风、阳、气、火等类，兼挟之证有瘀血、湿、痰之分；而肝居右胁，位近中州，经络满布周身，沟通内外；故肝病之传变，又可上犯心肺，横逆中土，下耗肾元，种种变证不一，但辨证之大要，总不离乎辨证论治。

**参考资料**：《常州当代名中医传记》（凤凰出版社，2019 年）。

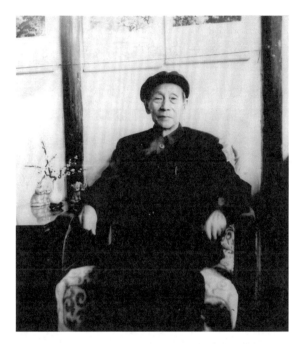

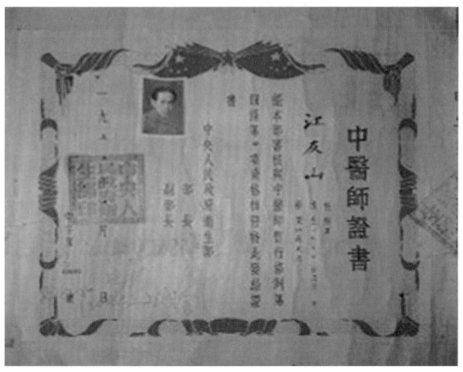

## 汤文——明代万历年间太医院名医

**汤文**(生卒年不详),字涵春,明代金坛人。生嘉靖中,家贫,昼耕夜读,手不释卷,行田诗,倦则卧畦畔苦吟,或负担,展书担头诵之。时以儒业见,以不售,即从学医道。喜研内经《阴阳应象大论》《六节藏象论》之秘,殚究原本,辨阴阳应象,六节藏象之秘。尝谓:"良相良医,皆以渐理阴阳为道,若使诊视诸症,莫辨二气互胜之理,疾何由愈?"王肯堂以为名言。善医,投剂无不效。万历初(1573年)授太医院吏目,子宗禹,字养原,亦以医名,切脉用药有别见,万历壬子(1612年)授太医院吏目,举乡迎宾,年八十四卒。

参考资料:《金坛县志》(乾隆)、《金坛县志》(光绪)、《中国历代医家传录·上》(人民卫生出版社,1991年)。

## 汤玉——世业妇人医

**汤玉**(生卒年不详),明代阳湖人,世业妇人医。时有他医视为虚羸,不敢轻药者,玉每投以大黄而愈,且岁用多至数百斤。子文英,亦以医著。弟汤玠,世业妇人医,亦擅用大黄。子文佐,亦以医名。

参考资料:《武进阳湖合志》(方志出版社,2010年)。

## 汤洪——世业医

**汤洪**(生卒年不详),字锡三,清代武进人,世业医,到洪艺弥精。子经邦,字德宜,能承其学。每诊视立方,药不过数味,服之立效。好行其德,有父风焉。

参考资料:《江苏历代医人志》(江苏科学技术出版社,1985年)。

## 汤溥——精岐黄术

汤溥（生卒年不详），字文金，号沛仁，清代武进人，精岐黄术，有名于时。

参考资料：《江苏历代医人志》（江苏科学技术出版社，1985 年）。

## 汤宗元——起死回生

汤宗元（生卒年不详），明代金坛人。父汤文为明代万历年间内科名医，从学医道，授太医院吏目。宗元及弟弟宗禹，亦以医名，切脉对药，能起死回生，授太医院吏目（《金坛县志》）。

参考资料：《中国历代医家传录·上》（人民卫生出版社，1991 年）。

## 汤宗禹——切脉对药有别见

汤宗禹（生卒年不详），字养原，明代金坛人，汤文之仲子。亦以医名，擅长内科，切脉对药有别见，能起危证而生之。万历壬子（1612 年）授太医院吏目，举乡迎宾，年八十四卒（《图书集成》引《金坛县志》）。

参考资料：《中国历代医家传录·上》（人民卫生出版社，1991 年）。

## 汤伊勋——精妇科

汤伊勋（生卒年不详），字孝思，清代武进人。业医，精妇科。后传孙隆宜，曾孙述高。孙隆谊，擅家学，每以数味起危疾。

参考资料：《江苏历代医人志》（江苏科学技术出版社，1985 年）。

## 汤启旸——世为妇人医

汤启旸（生卒年不详）字及泉，明代武进县人，世为妇人医（女科）。昭性和易，里中耆英，共为方外之社，与物无忤。逍遥自适，寿九十七，举乡迎宾（《图书集成》引《武进县志》）。

参考资料:《中国历代医家传录·上》（人民卫生出版社，1991 年）。

## 汤国培——通岐黄之术

**汤国培**（生卒年不详），字切齐，武进人。附贡生，候选导训。生平肆力于诗古文辞，为文操笔立就。工书兰，又通岐黄之术。授徒里中，成材其众，著录弟子前后不下一百余人，名孝廉钱鑅、徐文田等皆出其门下。当时壮大令凤威罢官里居，常设会课以试士子，乃敦请国培评定甲乙。沈编修同芳其时年方成童，试辄列前茅，说者谓能鉴拔后进云。

参考资料:《清代毗陵名人小传稿》（凤凰出版社，2017 年）。

## 汤春岩——清代温病派

**汤春岩**（生卒年不详），字寿，清代武进人。他以为《伤寒论》自太阳，传至阳明，以至少阳，次传三阴，盖为正伤寒设。若杀厉之气伏藏肌肤，发于春者谓之温，发于夏者谓之热，则三者实同源而异派。千百年中，经诸家考订散亡，阐发名义，而后伤寒、温热诸病天渊相隔，鹿马攸分。因是以伤寒法治温热实为不妥，故撰《温热一隅》一卷，以示后学。

参考资料:《江苏历代医人志》（江苏科学技术出版社，1985 年）。

## 汤善甫——著《妇人科秘方要诀》

**汤善甫**（生卒年不详），常州人。隆宜子，继承祖业，临近数县曾名噪一时，著《妇人科秘方要诀》。子道生，孙伯度、季德均继承家学。汤氏妇科，新中国成立前世代在罗汉桥（现教育会场南面）开诊行医。挂牌名"汤善甫妇人科"，换人不换牌，当地人们称"老汤八房妇人科"。由于汤氏医术精湛，深得人们信赖，前来求医者近至本邑附近数县，远至苏州、无锡、上海、天津、北京，甚至亦有港澳同胞，其诊疗病种有痛经、产后血虚、安胎、妇女血崩、干血痨、不育症等。

参考资料:《常州卫生志》(1986 年)。

## 刘迁——善医

刘迁(生卒年不详),字立斋,清代武进丰北乡人。善医,虚心切询,值疑险者与群医谘议,立方不执己见,瘥不自以为功。

参考资料:《江苏历代医人志》(江苏科学技术出版社,1985 年)。

## 刘云山——明代常州"仙医"

刘云山(生卒年不详),生于元末,名朝宇,字洛于,号云山,湖北江陵人。明初他从江陵来到常州府城行医。刘云山博学工医,精通医术,乐于治病救人,他经常在总司徒庙周边行医,晚上就住在总司徒庙[此庙清乾隆廿四年(1759 年)改为阳湖县城隍庙]。刘云山医德高尚,医术精湛,他为人治病不分贫富,不以金钱为上,给穷人看病不收钱并施药,常常药到病除,老百姓非常感激他。许多百姓非常怀念他,于是大家凑钱在总司徒庙西为他塑了一个神像。传说在刘云山死后 37 年时,明朝杭州有一大户人家的子弟生了急病并已处于病危阶段,这时有一个人敲门说:"我是刘云山。"说完就很快地放了一匙子药,富家子弟服药后,病速转好。杭州富家人家送给刘云山很多钱,刘云山没有接受,但是他说:"你可以到常州总司徒庙巷找我。"后来杭州富家子弟来到常州,才知道刘云山已死数十年了,看到刘云山的像与他真人一样,感到十分惊奇,于是出钱重塑刘云山像。清康熙年间常州名士陈玉璂把这一奇事记载下来了,于是这件事在常州广为传播。常州人越

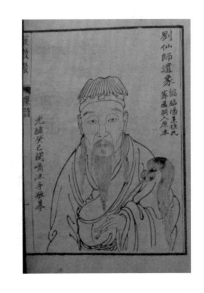

来越觉得神奇，从而更加尊敬刘云山，于是集资在阳湖县城隍庙西建了一座刘云山祠，常州人俗称为刘先（仙）师庙，从此，常州府城及所属8县的病人来烧香问病的络绎不绝。病家来庙里问病后，回家就在门口焚香恭候，门口还贴上"刘先生请进"5个字，家里设香茗供奉，据说善良人家有病往往能请到刘云山。清乾隆辛卯（1771年）阳湖县城隍庙火灾，而紧挨的刘云山像却没有被毁，邑人更觉神奇。清代常州名士赵怀玉曾在碑文中记述，刘云山生前曾发誓"死后犹欲济人"。多少年来，刘云山受到常州人的尊崇和信仰，称他为刘先师（仙师），在过去的数百年间，从朝至暮求医问卜者接踵而至，香火鼎盛。据《常州日报》已故资深记者王润回忆，新中国成立初刘云山祠仍有庙祝两位，分管内外科。《常州郊区志》载，刘云山墓坐落在原茶山乡浦前村徐家塘，墓地筑有医坛，四周围有墙壁，两旁古树参天，绿荫遮道，墓前有石碑，记述刘云山生平事略，碑前设祭台，是四方石一块，医坛香火繁盛。据里人相传，坛成三年宿墓求医的人陆续不断，每年农历二月十二和八月十八，医坛弟子来公祭刘云山墓茔者有数十人，风雨无阻，今刘云山墓已不存。刘云山祠正门在正素巷8号，原有多进，今存两进，风貌仍存。正对古村的刘云山祠后进房屋原有楼屋，还有精美砖雕，2009年列入常州市市区第一批历史建筑名单。

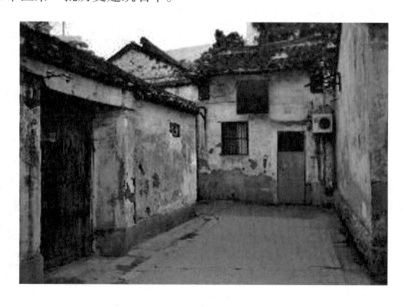

正素巷 8 号原为刘先师庙（刘云山祠），其后为阳湖城隍庙（现为新坊桥小学）。

参考资料：《常州晚报》（2009 年 1 月 6 日）、《常州日报》（2012 年 5 月 15 日）。

## 刘立群——中药研究专家

**刘立群**（1922—2000），又名联官，横山桥新安中街人。1946 年毕业于上海交通大学化学系，1953 年任北京医院药检所主任，1965 年任北京医药工业研究院中药研究室主任，从事中药研究工作，1975 年任湖南中医药研究院实验研究室、中药研究室主任。

参考资料：《中国中医人名辞典》（中医古籍出版社，第 693 页）。

## 刘若金——本草学家

**刘若金**（生卒年不详），字云密，清代武进人（祖籍湖北潜江）。明代天启年（1625 年）进士，官至司寇。素爱岐黄，采以《本草纲目》为主，回采《神农本草经》之要蕴，兼及金元四家及缪希雍等人的药论，合述中又加以按语，积三十年之功著成《本草述》三十二卷，阐发己见。收常用药 501 种具论之，是书完成于清康熙三年（1664 年），今存。

清初节纂改编《本草纲目》的著作中，刘若金的《本草述》影响较大。他将《本草纲目》进行了删节修订，大量吸收宋元以来医家有关论述，在 80 岁上撰成《本草述》一书。该书论药以谈论药性药效及药理入手，常于略引前人论说之后，附以大篇阐释，对有些药物解说辨析入微，颇有见地。该书一问世，颇受欢迎。嘉庆间杨时泰对其进行删节修订，增加了药物基原、产地、性味、主治等内容，使一部原为专述药性的著作，一变成为适于临床应用的书籍，命名为《本草述钩玄》。

参考资料：《中国医学大辞典》（谢观，1957 年）《中国医学通史绪论》《中华医史杂志》（2020 年第 1 期）。

## 刘承模——清代医家

**刘承模**（生卒年不详），字近楷，清代武进丰北乡人，潜心医学，博究诸书，行其术数十年。

**参考资料：**《江苏历代医人志》（江苏科学技术出版社，1985年）。

## 刘逢源——乾隆年间医家

**刘逢源**（生卒年不详），字近淞，清代乾隆年间武进人。因亲老多疾，遂精于医。遇大疫，救济为多（《武扬县志》）。

## 庄锦——疫症高手

**庄锦**（生卒年不详），字制亭，清代毗陵人，曾官长芦候补监运司知事。总角时即蒙庭训，留心医道，工内科，每遇疫症，往往幸中。"校刊"余霖《疫疹一得》，道光戊子（1828年）庄序。

**参考资料：**《中国历代医家传录·中》（人民卫生出版社，1991年）。

## 庄一夔——乾隆年间儿科名医

**庄一夔**，字在田（又作再田），清代雍正乾隆年间武进人。为江南宦族，善医，精儿科。彼时医者，遇惊风不加辨证，不分急慢，统以驱风、化痰、镇惊诸法施治，动辄投以抱龙丸、牛黄丸，因而每致不良后果。庄氏《福幼编》的问世，详论了小儿慢惊证的病机、辨证及治法，反复阐明由于急、慢惊的证候不同，治法亦有严格区别，这对纠正以一方通治各种急、慢惊风的时弊，确实起了不小作用。庄氏认为："慢惊之症，缘小儿吐泻得之为最多，或久痢，或痘后疹后，或因风、寒、饮食积滞，通用攻伐伤脾，或禀赋本虚，或误服凉药，或因急惊而用药攻降太甚，或失于调理，皆可致此症也。"又说："此实因脾肾虚寒，孤阳外越，元气无根，阴寒至极，风之所由动也。"因此小儿患病，无论在何种情况下，见有吐泻，即是险证，应及时以参、术等药救胃气，杞、桂等药救肾气。不仅伤食引起的吐泻理应如此，即使吐泻因于寒、暑，亦当用温补急救。理由是：虽有寒、暑实邪，一经吐泻，实邪全除而致脾胃空虚，如不以温补善其后，可使虚痰上壅，危在顷刻。倘若误为热证或食滞，而给以清火去积之药，也极易酿成大害。至于痘症，时皆习用清热败毒，其子侄、孙、甥，多有因此而死亡者。庄氏愤而考究痘疹二十余年，临危治愈，颇获奇功。他指

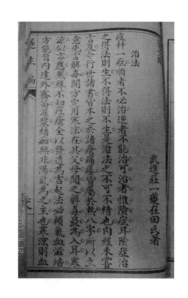

出治痘宜温补兼散，治疹则宜养血兼散，二症俱忌寒凉消导。庄氏曾在江汉为官多年，凡见对口发背及痈疽，辄予之方，莫不应手愈，楚人誉为"神外科"。其著有《遂生编》一卷，又名《痘疹遂生编》，存；《福幼编》（1777年）一卷，又名《慢惊秘诀》，存。上二书合刻名《遂生福幼合编》，或《传家至宝》，或《宝赤联珠》，或《千金至宝》，或《庄氏慈幼二书》。此外，还著有《惊风辨症必读书》，存；《卫生宝籍》六卷，存；《小儿夺命丹二种》，存；《保赤六种》；《痘疹秘诀》（1876年），由徐园成辑，存。

**参考资料：**《中国医学大辞典》（谢观，1957年）、《江苏历代医人志》（江苏科学技术出版社，1985年）。

## 庄育民——台湾针灸名家

**庄育民**（1902—1982），常州市人。先随伯父庄景昌习医，祖传喉科，精研针灸，1923年师从丹阳名医贺季衡，先在上海、湖南等地行医。1926年加入常州中医师公会，后当选为理事，尤擅喉科，1943年著《喉科真髓》出版。1951年去香港，以针灸为主，

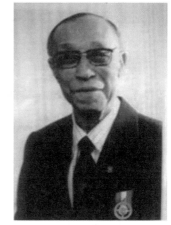

创办东方针灸函授学院。1967 年去台湾定居，设诊所行医终身，曾任台湾"中国医药研究所"脉学研究委员、中国医学院教授、台北市中医师公会常务理事、卫生署中医药委员会委员、中华民国中医师公会全国联合会针灸研究委员会主任委员、新加坡修德汉医专科学院名誉院长等职。一生钻研中医学，并吸收现代医学成就，中西医结合，融会贯通。尤专长针灸，考证针灸历史成书，编写有系统的针灸教材，是中国针灸学术最重要的建立者。主要著作有《喉科真髓》《针灸经穴之运用》《庄著中国针灸学》（有英译本）、《针灸别传奇穴集》《肝病谈》《中医儿科学》等十余部。其中《中国针灸发展史》享有盛誉。

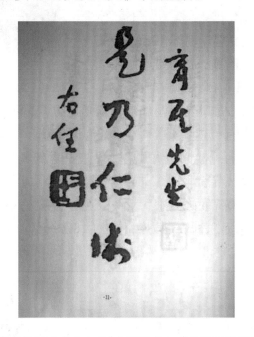

**参考资料：**《中华民国当代名人录》（1978 年）、《孟河医派三百年》（学苑出版社，2010 年）、《常州历史名人大辞典》（上海辞书出版社，2015 年）。

## 许子平——内科名医

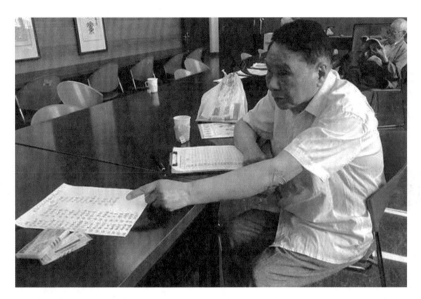

许子平（1910—1983），常州人。民国常州名中医、书画家。师从苏南名医杨博良，学习岐黄之术三年，满师后在常州市区西直街开设诊所，擅长中医内科。新中国成立后，1951年响应政府号召，第一个组织成立了常州钟楼中医联合诊所，担任副所长。1953年2月，常州市成立卫生工作者协会时第一分会即中医协会，许子平担任学习委员。

参考资料：《常州地方史料第八辑》（1984年）。

## 许其仁——明代医家

许其仁（生卒年不详），字宅真，明代武进人。精究奇门遁甲术数之学，尤工岐黄，投药无不效。明亡后，鼎革之际，为祥符寺僧，号甚远。训子令习医曰：学医必读书，医理无穷也。又曰：习医，于贫人，切勿论财。

参考资料：《江苏历代医人志》（江苏科学技术出版社，1985年）、《武进阳湖合志》（方志出版社，2010年）。

## 许柏羲——戚墅堰区医院创始人

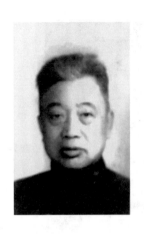

许柏羲（1912—1995），又名柏熙，常州人。久居沪宁沿线重镇常州戚墅堰。祀宗太常少卿、柱国显谟阁大学士、户部尚书许德之二十七代世孙。先生7岁始，入私塾读书9年。17岁师从孟河医派传人、晚清御医邓星佰得意门生杨博良研修中医。先生天资聪明，刻苦好学，在名师指导下，博览中医药经典，精读清代名医、孟河医派代表之一马培之学说，随师临诊实践，苦修四载学成，回乡开办诊所，济事行医，时年21岁，正当风华正茂。1946年又与他人合伙在戚墅堰创办《民国药房》。1951年8月积极响应国家号召，参与筹建并带头加入戚墅堰区联合诊所（先后发展更名为戚墅堰区人民医院、常州市第七人民医院），是常州市第七人民医院的创始人之一。历任戚墅堰区联合

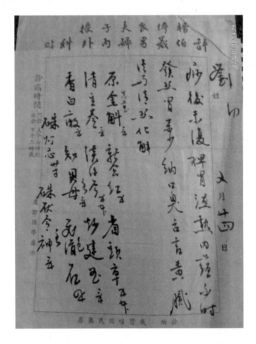

诊所负责人、戚墅堰区人民医院中医内科主任等职务。1980 年 8 月当选为常州市第八届人民代表大会代表。柏熙先生毕生奉献祖国中医药事业。几十年潜心钻研中医药理论，努力发掘祖国传统医学，继承了孟河医派传人邓星佰的余脉，在中医治疗肝病、妇科、儿科以及疑难杂症方面尤为见长。先生思想开放，坚持衷中参西，融汇古今，博采众长，走中西医结合道路。

**参考资料：**弟子朱国强先生回忆。

## 许叔微——宋徽宗御医

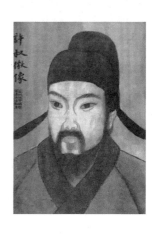

**许叔微**（1080—1154），字知可，宋代真州（即今仪征市）白沙人，另说毗陵人（曾寓常，子孙亦皆居常），是历史上一位蜚声中外、名贯古今的大医学家。元祐庚午（1090 年），因"连遭家祸，父以时疫，母以气中，百日之间，并失怙恃"，"遂弃儒习医，刻意方书，誓欲以极物为心"，终成一代名医。许氏乃宋代研究《伤寒论》的大家之一，于辨证施治理论多有阐述和补充。他说："伤寒治法，先要明表里虚实，能明此四字，则仲景三百九十七法，可坐而定也。"绍兴二年应试，中进士，历官徽州、杭州教官及翰林学士，因此人又称他许学士。被宋徽宗接入宫中，成为御医。晚年取平生已试之方，并记其事实以为本事方；又撰伤寒歌三卷凡百篇，皆本仲景法；又有治法八十一篇及《仲景脉法三十六图》《翼伤寒论》二卷，《辨类》五卷。在其学术思想中，较突出的是对脾肾关系的理解，他认为肾是一身之根蒂，脾胃乃生死之所系；二者之中又当以肾为主，补脾"常须暖补肾气"。此一见解对后世进一步研究脾肾关系和临床运用有一定启发。许氏著述颇丰，计有《本事方》（又名《类证普济本事方》十卷，存；《续本事方》十卷,存;《伤寒百证歌》（1132 年）五卷,存;《伤寒发微论》（1132年）二卷，存;《伤寒九十论》（1132 年）存;（以上三部合称《许氏伤寒论著三种》)等。另有《治法》《辨证》《翼伤寒论》《仲景脉法卅六图》等，均已失传。《伤寒百证歌》共五卷，主要以歌诀体裁将仲景方论编成一百证，以便后学记习。遇有"有证无方"者，辄以《千金》等所载之方补上；有议论不足者，多取《巢氏病源》及朱肱、孙尚、孙用和等人言论加以发挥，故此书对掌握《伤寒论》的辨证施治原则，不论在当时或以后，作用都较大。《伤寒发微论》包括二十二论，第一轮列举伤寒七十二证，详加阐释。第二轮以下多为零散的札记性小品，虽无系统，但可见作者的心得与体会。《伤寒九十论》则是许氏经治病例的记述，每论首记病例及治疗经过，然后加以评论，颇似今日之病案讨论。《普济本事方》乃许氏"漫集已试之方及所得心意，录以传远"的著作，按病分为二十三门，收录三百余方；每方首列主治、方名及药味分量，次录治法、服法，后附 1～2 个症例，并加评述。《普济本事方》《许氏伤寒论著三种》等，流传至日本、韩国，至今仍为中医学习、研究的必读书。最经典的要数成书于 1133 年许叔微所著的《伤寒九十论》，此系作者运用《伤寒论》的理法方药治疗并论述九十种伤寒病证，其特点是先案后论。它不仅仅是第一部医案专著，而且也是最早的伤寒医案专集。

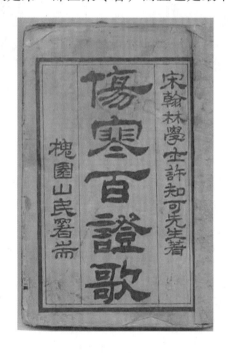

许氏晚年又著《普济本事方》，于方后列举自己运用该方所治愈的病案。虽为方书，却开以方类案之先河，对医案学的发展亦具一定影响，对医案学的贡献很大。

参考资料：《中国医学大辞典》（谢观，1957年）、《中国医籍考》（1956年）、《中国医学史略》。

## 许胤宗——隋唐年间御医

**许胤宗**（536—626），一作引宗，许氏乃常州义兴人。早年在南朝陈国为官，曾官至散骑侍郎、尚药奉御等职。许氏以医术著名，精通脉诊，用药灵活变通，不拘一法，其医术颇为人称赞。许胤宗诊治疾病时特别讲究用药，而且在用药方法上也有所创新。当时陈国柳太后患中风病，中风之后面部神经麻痹，嘴也失去了正常功能，不能吃东西，更别说给她吃药了，这可难坏了给她治疗的御医。许胤宗给柳太后看过之后，就命人做了十多剂治疗中风的黄芪防风汤，其他御医看了说，明明知道太后不能喝药，还做这么多汤药有什么用啊！许胤宗笑答说，虽然太后现在不能用嘴喝，但是我可以用其他办法让太后服药。他叫人把滚烫的汤药放在太后的床下，汤气蒸腾起来，药气在熏蒸时便慢慢进入了太后的肌肤，并从肌肤进入身体，药效逐渐发挥，达到了调理气血的作用，柳太后的气血得到调理，在被汤药熏蒸了数小时后，病情终于有了好转，其他御医们都惊叹于许胤宗竟然能想到如此绝妙的办法。许胤宗还擅长治疗骨蒸疾，也叫瘵病（类似肺结核病），唐武德年间关中一带骨蒸病流行，很多医生都治不好，患者大批死亡，诸医束手无策，但许胤宗却是"每疗无不愈"，令同行望尘莫及。许氏诊病问疾，重视切脉，以探求病原，主张病药相当，不宜杂药乱投，唯须单用一味，直攻病所。一生诊脉用药，独具特色，然经许氏诊治者多获痊愈。有人建议许胤宗，您医术如此高，应该写书流传给后人啊！而许胤宗却说："医术的道理是很深奥的，就算医者心中能够体会、感受得到，但用语言恐怕还是说不清楚。医者行医过程是十分复杂的，如果胡乱写一些经验，后人分辨不清，反而会产生不良效果。诊脉是治病最关键的一环，诊好脉，可以在用药时完全对症，只要单用一味药，就可能直攻病灶，使病痊愈。很多医家不能够准确地辨别脉象，仅凭一些主观猜测，因此开出很多药，这些药可能有对症的，但是主药和辅药混在一起，互相产生作用，使主药的药效也失去力度，所以很难治愈病证"。"夫病之于药，有正相当者，唯须单用一味，直攻彼病，药力既纯，病当立愈。今人不能别脉，莫识病源，以情臆度，多按药味。譬之于猎，未知兔所，多发人马，空地遮围，或冀一人偶然逢也。如此疗病，不亦疏乎？"故其一生不曾著述。从许胤宗所述，了解到"医者意也"的重要含义，是指医生在精细分析因证前提下，须经过认真思辨而获得的证治概念和处治活法，亦即辨证和思考问题的细致全面，关键还在于不能以情臆度，需要多思考，力求方药中的。许胤宗也是一名高寿的御医，享年 90 岁。

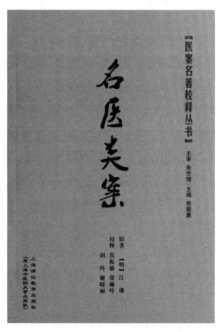

参考资料：古代医家简介数据库、医学教育网、《名医类案》（上海中医药大学出版社，2013 年）、《中国中医药报》（2017 年 8 月 4 日）。

## 孙星衍——清代经学家

孙星衍（1753—1818），字渊如，又字伯渊；号季述，又号薇隐。清代常州人，1787年进士，时谓毗陵七才子，深究经史文学音训之学，旁及诸子百家及岐黄之术，尤精校勘。曾辑刊《平津馆丛书》，世称善本，又从历代本草中辑复《神农本草经》一书，使之大体上恢复了旧观。

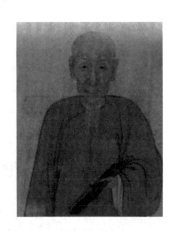

参考资料：《江苏历代医人志》（江苏科学技术出版社，1985年）《武进人物》（南京大学出版社，2016年）。

## 孙晓山——擅儿科

孙晓山（生卒年不详），民国初金坛人，擅儿科。

## 阮敖林——溧阳市名中医

阮敖林（1949—2009），溧阳人。南京中医药大学毕业，主任中医师，擅长中医妇科，溧阳市中医院院长，溧阳市名中医，溧阳市中医学会理事长，常州市中医药学会常务理事，妇科专业委员会主任委员，江苏省中医药学会理事。

## 吕宗达——著《伤寒汇通》

吕宗达（生卒年不详），清代常州人，中医内科，著《伤寒汇通》四十卷。

参考资料：《江苏历代医人志》（江苏科学技术出版社，1985年）。

## 吕荫棠——溧阳名医

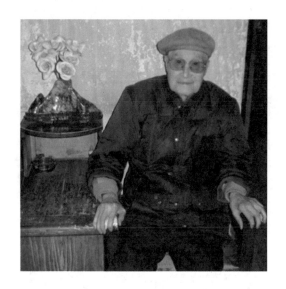

吕荫棠（1913—2007），早年从师程门雪习医，1933年毕业于上海中医学院（第十三届），曾任职上海龙华医院。新中国成立前回到溧阳，曾经在南京中医药大学编写《方剂学》两年，溧阳市中医院退休，弟子有儿子吕正立。

参考资料:《孟河医派三百年》（学苑出版社，2010年）。

## 朱琏——现代著名针灸学家

朱琏（1909—1978），字景蓁，溧阳人。现代著名的针灸学家，中国中医科学院针灸研究所创始人、首任所长。早年学习西方医学，毕业于苏州志华产科学院。朱琏将自己一生的大部分时光与精力都致力于中西医结合的"新针灸学"事业，她长期坚持针灸临床、教学与科研相结合，为针灸医学的创新与发展、推动针灸医学走向世界做出了重大贡献。中华人民共和国成立后，朱琏任中央防疫委员会办公室主任、卫生部妇幼卫生局副局长，历任中国医大副校长、华北人民政府卫生部副部长、中共中央妇女委员会委员，中医研究院副院长兼针灸研究所所长等职。创建了

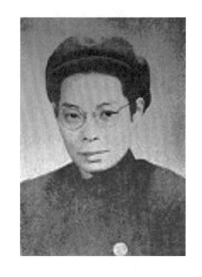

我国第一个针灸研究和医疗机构——中央卫生部针灸疗法实验所，朱琏也是中医研究院（今中国中医科学院）的主要创始人并担任首任副院长。1960年，朱琏调广西南宁市任副市长，主持创办了南宁市针灸研究所及南宁针灸大学（我国第一所针灸大学）。

早年参加革命，1935年加入中国共产党，开设"朱涟诊所"作为中共石家庄市委机关，从事党的地下活动，抗日战争爆发后，朱琏奔赴抗战前线，1940年被任命为延安中国医科大学副校长，后被任命为八路军一二九师卫生部副部长及晋冀鲁豫边区医院院长、华北人民政府卫生部第一副部长。1944年在延安拜任作田老中医为师，学习针灸。因战争需要，她在平山县创办了华北卫生学校，兼任校长，针灸为四个学科之一。朱琏在华北卫校编写了《针灸学讲义》一书，该书突破古代针灸学说的传统特点，对针灸原理用现代科学理论加以阐述。全国解放后，她创办了针灸疗法实验所，致力于针灸学的研究，同时研究巴甫洛夫学说。明确提出针灸作用的原理，主要是激发和调整机体内部神经系统的调节机能和管理机能，认为针灸刺激的手法、部位与时机是治疗的三个关键因素。在临床上她发明了完全留针，并总结确定了19个新穴位，改革了指针和艾卷疗法。并于1951年著成《新针灸学》（人民卫生出版社），在治疗篇，朱氏结合自己的临床经验，介绍了内、外、妇、儿各种病症的针灸治疗，对针灸操作及诊疗方法做了详细的阐述，实用性强，有指针法、简易灸法等便民治法，该书是以中西医结合的观点研究针灸学的早期著作之一，曾被译成朝、俄等多种文字。她的新针灸学是利用现代科学知识整理和发扬祖国医学，创造我国新医学的成功范例。董必武曾赠诗于她："万里传针灸，能人遍市乡。随身带工具，竹筐即药囊。大众皆称便，孤贫更不忘。我邦古医术，赖尔好宣扬。"朱琏撰写的专著《新针灸学》，是她留给世人的一笔宝贵财富，被多个国家翻译出版。朱琏在针灸的临床、科研、教育、对外交流等诸多方面均有着卓著成就，她所创立的"缓慢捻进法""艾卷悬起灸""埋针"技术等，至今仍被临床广泛应用，并深刻地影响着当今针灸学科的发展。独创"缓慢捻进法"是朱琏独特的针灸进针手法的核心，因其下针轻柔细腻而又果断，颇具特色，曾被国外学者称为"朱琏手法""广西针灸手法"。此方法的创立基于朱琏大量的针灸临床实践，为减少患者惧针现象，减轻进针疼痛，以及调理慢性病实现针灸补益作用，朱琏不断摸索，总结出"缓慢捻进法"。朱琏缓慢捻进针法经过她及其弟子及学生们50多年的努力、传承而不断被深化，在国内外针灸界形成了独具特色的"广西针灸流派"针法。艾炷灸法一直是灸法临床的核心，1951年夏，朱琏指示她所领导的卫生部针灸疗法实验所开展研究，把艾绒卷成香烟的形状，朱琏将其定名为"艾卷灸"。在施灸时又根据操作方法的不同，分为温和灸、雀啄灸两类。针灸疗法实验将"艾卷灸"用于临床治病，并将此疗法陆续推广至全国，这就是后来我们大家所熟知的"艾条悬起灸法"的来源。发明"埋针"技术，埋针技术的由来与朱琏密不可分，朱琏将其称为"安全留针法"。采用较长时间留针治疗某些疾病的这个想法，是在1947年，祖传民间针灸医生，在治病过程中告诉朱琏"救命，针得要快；治病，针得要慢"。此后，这种思维一直影响着朱琏的针灸实践。提出刺入穴位内的毫针尽可能保持更长时间留针以缓解病痛，于是在朱琏等人的研究设计下，发明赶制了第一根用于安全留针的横柄针（又称为丁字针或T型针，这枚横柄金针现收藏于中国中医科学院针灸研究所），并用此丁字针先后埋入中脘、足三里等穴，留针时间长达72小时，创下当时有史以来最长留针纪录。朱琏自此后对一些患顽固性疼痛、痉挛等病进行针刺治疗时，均给予长时间的留针即使用埋针法，大大提高与巩固了针刺所产生的疗效。在临床实践中，朱琏肯定了"埋针"在治疗上有独特作用，通过观察分析、摸索总结出埋针的两种方式及具体操作方法，在临床上推广使用。因普通毫针的长时间留针容易造成弯针、折针，病人长时间不改变体位，难以坚持，以后朱琏等人又研制了皮下针、图钉形针等埋针针具。朱琏同志一贯坚持临床，教学与科研相结合的方针，三者不偏废，为针灸医学的创新与发展积极探索。另外，她还积极投身于促进针灸对外传播的事业中，为推动针灸医学走向世界做出了重大贡献。

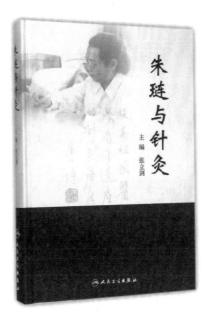

参考资料:《中医大辞典》《朱琏与针灸》(2015 年)、《中国中医药报》(2016 年 4 月 25 日)、《常州历史名人大辞典》(上海辞书出版社，2015 年)。

## 朱文英——擅长幼科

**朱文英**(生卒年不详)，武进礼河人，儒医，年轻时当过老师。后来专修医学，专治小儿疾病，造诣较深，在群众中享有崇高威信，确有起死回生之术，惜未有著作。

参考资料:《礼河乡志》(1986 年)。

## 朱守仁——瘰疬溃烂治验如神

**朱守仁**(生卒年不详)，宋代武进人。长外科，传有瘰疬溃烂治法，其延至胸前两液，块如茄子大，或牵至两肩上，四五年不能疗者，皆治验如神。

参考资料:《中国历代医家传录·上》(人民卫生出版社，1991 年)、《活法机要》《保命集》。

## 朱兆纶——精医有名

**朱兆纶**（生卒年不详），字紫蘅，武进人。诸生，性颖敏，善文辞，尤精医有名。

参考资料:《清代毗陵名人小传稿》（凤凰出版社，2017年）。

## 朱有筠——医术著名

**朱有筠**（生卒年不详），字竹溪，清代常州灵台人，寓宜兴，以医术著名。

参考资料:《江苏历代医人志》（江苏科学技术出版社，1985年）。

## 朱龙骧——骨伤科名医

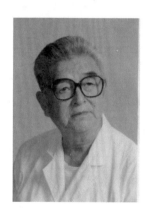

**朱龙骧**（1921—2005），常州人。1953年师从中医内妇科名家沈伯藩主任习医，1956年进常州市中医院随中医骨伤科专家朱普生院长学习。出师后，长期从事骨伤科临床及教研工作。任常州市中医院骨伤科副主任中医师、顾问，南京中医药大学兼职副教授，江苏省骨伤科专业委员会副主任、中西医结合骨伤科专业委员会常委，常州市中医学会副秘书长、常州市针灸学会顾问，为江苏省名老中医。在长达50余载的行医生涯中，全面深入地总结、继承和发扬了朱氏骨伤科诊疗技术，具有丰富的临床经验。先后受江苏省卫生厅、南京中医学院委托主持举办"中医骨伤科训练班"三期，"骨伤科定向班"四期。曾编写《中医骨伤科讲义》《软组织损伤讲义》《伤科碎金录》等专著，擅长手法、针灸、夹板与方药结合治疗各种伤骨科疾病。对颈、肩、腰、背疼痛等疑难杂症见解独特。学术上主张伤骨诸病虽多局部，但仍应从整体着眼，从气血着手，强调动静结合、内外兼治、筋骨并重、中西互补，并主持开发骨伤科系列中药制剂如"健骨合剂""万伤合剂""舒筋活血药""回春灵"等。

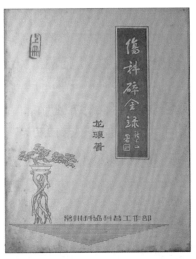

参考资料:《常州当代名中医传记》（凤凰出版社，2019 年）。

## 朱志兰——骨伤科名医

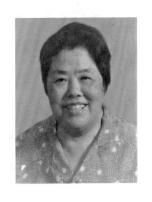

朱志兰（1932—），江阴人。幼随父亲朱普生学习中医，再传承父亲骨伤科技术，全面传承了朱氏的临床经验，手到病除，深受患者的好评，武进医院骨伤科主任，副主任中医师。

参考资料:《常州当代名中医传记》（凤凰出版社，2019 年）。

## 朱志惠——骨伤科名医

朱志惠（1929—），江阴人。幼随父亲朱普生学习中医，再传承父亲骨伤科技术，为常州市中医院骨伤科主任中医师。

参考资料:《常州当代名中医传记》（凤凰出版社，2019 年）。

## 朱彦彬——江苏省名老中医

**朱彦彬**（1918—1990），武进医院主任中医师，武进名中医，武进医药学会副会长。1927年师从孟河名医巢渭芳学习中医，学成后在杨桥开业行医，1949年加入中国共产党，历任杨桥乡乡长，1959年任武进县人民医院院长，武进县人大常委委员、副主任等职。1980年被列为江苏省名老中医，著有《中医学漫话》。1979年在宜兴县召开的镇江地区中医学会成立大会推选为内科学组副组长，1980年上半年，镇江地区卫生局组成中医晋升考核小组，任副组长（1983年前武进县归镇江专区管辖）。

**参考资料**：《孟河医派三百年》（学苑出版社，2010年）、《江苏中医史资料汇编》（江苏省中医学会医史研究会，1990年）。

## 朱普生——著名的骨伤科专家

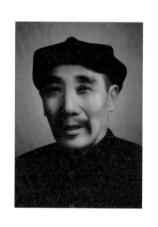

**朱普生**（1888—1971），幼名银银，江阴市璜土镇人，幼年私塾六年。1903年到江阴西石桥拜伤科老中医赵和明先生为师，学习中医，研习中医骨伤，随赵先生习医达十余年，朱普生勤奋好学，深得先师秘传。1920年回原籍开设门诊，以其所学，普济众生，故更名朱普生，后于江阴、西石桥等地应诊行医。当时农村，盗匪横行，在乡行医，屡遭抢劫，难以安业，遂于1930年举家迁至常州北大街府东巷悬壶行医。1937年日军侵华，常州沦陷，全家避难武进湟里镇三年返常。时房舍被毁，财物劫尽，返里后，于旧址（即今府东巷22号）重建家园，名紫阳世家。朱以"救死扶伤"为行医宗旨，常定期参加"长年医局""寿安医局"下乡义诊，对贫困者免费医治，深得社会赞颂。当时医疗条件简陋，尚无X线摄片透视等先进设备，仅以目测手摸诊断骨折对接的位置、吻合只能以手感和经验估计，对人体骨骼结构经络走向了如指掌，自创了"摸、接、端、提、按、捏、牵引、推拿"正骨八法，通过整复、小夹板固定，内服伤药再外敷自制的接骨丹，均能获得满意疗效，凭过硬而独特的医疗技术，手过伤除、针起痛消，很快在骨伤医治上声名鹊起，名闻江南，声名波及沪宁沿线和浙北十余市县，诊所门庭若市，每日就诊者达百余人。曾先后为京剧界名家马连良、周信芳、盖叫天、小阿荆、小毛宝、张美娟、周云竞、荆剑鹏等治过伤，有较深的友谊，沪宁一带艺人受伤都慕名求治，有时不仅免费治疗，还招待吃住。新中国成立前，庆生堂班主小阿荆在戏台上翻"扔人"时从台上跌下，脖子缩进腔内，经朱普生医治，当即整复。1964年前线歌舞团舞蹈演员董哨筋腱断裂，送某大医院决定手术，经江苏省京剧团周云亮、董云鹏介绍送常治愈。1949年以后，先生积极响应政府号召，八年如一日，免费为军烈属治病，备受赞誉，得到市长表彰，评为拥军优属先进。土改前，自动将农村二十余亩田产赠交当地政府。1953年，朱普生放弃了每月数千元的收入，联合中医界同行，筹建北直联台诊所，内外妇儿科目齐全，既方便病家就诊，又可以相互讨论研习医案，集门户之见、取长短共襄。1956年12月25日，北直街中医联合诊所在原址再租用民房396平方米，创建了常州市中医医院，又将祖传秘方献给了医院，朱先生任中医院副院长兼伤科主任医生，设骨伤科病床30张，后扩充到40余张，骨伤科每天门诊300余人。伤科是常州中医院最早开设的特色专科之一，自科室建立以来，一直深受广大常武地区及周边市县患者的信赖。朱普生从事中医伤科专业68年，有丰富的临床经验，朱普生先生不仅是骨伤科名医，对中医针灸科、中医外科也有造诣。对中医伤科所需书本（如《药性赋》《本草纲目》《内经》《针灸学》等）均能背诵如流；又因职能所需，练就一身好武功，臂力推拉均在120斤以上（因为脱臼有些部位必须有此臂力）。对人体各部骨骼、结构、形状了如指掌，对跌打损伤，外伤骨折、断肢等，经目测、手摸，即能做出准确诊断，善治跌打、损伤、骨折、脱位等。逐渐形成一套外治为主、内外结合，治疗主张筋骨并重。

骨折是骨伤科的常见病，四肢骨折在骨伤科中尤为多见，朱氏中医骨伤科用的方法是一次整复，多次纠正的方法（难以到位者或者严重者需借助手术），外敷朱氏中药接骨丹（黑敷药），用小夹板固定。关于固定用的小夹板，自制成阔狭厚薄长短不一的多种夹板，用的时候可适当自由选择，一般都是形状扁平、长短尺寸有规定、可塑性好等优点，板面还有软衬垫。治伤手法为先，"拔伸、捺正、端提、按压、摇摆、牵抖、揉捏、分骨、回旋"灵活运用。外治之法丰富多彩，兼外敷、熏洗、按摩、推拿、整骨、接筋、针灸、涂擦、火罐、热熨、导引、练功、特色小夹板外固定等于一体。其外敷法以朱氏接骨丹，根据不同的症候配以丁桂、四虎、五虎、阳发、混合散、金黄散等灵活运用。对用药和研制十分讲究，伤药和接骨丹药材大多由他亲自选购，有时甚至连药脂也亲自熬炼。创制的"朱氏接骨丹"和"朱氏黑膏药"一直沿用至今，现已列入江苏省非物质文化遗产项目。

朱先生创立的朱氏中医骨伤疗法是当时江南颇具代表性的骨伤科流派之一，成为江南中医伤骨科最负盛名的名家。朱氏传统中医骨伤科悠悠120年传承历史悠久，独具特色，临床经历了数以几十万计骨伤科病例的治疗考验和病情经验的积累，并且不断发扬光大。先生曾历任常州市政协委员，常州市人大代表，中华医学会理事，中医学会常州分会常委等职。朱普生先生的中医骨伤科技术，传承后代得到了进一步的传承和发挥，第二代传人主要有朱志惠（1920—1999），为常州市中医院骨伤科主任，朱志兰（1925—2005），为武进市人民医院骨伤科主任，朱绍昌（1926—），为常州市钟楼医院任骨伤科主任，师承家训，泽被乡里，名扬一方。朱志惠、朱志兰已经先后病故，朱绍昌已届耄耋之年。绍昌先生早年自20岁之际拜入朱普生先生门下，熟读《医宗金鉴》《千金要方》等中医药典籍，精研传统中医伤骨科，较为完整地继承并进一步发扬了朱氏伤骨科疗法。根据中医治疗骨折、骨关节损伤的"早期活血行气化瘀，中期和营定痛，疏筋和络，后期调补气血，补养肝肾"的三期辨治原则，研究成功"通伤散、祛伤散、补伤散、痹痛疗伤散"等制剂，先后改良了传统的"朱氏接骨丹"和"朱氏黑膏药"的配制。朱绍昌先生退休后继续发挥余热，开办了朱绍昌中医骨伤科诊所，每天慕名前来就诊的病人络绎不绝。朱普生从事中医骨伤科工作已70年，多年来得复杂疑难病例甚多。第三代有常州市第一人民医院骨科朱亚平、常州市中医院骨伤科朱亚清、常州市第三人民医院朱永清等。先生曾为常州举办四期中

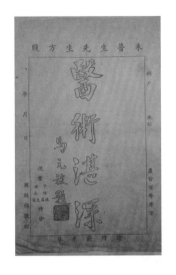

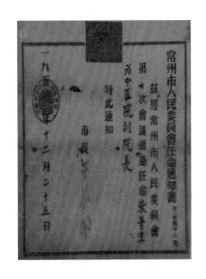

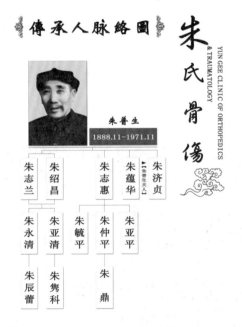

医伤科训练班。

　　朱氏后裔和骨伤科传人师承家训，不断总结先贤诊疗经验，完整地继承和发扬了朱普生伤骨疗法的原有传统方法和传统特色。朱氏传统骨伤科的特点很多，尤其在治疗各种复杂疑难骨折、骨折迟缓愈合及骨不愈、骨关节脱位损伤、半月板损伤、腰椎压缩性骨折、腰椎间盘突出、关节韧带断裂等等方面都具有不同的特色治疗方法和非常明显的效果。四肢骨折运用整骨手法、外敷接骨丹、消肿退瘀，小夹板外固定，一次整复，多次纠正的方法，口服通伤散活血行气化瘀，关节部位骨折，以采用手法整骨，力争骨折对位，外敷"朱氏接骨丹"消肿退瘀接骨，小夹板外固定维持骨折稳定，另外口服通伤散活血行气化瘀配合治疗。关节韧带断裂采用外敷接骨丹，外固定维持关节的功能位，口服通伤散以活血行气化瘀，促进韧带损伤的恢复，达到关节肿胀疼痛消退，逐步增加关节的功能锻炼，后期改服调补气血、补养肝肾的补伤散加速膝关节韧带的修复。髌骨粉碎性骨折，受伤部位外敷接骨丹消肿退瘀接骨，用纱条圈成髌骨大小的圆圈把粉碎的髌骨加压固定在一起，口服活血行气化瘀的通伤散，期待骨折愈合，尽管骨折是畸形愈合，但是患者的膝关节活动恢复如初。腰椎压缩性骨折，外敷黑膏药，年老体虚、肝肾阴虚、气血两亏患者，给予调补气血，补养肝肾的补伤散调服。腰椎间盘突出症，运用推拿、理疗，服伤药、贴膏药等综合治疗，给予腰部二侧肌肉柔软的按摩，缓解肌肉痉挛，减轻了椎间盘内压力，贴敷"朱氏伤膏药"温经散寒、活血化瘀、益气通络止痛；患者年老体虚、气血两亏，肝肾不足，用经验方补伤散调补气血，补养肝肾。

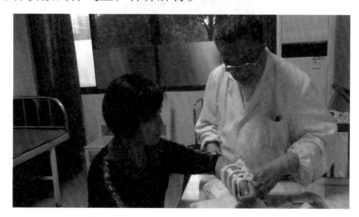

**参考资料**：《中药验方"接骨丹"对骨折愈合的初步观察》（朱普生、朱志惠、朱志《江苏中医》1958年第7期）《中药、针灸治愈痿躄（脊髓炎）病例报告》（朱普生、朱龙骧《江苏中医》1965年第2期）、《常州卫生志》（1989年）、《常州市志》（中国社会科学出版社，1994年）。

## 华元化——明代外科名医

**华元化**（生卒年不详），字之风，明代武进人，授太医院官，后隐迹。悬壶六十年，全活甚众，年八十卒。著《外科宗要》，由子文起续纂行世。孙泽山，亦精其业。

**参考资料：**《武进阳湖合志》（方志出版社，2010年）。

## 米巨秀——南宋医家

**米巨秀**（生卒年不详），大约南宋绍兴年间，米南宫五世孙。祖上中医传家，亦善医，擅长内科，曾经在常州诊疗效佳。尝诊史相（名浩，1106—1194）脉，未发，史谓之曰：可服红丸子否。米对以正欲用此，亦即愈。史病手足不能举，朝谒遂废，枢中要务，运之帏幄，米谓必得天地丹而后可。丹头偶失去，历手莫可访寻。史病甚，召米于常州，至北关登舟买饭，偶见有进拳石于肆者颇异，米即而玩之，即天地丹头也，米以三千酬值，持归调剂以供史。史未敢尝，有昏者亦疾瘵，试服即能坐起。又以起步司田帅之疾，史始信而饵，身即轻。遂内引，及史疾再殆，天地丹已尽，遂薨。《四朝闻见录》时希按：从"从丹头"语，似为养生家言，或出于其四世祖米元晖之家传。

**参考资料：**《中国历代医家传录·上》（人民卫生出版社，1991年）。

## 沈小芳——专长内儿科

**沈小芳**（1907—1998），常州人。出身中医世家，祖父沈步青为清代儒医，伯父沈仲芳系沪上儿科名家。16岁随伯父沈仲芳学习儿科专业，尽得其传，后又受业于常州内科名医屠士初，专长内儿科，在儿科及内科方面造诣深邃。新中国成立后，历任上海市红光医院中医科主任医师、中华全国中医学会上海分会理事、黄浦区卫生技术职务资格评审委员会委员、黄浦区医药卫生学会理事等职，1981年被聘为上海市中医文献馆馆员，撰有《沈仲芳儿科学术经验》《名医温病会诊案析》等论文。

参考资料:《孟河医派三百年》(学苑出版社，2010 年)、《上海市中医文献馆馆员志》。

## 沈文起——擅长外科

沈文起（生卒年不详），明代武进人，擅长中医外科，著《外科宗要续纂》，存。

参考资料:《江苏历代医人志》(江苏科学技术出版社，1985 年)。

## 沈守伦——治疾辄效

沈守伦（生卒年不详），号晓峰，清代武进安东乡人，善医，治疾辄效。

参考资料:《江苏历代医人志》(江苏科学技术出版社，1985 年)。

## 沈伯藩——江苏省名老中医

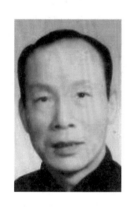

沈伯藩（1904—1980），名树屏，号杏生，别罢两砚斋主，常州市人，沈佛如弟。17 岁拜妇科名家谢大章为师，谢先生是孟河医派马培之的弟子，以后又拜无锡名医邓星伯为师，学习内科，为孟河医派传承人，后随仲兄佛如先后到无锡、苏州、南京、上海行医。1927 年他应焦易堂、陆渊雷、陈存仁聘请，先后任上海特别市中医考试审查委员会委员、南京医药研究会研究员，1929 年被推选为南京中医请愿团代表。1934 年在常州青云坊寓所设立诊所，以善治妇内科疑难杂症而成名。1937 年应聘于"常年医局"，后还兼任《武进正报》副社长、武进中医师公会常务理事等职。20 世纪 40 年代伯藩先生应邀担任由上海名医丁济万创办的《济社周刊》总编辑，与程门雪、秦伯未等中医名家交往甚密。1949 年 11 月，武进中医公会奉市卫生科之命，改组为常州市中医师协进会，由筹委推选徐志宽、谢景安、沈伯藩、陈士青、屠揆先、马骥良、郑昊敏七人为常务委员。新中国成立后任北直街联合诊所所长，1953 年 2 月，常州市成立卫生工作者协会时，下设六个分会，第一分会即中医协会，选举钱育寿为主任委员，陈士青、沈伯藩、许子平、周玉麟、巢伯舫、徐迪华等为委员。1953 年 4 月与中医同道组建北直街中医联合诊所成立，任所长。1956 年在北直街联合诊所基础上创办常州市中医院，伯藩先生担任妇科主任，对子痫、孕吐、痛经有独到之处。糸常州市人大代表和政协委员，1958 年被评为江苏省名老中医。1959 年 10 月，成立市医学科学工作委员会时，中医学会并入该会，屠揆先当选副理事长，朱普生、程佩莲、沈伯藩、周玉麟、吴卓耀等当选为理事。1958 年至 1966 年为常州市第三、四、五、六届人大代表。伯藩先生既是德艺双馨的中医内妇科名家，并且兴趣广泛，涉猎新闻、书法、摄影、文艺等，身跨数界，堪称常州中医界文化达人。伯藩治疗妇科诸症，其经验总结为妇女除外感六淫之邪外，多数以七情抑郁为常见，病证多样，颠倒难明，主张从心脾立法，用药首重调理脾胃，轻剂缓治，对子痫、孕吐、痛经等症亦有很多临床

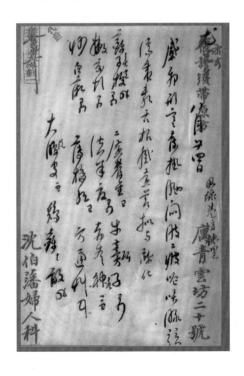

经验和独到之处。

参考资料:《上海中医药杂志》(1958 年第 5 期)、《常州市卫生志》(1986 年)、《江苏中医》(1990 年第 10 期)、《孟河医派三百年》(学苑出版社,2010 年)。

## 沈廷荃——术佳德善名益震

**沈廷荃**(1843—1923),名绍元,字廷荃,武进安东乡人。父守伦,号晓峰,以医鸣。生子三,廷荃其冢子也。幼秉异姿,沉毅而尚气谊,亦喜习医,渊源家学,时承庭训侍诊,实验有心得,不年期而学成,病者经医治,药投即愈,医名鹊起,时有雏凤名驹之誉。庚申之际,晓峰挈家避居泰兴,父子并以医问世,贫乏者送诊,且以所得医金,除酌留日用外,悉数散给避乱之难民,活人无算。同光之交,鉴于本乡文风衰落,廷荃引以为忧,乃创设盈科文社于吕墅桥镇东,本其所学,诱掖后进,寒暑勿辍,历十余年如一日,以是人才辈出。寻武阳修志,金太尊螺青,饫闻先生名,畀以采访之职。皖北镇台黄本富,患腹胀,争罗名医诊治,鲜见效,体日以赢,胀日以甚,倚枕喘息,忧惧无所措,有胥吏籍武进者,以廷荃介,黄急遣该吏赍重金延请,廷荃即束装应诊,至则按脉察形,断其病尚可为,拟方投药剂,竟以奏效,药再进,喘渐止,胀渐平,不数剂而病乃锐减,旬余霍然,于是延荃名益震,沪宁各地,就诊或聘往者,踵相接,门庭车马不绝,更抽暇任邹圩便安医局,义务施诊,垂三十年。年八十,精神矍铄,一如壮时,不凭杖策,健步若飞,酷嗜肥豚,加餐倍纳,常以课孙文艺、兼课医理为乐。子润庠能仰承先志,克绍箕裘。

参考资料:《常州卫生志》(1989 年)。

## 沈佛如——民国著名中医

沈佛如,常州人。孟河医派马培之的弟子邓星伯的得意门人,又从师妇科名家谢大章,精内妇科,先后到无锡、苏州、南京、上海行医,是"中央国医馆"的委员,民国时期的著名中医。

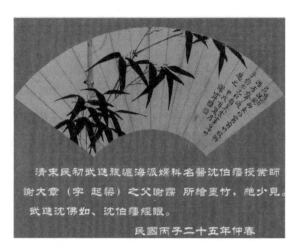

清末民初武进旅沪海派喉科名医沈伯藩授业师
谢大章（字 起梁）之父谢霖 所绘墨竹，绝少见。
武进沈佛如、沈伯藩经眼。
民國丙子二十五年仲春

参考资料：《孟河医派三百年》（学苑出版社，2010 年）。

## 沈泽然——擅长中医内科

沈泽然，武进人，民国时期在三河口开业行医，擅长中医内科，较
为有名。

参考资料：《三河口乡志》（1985 年）。

## 沈青芝——著《喉科集腋》

**沈青芝**（生卒年不详），清代溧阳人，著《喉科集腋》（1890 年）二
卷，存。

参考资料：全国中医图书馆藏书卡片、《江苏历代医人志》（江苏科学技术出版社，
1985 年）。

## 沈健群——擅长推拿

**沈健群**（1936—2012），常州人。师从常州针灸名医程子桂，擅长推拿，
任常州中医院推拿科主任，副主任中医师。

参考资料：《常州当代名中医传记》（凤凰出版社，2019 年）。

## 沙书玉——擅治温病

**沙书玉**（1816—1887）（又作玉书），字石庵，清丹徒人。祖晓峰，居武进，以医名世，父景韶，入丹徒籍。祖传世医，家学渊源。书玉擅治温病，大得叶函岩真传，喜用辛凉，甘寒之剂每用石膏，多至半斤之许；亦喜用西瓜，每至下令，所在贩卖瓜果者多达数十人。贺季衡曾谓：石庵治病，重在救逆，深得仲景法。其于伤寒，温病之胃家实，尝用仲景急下存阴法，不必如《温病条辨》所云舌起芒刺、呼吸惧粗始用下法，唯脉沉实，即急下之，更以鲜生地、石斛善其后。以大承气汤挽救垂危，为沙门独得之秘。其于外证，详见本书"大港沙派"一文。所著用《医原纪略》（1877年），存；《疡科补苴》（1877年），存。其子用圭，字桐君，世其学，名噪一时，公卿争礼延之。

**参考资料**：《江苏中医》（沙石庵先生传，1957年第六期）、《江苏历代医人志》（江苏科学技术出版社，1985年）。

## 沙晓峰、沙达调——内外佳精的孟河名医沙氏

沙晓峰、沙达调父子，武进孟河人。为乾隆年间（1736—1795年）孟河名医，擅长内外科，以外科名重一时，以谙脉理，善刀针（小手术、针灸等）。其商石庵，迁镇江。同治年间，沙氏后分成几支，一支定居孟河，一支迁江苏北部淮阴，大部分迁镇江附近大港行医，沙石安自孟河迁至镇江大港，形成著名的大港沙派。

**参考资料**：《江苏历代医人志》（江苏科学技术出版社，1985年）《中国历代医家传录·中》（人民卫生出版社，1991年）、《中医年鉴》《大港镇志》（上海社会科学院出版社，1994年）。

## 沙燮和——近代医家

**沙燮和**（1811—1893），字怀义，武进人。侨居周铁桥，读业医，寿至耄耋，神明强固。其行事多可为世法，自幼事亲尽孝，色养无违，

父母有疾，亲尝汤药；兄殁，抚育其子女，逾于所生；其他改造桥梁、兴学校、建义仓、平治道路，救灾恤贫诸善举，无不悉力任之。

参考资料：《中国当代中医名人志》（学苑出版社，1991 年）。

## 宋慈——南宋著名法医学家

宋慈（1186—1249），字惠父，建阳（今福建南平）人，南宋著名法医学家。宋慈从小受学于父，南宋开禧元年进京入太学，拜太学博士真德秀为师。嘉定十年进士，历知长汀县、邵武军通判、提点广东刑狱、江西提点刑狱兼赣州知县等。淳祐元年（1241 年）知常州军事，淳祐五年（1245 年）转任常州知州，议重修《毗陵志》。宋慈在二十多年的仕宦生涯中，为官清廉，生活朴实，一生无其他嗜好，独爱收藏异书名帖，喜金石刻。儒者出身的宋慈，本无医药学及其他相关科学知识。为弥补这一不足，他一方面刻苦研读医药著作，把有关的生理、病理、药理、毒理知识及诊察方法运用于检验死伤的实际；另一方面，认真总结前人的经验，以防止"狱情之失"和"定验之误"。在多年的检验实践中，力求检验方法的多样性和科学性，在此方面可谓不遗余力。一切公务，犹亲自审察，一丝不苟，慎之又慎。宋慈在法医学理论上和实践中所表现出来的是唯物主义倾向，在对尸体的具体检验方面，即给死者诊断死因，技术性很强，在一定程度上难于为活人诊病。不仅要有良好的思想品德，而且必须具备深厚的医药学基础，把握许多科学知识和方法。

宋慈的学术思想，反映在他的著作《洗冤集录》中。他从人体解剖到检验官如何正确对待检验，以及检验疑难要案的方法对策，对初检，复检，妇、儿尸体的检验，对伤亡原因的鉴别等都有详细论述。宋慈对于毒理学也有很多贡献，他记述了各种毒物中毒的症状及有关检验毒物的方法。他还记载了用滴血法作为直系亲传系权的鉴定疗法，这是后世血清检验法的原始记录。宋慈还记述了解毒和急救的方法，如用鸡蛋和入明矾灌服解砒毒、用大豆汁灌之解巴豆毒等。还有用糟、醋、白梅、五倍子等药物拥罨洗盖伤痕，有防止外界感染、消除炎症、固定伤口的作用，也与现代科学原理一致，只是使用的药物不同而已。在缢死急救

167

法中还介绍了类似现代的人工呼吸法。宋慈在《洗冤集录》中，涉及生理、解剖、病理、药理、毒理、骨科、外科、检验学等多方面的知识，不仅是当时法医成就的总结，而且从一个侧面反映了古代医学发展水平。著有《洗冤录集》总结了宋代和以前法医的经验，是世界上最早的法医著作。中外法医界普遍认为是宋慈于 1235 年开创了"法医鉴定学"，因此宋慈被尊为世界法医学鼻祖。仅从流传至今的《洗冤集录》一书来看，其中所载检验方法之多样、全面，其精确度之高，都是前无古人的。这也是书中科技含量较高的、最精彩的内容。该书深受世界法医界重视，先后被译成朝、日、英、德、俄、法等多国文字，宋慈因而被后世誉为"世界法医学奠基人"。

参考资料:《常州历史名人大辞典》(上海辞书出版社，2015 年)、《中国历代名医传》(华文出版社，2017 年)。

## 贡肇基——擅长妇科

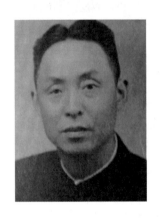

贡肇基（1911—1989），金坛人。孟河名医巢渭芳之弟子，民国时期在金坛儒林树德堂行医，以妇科为主。金坛市中医院聘请为专家，是人大代表，其子贡承度为金坛市中医院内科主任。

## 苏东坡——对中医有贡献

苏轼（1036—1101），字子瞻、和仲，号铁冠道人、东坡居士，世称苏东坡、苏仙，四川省眉山市人。北宋时期的文坛魁首，北宋著名文学家、书法家、画家，曾经在湖州、杭州、密州、徐州、扬州、定州等地任职。常州是苏轼的第二故乡，他一生曾经十四次来到常州，曾上表朝廷乞居常州并得到批准，并最终病逝于常州藤花旧馆。苏东坡是常州历史文化名人中最亮丽的一张名片，他不但对文学和书法精通，而且在中医药学、养生学方面也颇有建树。一生饱受仕途坎坷，却依然享有高龄，主要因为就是他生性乐观以及他对中医药学的研究。苏东坡与宋朝的许多名医都有交往，尤其与宋代著名医学家庞安时交往甚笃。他与医

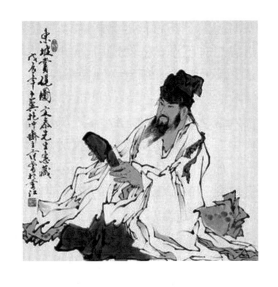

界朋友交往过程中很重视收集各种有效的方剂，并载于笔记中。他对百姓的愚昧倍感痛心，更加坚定了钻研中药悬壶济世的决心，钻研医药知识，向识医知药的好友请教问题，逐渐形成了自己的医药思想。在辗转流放期间，每到一处，他便有意识地搜罗当地的方药，经过亲身用药实践，证明其有效后收录成集，备他日之用。同时他也尝试亲自为百姓诊脉开方，力求让病人得到及时、恰当的救治。每到一地，将方便有效的方剂推广到民间，常携带一只口袋，见谁不适就配药送上，开方指点服法，很受当地群众欢迎。

　　苏轼以他深厚的医药养生学的素养，留下了诸多的言简意赅的论医箴言。他强调医者仁心，认为重虚有实候，而大实有赢状，差之毫厘，便有死生祸福之异。他批评那些士大夫"秘新患而求诊，以验医之能否，使索病于鱼漠之中，辨虚实冷热于疑似之间"。患者应尽告所患疾病的症状，才能使医家知急之所以然，望闻问切四诊合参，辨证施治而愈疾。仅让医家凭脉诊来推断病情，会导致误诊误治。他还强调切忌听信巫觋的骗言，避免耽误最佳治疗机会，这些至今读来，仍不失教益。东坡先生更是一位严谨的用药专家，他认为人在健康时不应该随便用药，"今吾忧寒疾而先服乌喙，忧热疾而先服甘遂，则病未作而药杀人矣"（《东坡先生志林集》）。而倘若生病，就应该对症下药，药不对症时须

及时换药。药材价廉易得有效为最好，不盲目追求名贵药材，这些医学思想时至今日依然适用。《东坡志林·修养》是论述中医养生学的专章，涉及情志、德行、饮食、房中、丹药等诸多方面。"任性逍遥，随缘放旷"的坦荡心境，"已饥方食，未饱先止"的饮食摄生的经验。《七德八戒》中"慎起居饮食，节声色而已"的养生要义的总结，都是宋代中医文化的真知灼见。《东坡志林》中还记述了治病健身的食疗药膳方，如麦门冬饮安神催眠、山芋羹健脾益气等，是宋代中医食疗的珍贵史料。他写下了著名的养生四绝：一曰无事以当贵，二曰早寝以当富，三曰安步以当车，四曰晚食以当肉。苏轼认为养生首要是陶冶心性、情操，其次要有有规律的作息时间，多运动，吃饭七分饱，不挑食，这样自然能延年益寿。四味"长寿药"，实际上是强调了情志、睡眠、运动、饮食四个方面对养生长寿的重要，这种养生观点即使在今天仍然值得借鉴。他不但有着丰盛的医药学知识，而且著书立说，苏轼一生之中著有《养生诀》《胎息法》《续养生论》《节饮食说》《养老篇》等文章，后由苏辙收入《苏东坡文集》中。苏轼有医论、医方存世，其中为后世所知的就有《药诵》《服胡麻赋》《记苍术》《苍耳录》《服地黄法》等，著名的《苏学士方》便是他收集的中医药方。后来人们把苏轼收集的医方、药方与沈括的《良方》合编成《苏沈良方》，至今犹存，为传播中药文化做出了重要贡献。苏轼还是我国公私集资合办医院的创始人，任杭州知府时，适逢瘟疫肆虐，不少病人治病条件困难，他从个人的俸禄中拿出了 50 两黄金，筹资在城内建立了一个医疗场所"安乐坊"，这是当时全国仅有的几家医疗场所之一，是我国较早的医院的雏形，三年之中就医治了近千名病人。纵观苏轼在医学领域的活动，对提高宋代医学的位置和带动宋代文人竞相涉猎医理产生了有利影响。苏轼以政治家、文学家的身份挚爱医学、涉猎医学、传播医学，起到了医学家难以起到的作用，这是不容置疑的。

**参考资料：**《中国中药杂志》（2018 年第 3 期）《中国中医药报》（2010 年 8 月 18 日）、《谱牒文化》（2018 年第 3 期）。

## 芮城——著《纲目拾遗》

**芮城**（1615—?），字岩尹，明代溧阳人。崇祯末（1644年）入南雍，游神乐观，时年三十。由是隐迹山中，唯与汤泰亨质疑考订天人性命之旨，阐宋儒奥。曾著《纲目拾遗》。

参考资料：《江苏历代医人志》（江苏科学技术出版社，1985年）。

## 芮大荪——有口皆碑的溧阳名医

**芮大荪**（1916—?），溧阳市前马人。中医世家，马培之的再传弟子，师从丹阳市孟河派名医贺季衡，不仅医术精湛，而且医德高尚，在濑江两岸有口皆碑，其子芮静安是美国匹兹堡大学医学中心肝脏移植外科访问学者、研究员，中国医学科学院北京协和医院外科教授、著名的肝癌外科专家。

参考资料：《孟河医派三百年》（学苑出版社，2010年）。

## 李曰普——著《续附经验奇方》

**李曰普**，金代溧阳人，内科医家，大定十二年壬辰（1172年）著刊《续附经验奇方》。

参考资料：《中国历代医家传录·上》（人民卫生出版社，1991年）、《中医图书联合目录》。

## 李含光——医道精博

**李含光**（生卒年不详），唐代金坛人。医道精博，著有《木草音释》二卷。

## 李顺源——金坛名医

**李顺源**（1866—1924），亦名源、法源，字药农，号竹溪，金坛人。

清末民初中医，幼时发愤苦读，16岁取秀才。善诗文，精书法，通周易。悉心钻研医术，博览中医经典，精通内、儿科，对治疗瘟病颇具造诣，在河头恒森裕店坐堂切脉，求医者络绎不绝，曾开设人瑞堂药店数年。后在县城北新桥小沿河巷开设诊所，为县内名中医之一。收集整理中医秘方及药方手抄本4册，撰有《李竹溪诗草》手稿本4卷。

## 李朝正——著《备急总效方》

**李朝正**（1096—1155），字治表，宋代溧阳人。建炎戊申（1128年）进士，曾任平江知府，辑有《备急总效方》（1154年）四十卷。

参考资料：《溧阳县志》（乾隆）、《中国医学大辞典》（谢观，1957年）、《常州历史名人大辞典》（上海辞书出版社，2015年）。

## 李熙和——著《医经允中》

**李熙和**（生卒年不详），字时育，清代常州人，中医内科，康熙三十二年癸酉（1693年）著《医经允中》二十四卷。

参考资料：《江苏历代医人志》（江苏科学技术出版社，1985年）。

## 杨一——擅长痔科

**杨一**（生卒年不详），常州人，擅长痔科，在青果巷开设诊所，门诊病人每日近百人，在常州城区有一定名望。

参考资料：《常州卫生志》（1986年）。

## 杨甲三——当代著名针灸学家

**杨甲三**（1919—2001），又名汗鑫，武进人。北京中医药大学针灸学院终身教授、博士研究生导师、北京中医药大学针灸系首任系主任，当代著名针灸学家。杨氏自幼嗜医学，13岁时，受业于吴秉森门下，3

年潜师后，旋又从师针灸大家承澹庵行政先生，专修中医针灸，于1936年毕业于中国无锡针灸传习班。1936年至1950年，在常州悬壶济世，1950年至1957年，担任南京中医学校（南京中医药大学前身）针灸教学工作。1957年调入北京，参加北京中医学院的筹建，担任针灸学院基础及临床教学工作。1982年北京中医学院针灸推拿系成立时，担任第一任主任。1978年晋升为教授，1984年开始培养硕士研究生，1987年开始培养博士研究生，共培养博士研究生6名，硕士研究生6名。兼任中国国际针灸考试中心委员会副主任委员、《中医杂志》社名誉编审、北京中医药大学学术委员会副主任委员、学位评定委员会副主任，国家科委医学专业组成员、卫生部医学科学委员会委员、全国高等医药院校针灸教材编审委员会委员、腧穴组组长、仲景国医大学名誉教授、中日友好医院专家，中国针灸学会常务理事、荣誉理事、中国中医药学会理事，香港中国针灸协会顾问、美国针灸协会顾问委员会顾问等职，是第三届全国人大代表，第五、六、七届全国政协委员。杨氏曾先后赴印尼、斯里兰卡、朝鲜、罗马尼亚、菲律宾、法国等国，为外国元首及领导人士诊疗疾患。1962年，杨氏与岳美中先生合力，施用中药、针灸治愈苏加诺总统顽疾，为祖国赢得了声誉，著有《针灸临床取穴图解》《杨甲三取穴经验》《针灸取穴法》《腧穴学》等。20世纪60年代编著《针灸临床取穴图解》一书，该书国内发行245万余册，并由外国人译成英、日等文，至今仍行销海外。

　　杨教授是我国当代著名的针灸学家，勤奋耕耘60多年，师古不泥，勇于创新，成功地将现代医学知识与传统针灸相结合，在针灸取穴方法、针刺技术、穴理研究、临床用穴等方面，形成了独特的学术思想体系。杨甲三熟读经典，遍习各派，逐渐融会贯通，删繁就简，形成了自己的针刺补泻风格。意即在得气的基础上，拇指向前努出，针左转搓紧，以慎守经气而后推内为补法；进针在得气的基础上，拇指向后，针右转搓紧，以慎守经气，而后震动为泻法。在经络学说的指导下，通过先定其经，次选其穴，后行补泻的次序，初步形成一种"专病、专经、专穴、专法"的诊治方法。这种诊治特点是把"经脉所过，主治所及"的取穴治疗原则与五输穴所具有的特定主治作用结合起来，以经脉病证纵向定位，以五输穴的主治横向定位，扩大了五输穴的主治范围，提高了针灸的疗效。他在针刺治疗老年病、脑病的临床与机理研究，对头穴也颇有研究，临床应用广泛，选穴配伍精专。根据临床资料统计，他运用头部腧穴治疗病种多达 50 余种，涉及各科及急症救治。以针灸名世，但方药的应用也炉火纯青.杨甲三早年习医之始即内外兼修，后虽专攻针灸，但处方用药始终没有荒疏，临证时每遇疑难杂症，则以针药并举，常可起沉疴而愈痼疾，颇有效验。在临床治疗时善于针药并用，建立在辨病、辨证与辨证的基础之上的，与其注重辨共性与辨个性相结合的辨证思想相一致，在临床治疗中体现了专病、专方、专药、专穴的治疗方法，专病专方专药专穴的治疗来源于对临证经验的高度总结与概括，完善了中医论治体系。他的针灸临证经验和学术思想被收录在《中国百年百名中医临床家》丛书中，以"专病论治"重点介绍杨甲三教授在临床常见病及疑难病治疗中的独特见解和选方配穴，以"诊余漫话"形式阐述杨甲三教授在腧穴定位、毫针刺法、经穴主治规律等方面的学术思想。

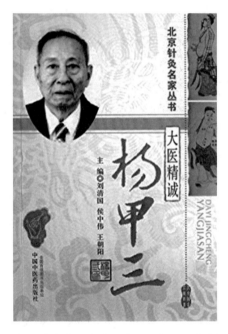

**参考资料:**《中国百年百名中医临床家丛书——杨甲三》(中国中医药出版社，2001年)、《常州历史名人大辞典》(上海辞书出版社，2015年)。

## 杨自强——擅长内妇科

**杨自强**（1927—），字健盦，笔名子江，武进吕墅人。1946年毕业于武进中医专科学校，1952年毕业于国立江苏医学院，曾在东北林业部，丹阳棉织厂、丹阳化工集团总公司职工医院、丹阳市中医院等单位工作。丹阳市中医院主任医师，1960年任丹阳卫生局主办内科医师进修班教授。对内科心血管、肝胆消化系、血液病、内分泌病、肾脏病等颇有研究，对小儿发育、营养不良、佝偻病的防治有专长，对妇科经带、不孕症的治疗有丰富经验，对针灸治疗有独创，发明耳穴探病仪，常用中西医两法辨证施治，深受病员爱戴。先后发表有《森林脑炎》《二氯乙烷中毒》《中药治疗滴虫病》等20多篇论文，曾参加省市科研协作工作，对棉纺化工职业病多发病防治有专著；平生酷爱文学，常在报刊发表科普文章和杂文诗词。

**参考资料**：《常州卫生志》（1989年）。

## 杨时泰——清代医学家

**杨时泰**（生卒年不详），字穆如，又字贞颐、密云，武进（今常州市区）人，医学家。嘉庆二十四年（1819年）进士，曾任山东莘县知县。工于医，好读《灵枢》《素问》诸医书，精究医理。于周慎斋、张璐等之医书、医理，均极推崇。自明以来，江南言医者宗周之干，之干善以五行制化、阴阳升降，推人脏气而为剂。时泰于医深得之干闳奥，尤善以脉揣测脏腑寒热、虚实。其用药，以刘若金为准，备得金元四家补泻开合精理，甚为人们所推崇，人咸推服焉。精究医理和脉诊，治病立方，时有诸医所不解者，处方仅数味，即可奏效。曾得刘若金《本草述》进行深研，历6年而自撰《本草述钩玄》32卷，另著有《脉诀》。后以举人，官山东署莘县事，后任陕西华县知县，未满一年卒。

**参考资料**：《江苏历代医人志》（江苏科学技术出版社，1985年）、《武进阳湖合志》（方志出版社，2010年）、《清代毗陵名人小传稿》（凤凰出版社，2017年）。

## 杨伯棠——武进名中医

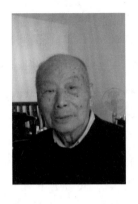

杨伯棠（?—2007），武进人，主任中医师，擅长中医内外科。武进医学会副会长，1981年5月镇江地区中医学会在武进县召开中医外科会议，推选为外科学组组长，1982年第三届理事会常务理事。1982年江苏省中医学会理事，《孟河四家医集》编著者之一。

参考资料：《孟河四家医集》（江苏科技出版社，1985年）、《江苏中医史资料汇辑》（江苏省中医学会医史研究会，1990年6月）。

## 杨养浩——中医眼科名医

杨养浩，是常州城内屈指可数的中医眼科专家，颇具声望，1933年担任武进国医（中医）学会第一届理监事会理事，是中医学术团体的骨干成员，1936年起，杨养浩在上海温州路开办眼科分诊所，行医授业，声誉日著，诊务颇忙。

参考资料：《常州当代名中医传记》（凤凰出版社，2019年）。

## 杨炜清——著《方义指微》

杨炜清（生卒年不详），清代乾隆年间常州人，著《方义指微》（1786年），存。

参考资料：《江苏历代医人志》（江苏科学技术出版社，1985年）。

## 杨庭芳——医艺扬名

杨庭芳（1891—1950），字香岩，号安阳山农，本乡横港村人。幼时家贫，但他好学勤读，通晓阴阳五行之学，师从孟河派名医王道平，1930年在上海开业行医。1940年后，廷芳又以针灸为群众治病，求治者甚多，日以百计，大都手到病除。至于贫苦求针的人，诊金从不计较。并善于书法，常与常州进士钱振锽探讨书法诗文，从此运笔挥洒自如，其书法颇得上海名士王一亭赞赏，为他风格定价，并在大新公司专设书法展览，出售书法中堂、对联等千余件，所得润资均为充救戈之费。1945年，廷芳又于诊余时间学习绘画，常思报答先祖养育之恩，为表彰其祖父善良谦恭。

参考资料：《庙桥乡志》（1985年）、《孟河医派三百年》（学苑出版社，2010年）。

## 杨博良——民国时期常州名医

**杨博良**（1880—1952），大名尔厚，常州市武进横山桥西崦村人，为孟河医派第三代传人，孟河医派学术全面继承者，马氏医术传承佼佼者。父杨桂亭为清左宗棠手下大将，曾镇守嘉峪关，辅助左宗棠收复新疆。博良自幼聪颖过人，熟读四书五经，经史功底深厚，他恪守庭训，"不为良相，当为良医"，锐志学医，时孟河名医马培之老先生尚在，欲拜为师，马老先生辞曰年迈体衰，恐难善教，推荐得意门生无锡邓星伯，遂拜邓星伯先生为师。先以外科闻名，渐于内妇幼等各科，治疗范围极广，各科均有造诣，业医始终贯穿孟河心法，屡起沉疴，活人无算。曾去沪上设诊，蜚声海内，因战火燃沪，然隐归故里，于常州茅司徒巷开设博厚堂悬壶，蜚声常州城，上至达官显贵，下逮走卒贩夫，远至宁沪皖浙，近及常郡四衢，应诊者络绎不绝，无论贵贱妇幼，普同一等，倾力救治。处方既不照搬长沙经方，亦不死套前人成方，而是秉承孟河医派特色，用药配伍，精当入微；效法经方及前人效方配伍规律，自由灵活组方，用药绝大多数为平淡无奇、普通常用之品，但多药到病除甚或起死回生。先生治病善于继承前人经验，同时又有切己体会发挥，每从病因症状隐微处，洞窥症结，且极善捕捉病势之走向。治外科重刀法，熨烫刀戳能传马氏家法，药物重炮制，外科所治范围极广，屡用内服汤药治愈外疡重症。治内科以清理入手，善治六淫时病，暑湿缠绵之证，多用上下分消、和中宣化之法，或香以开之，苦以泄之；欲运其脾，必疏其肝，欲疏其肝，必先理气，补气不如运气为主；治风当先治血，养血必先理气，养血可以祛风；外风引动内风，法宜泻南补北等等。妇科、幼科遵邓星伯老师家传，妇科善于调经及治产后疾病，立法多予疏肝运脾，调和木土；处处兼顾冲任，并注重气分药和血分药的协调配伍。幼科善治痧麻、瘈证、咳嗽、积滞，立法重在肃肺运脾、化痰导滞。先生用药绝大多数为平淡常用之品，剂量不重，应变配伍，对证应机选药，自由灵活组方，或据常用古方对应具体病机灵活化裁施治，并非常注意收集、借鉴民间秘方、单方、验方。用药绝大多数为平淡无奇，参差配伍，药无虚发，常能药到病除甚或起死回生。基本上以孟河马派及各家用药特点为常用，擅用鲜药，极为重视药物炮制，方药剂型多样：内服汤液、丹、散、丸、膏、药酒，外用洗方、搽方、搓方、熏方、嗅方、薄贴、掺药等，治疗方法据病情需要而定，极为丰富灵活。1937年9月被日军占领常州后，先生带领全家避难于苏北东台，一年余后迁回故里横山桥西崦村，埋名乡间，诊务仍然繁忙，时有山北承槐卿、山南杨博良之称谓。先生晚年失明，凭脉理治病，竟能明察无误，直至临终前仍在诊病，为患者按脉时辞世。杨博良先生毕生精力，致力岐黄，刀圭济世，任医道青囊之术，慈惠苍生。先生为传承孟河医派，不秘青囊，金针度人，以奖掖后学为乐，故桃李遍天下，据现存资料，先生有姓名可考的学生有张效良、谢绍安、张元凯、许伯羲、丹阳颜绍棠（颜正华国医大师）、周少伯等为各地名医等23人。今存《杨博良医案》已由传承人范志超、邱浩整理出版，分内、妇、幼、外四科，二十一门。其中内科外感六门，以六气分类；内伤五门，以五脏分类；妇科四门，以经、带、胎、产分类；幼科二门，以小儿外感、小儿杂病分类；外科四门，以人体自然体位分类；附杨博良先生集验方二十三则。先生《医案》，顺天地中正之机，复万物平和之气，可谓得孟河正宗之神髓，炉火纯青，技臻化境矣！且文辞古雅，简明流畅，诚医文并茂，接踵马培之医案、邓星伯医案，毫不逊色。杨博良先生经史功底深厚，博览孟河医派各家典籍，熟谙《灵枢》《素问》《伤寒》《金匮》等医经，蓄采众长，别具只眼，视野开阔，先生治外感内伤效法《务存精要》《马征君医案》，治疡科宗《外科集腋》

《青囊秘传》，治妇科、幼科遵邓氏家传。临证思路，对于病因病机、辨证纲要、辨证辨病、治法立论始终贯穿孟河心法，临床各科传承发挥孟河医派特色，持论醇和，思路灵活，后世论述，本于效用，择善而从。

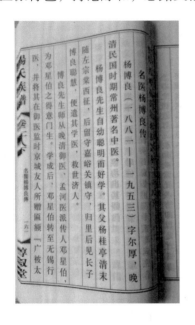 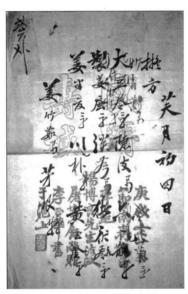

1910 年印制的杨博良方笺

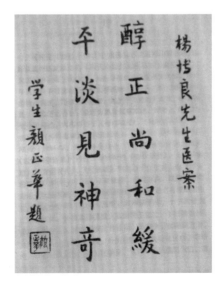

参考资料：《杨博良医案》（学苑出版社，2010 年）。

## 张新——武进名医

张新（1854—1922），字有铭，号心德，武进蓉湖采菱沟杨田坝人。他少时好学，光绪丁丑补博士弟子员，十九岁中秀才，博通今古。后学中医，嗣习岐黄，精通医道，宿疾沉疴，投剂立起，为贫苦人治病，不取酬谢。他办事能干，判断是非，曲直分明，凡属地方公益，无役不与，好义急公，口碑载道，被人们推举为圩董。所居芙蓉圩，向为泽国，遇潦成灾，自新董理圩务，于赈灾筑堤多所尽力，使该地数十年来无水患，圩民德之。1906年春夏连日淫雨，圩内白浪滔天，圩民遭受灾害，他连日奔走。找两江总督端方、江苏巡抚陈菱龙诉说灾情，当时官府就下拨救灾银三万两，回乡后，他按户发票，减价平粜，使灾民得以生存。大水退后，官府又下拨白银五千两，以工代赈，大修圩堤。张新不辞辛劳，亲自督率民工加固圩堤。当时，在芙蓉圩北部的十四圩地势极低。遇到大水，向来由采菱沟堤塘合圩，而南七圩相隔甚远，圩救不便，他便协同县里绅士钱振锽提案改章，从中坝头到采菱沟高筑两堤，直接挺塘。这样排水迅速，解除了低处水患。张新才学渊博，1908年，募集重次修订《芙蓉圩堤录》前后编，均新一手编纂，刻版成册，全书共分八卷，记述清楚，内容丰富，为后人留下了一份宝贵资料。

参考资料：《芙蓉乡志》（1985年）、《常州卫生志》（1989年）。

## 张文邃——明代万历年间太医院官

张文远（生卒年不详），字振凡，明代金坛人。善医，尤工于治胎产病，万历四十年（1612年）授太医院官。著《保生集要》一卷，提学副使冯曾作序。子祥元，字元如，以岐黄术称，亦以医名，授太医院吏目。

参考资料：《金坛县志》（乾隆）。

## 张元凯——孟河派名医

张元凯（1916—2002），武进湟里人。主任中医师、名中医，抢救孟河医派珍贵资料功臣，《孟河四家医集》主编，武进医药学会常务理事，基层中医药学科带头人。书香门第，父辈业药，16岁拜武进横山桥孟河医派第三代传人杨博良（邓星伯弟子）为师，学习中医内、外、大、小方脉三年。19岁回故里悬壶，早年治"伤寒"出名。1951年创建武进湟里联合诊所，1958年转成湟里中心卫生院，并任内科主任，1977年建立中医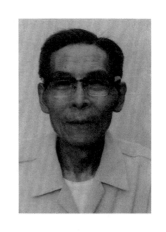病房，治急、重、危症，多用中药、针灸，兼备西药，把中医学理论与现代医学理论及相关科学知识相参，巧妙运用于临床施治。"文革"结束后开展了四期中医提高班，使武进的中医事业得到了发展。1979年65岁时和同人编纂主编216万字的《孟河四家医集》巨著，历时5年时间（1985年9月江苏科学技术出版社出版，并获1989年华东地区优秀科技图书一等奖，香港优秀科技图书奖），及时抢救流失在民间的孟河医派弥足珍贵的资料，很难想象今天要挖掘这些资料的难度和可能性。80高龄时又编撰出版了《医刍融新》和《邓星伯临证医集》。他从医60余年，衷中参西，善用针灸，继承发扬了孟河医派内、外、大、小方脉传统。笔者在承担《孟河四家医集》再版之际的2006年清明节，专程去武进横山桥张老先生墓地告慰。先生一生勤奋学习钻研，孜孜不倦，学习孟河医派先贤各家思想和临床经验，善于吸取历代各家之言和各家之长，他学以致用，博采群方，故能熔各家精粹为一炉，不拘门户，在治疗上不拘成法，把所学用以贯穿临床，但求对证处方。临证常常是针药同治，尤其在治疗急重危顽等疾病时，必加用针刺，不但提高了疗效，同时也缩短了疗程。针灸在临床上能起到立竿见影之作用而不可替代，如针素髎、十宣、合谷、涌泉治昏迷惊厥，顽固性偏头痛针素髎（泪出为度），小儿腹泻针中脘、天枢、中极、长强，往往是针入即愈。瓜蒌薤白汤治胸痹（冠心病、心绞痛），炙甘草汤治脉结代（慢心率、心律不齐）等等，种种疑难大症，善用茵陈术附汤治黑疸、阴黄、胆石症，三黄石膏治二重感染等等。发挥了中西医结合双轨诊断的优越性，减少了误诊和漏诊，而且落实到各个系统疾病及其病灶、病原体，提供了中西医学治疗上的方便和认同。他以《内经》《难经》《本草经》《伤寒杂病论》等经典为基本，研究医易同源，撰有《象数医学钩玄》。感慨医中无处不是易，易中无处不是医；形象者，神之所依，气之所归也。

参考资料：《医刍融新》（南京大学出版社，1996 年）、《孟河四家医集》（东南大学出版社，2006 年）。

## 张圣源——清代医家

张圣源（生卒年不详），字宗发，清代武进人。父鲁玉，以医著。圣源世其业。善用清和理气之剂，颇有神效。郡守叶额其室曰："曾饮上池。"

参考资料：《武进阳湖合志》（方志出版社，2010 年）。

## 张凤冈——擅长中医外科

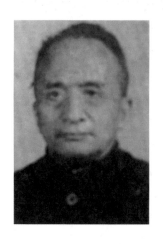

张凤冈（1922—？），字树人，武进区人。早年先后从师卫建仪、王道平，学习中医妇科和外科，曾在常州化工机械厂保健站中医师，擅长中医外科，曾提供治疗"鳝拱头"经验方。

参考资料：《医海拾贝》（江苏科学技术出版社，1992 年）。

# 张伯熙——民国时期上海名医

张伯熙（1880—1949）民国时武进人，为
蓉湖世医。1919年行医上海，以兼通内、外
各科著称，治时症尤具特长，学验俱富，著
有《蓉湖医案》十卷。

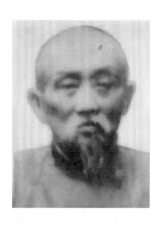

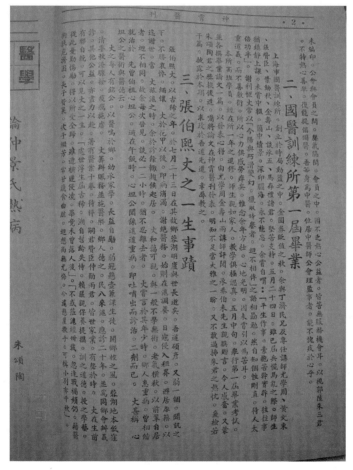

参考资料：《江苏中医杂志》（1962年第7期）。

## 张乃修——江南名医

张乃修（1844—1905），字聿青，常州奔牛人。父甫涯，彬彬儒雅，素工医，后迁居无锡。聿青幼有异禀，听慧异常儿，少年博览经史，通晓大义。遭时之乱，继家学弃儒习医，父诊病，聿青必侍侧，留心察脉定方。聿青锐志攻医，名其斋曰"师竹"，年余不窥圆亭。其学以仲景之论为宗，别取刘、李、朱、薛诸家之论。融为一体，医声翕然，从学者日众。聿青能妙解经脉，治病必探其本，皆随手取效。在无锡行医三十余年，声著遐迩。晚年厌嚣，更其斋曰"且休馆"。光绪乙未（1895年）僦居上海，求治者仍踵相至，旅沪十余年，治愈疑难症无数，精思卓识，时论推之。光绪间，御召名医，诸士绅推荐之，以年老辞。光绪乙巳十月，卒于沪寓。所遗医案甚多，后杨舍郭汇泰及张聿青门人邵正蒙、吴玉纯辑为《张聿青医案》二十卷，一名《且休馆医案》（《锡金续识小录》《无锡近代医家传稿》《郭汇泰辑集张聿青医案始末》）。

参考资料：《中国历代医家传录·上》（人民卫生出版社，1991年）《清代名医医术荟萃》（中国医药科技出版社，1994年）、《无锡近代医家传稿》。

## 张汉春——擅长中医外科

张汉春（生卒年不详），武进人，民国时期在三河口开业行医，擅长中医外科，较为有名。

参考资料：《三河口乡志》（1985年）。

## 张正光——有名望

张正光（生卒年不详），武进人，民国时期在武进鸣凰是较有名望的中医。

参考资料：《鸣凰乡志》（1985年）。

## 张学晓——擅长中医幼科

张学晓（生卒年不详），武进人，民国时期在漕桥开业行医，擅长中医幼科。

参考资料：《漕桥乡志》（1984年）。

## 张孝国——擅长温热病和中医内科

张孝国（1941—1991），山东省文登县人。1969年南京中医学院毕业，分配至常州市第三人民医院工作，在传染病科、肝炎科工作，主治中医师，肝炎科主任，擅长温热病和中医内科，常州中医学会和常州中西结合学会理事。

## 张志鸿——江苏省名中医

张志鸿（1929—2004），常州人。1946年拜师常州同德药店老中医张效良学习中医，以后开始学习中医眼科临床。1978年起担任常州广化区医院副院长、院长，主任中医师，1995年评为江苏省名中医，江苏省中西医结合学会眼科专业委员会副主任委员。

参考资料：《常州卫生志》（1986年）。

## 张希雄——擅长眼科

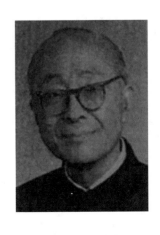

张希雄（1912—?），武进人，早年毕业于上海国医学院，武进县卜弋中心医院副主任中医师。擅长眼科，应用活血祛瘀法治疗双侧砂眼多年、老年性白内障、球结膜下溢血等。

参考资料：《医海拾贝》（江苏科学技术出版社，1992年）。

## 张丽斋——芙蓉妇科名医

张丽斋（1897—1979），又名金品，武进芙蓉人。出生世医之家，小时候读私塾，后任塾师，在任教期间，边随父攻读医籍，21 岁时行医。他精通岐黄，吸取圣医张仲景之精华、著学各界名医学术之长，勤求古训，博彩众方，主治妇科。24 岁时，求医者慕名而来，门庭若市。1955年春成立湖山诊所，他带头参加。1956 年，还将自己的住房让出来做医务室。1957 年成立芙蓉乡民办联合诊所，他又转入"民办诊所"任医，后改为芙蓉卫生院，他一直是该院中医科主任。张丽斋拟的药方，药价便宜，疗效显著。曾有一名妇女，特地从上海赶来请他医治。张根据其病情，为她开了药方。那位妇女在买药中知道每帖药价只要七分钱，不由犹豫起来，认为自己吃过多少高价药都未治好，七分钱的一帖药怎能治病？因此又去问张，后经张耐心劝说，那位妇女才放心返回，服药后疾病果真痊愈。他对危急病人有独特的抢救办法。无锡县黄泥泾上有个产妇，因产后大出血而休克，家属急来请医，张亲临病榻，一看病妇就诊断出病情，马上采用滴醋法抢救，使病妇苏醒，同时急服参汤，又开中药方医疗，一日后，病妇转危为安；后经服药，病妇不久就痊愈。张丽斋在澄、锡、武三县享有较高的声望，上海、南京、苏北、南通等地也有不少人慕名前来求医。

参考资料：《芙蓉乡志》（1985 年）。

## 张济中——眼科名医

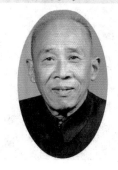

张济中（1920—1984），常州人。1934 年从师杨养浩先生，1939 年满师后在市区迎春桥开设诊所，擅长中医眼科。1952 年参加常州同新中医联合诊所，1958 年并入广化医院，担任眼科主任，临床经验丰富，业务繁忙。

## 张秉成——本草药家

**张秉成**（生卒年不详），字兆嘉，常州人。著有《脉诊便读》一卷，撰年约 1887 年。《本草便读》二卷，共收药五百八十余种，书前有光绪二十二年丙申（1896 年）自序。——《现存本草书录》。1904 年著《成方便读》，四卷，存。——《上海图书馆书目》（《中医图书联合目录》）。

参考资料:《江苏历代医人志》（江苏科学技术出版社，1985 年）、《中国历代医家传录·上》（人民卫生出版社，1991 年）。

## 张宛邻——清代通儒名医

**张宛邻**（1764—1838），名琦，又名与权、季鹰，字玉可、翰风，初名翊，阳湖（今常州市区）人。清文学家、医学家、默成居士。文名与兄惠言并列，人称"毗陵二张"，二张合编《词选》，开创了常州词派。宛邻出生于名儒的张家（张惠言胞弟，张曜孙父），少年随师学习五经四书，读经之时就旁及医书，并精读《伤寒论》，叹仲景博大简精，囊括蓄变，后又读黄元御之《伤寒悬解》，由是而纲领振举，条理综贯，积疑尽释。他在所著《素问释义·自序》中称：琦少好《素问》，又病其杂，因求其宗旨，按其条理，重为诠释。潜形竭虑，岁月二十，成《释义》十卷。用朴学的功底，投入二十年的心血，在诠释《素问》的注家中，指屈不多。其注释常有孤明之见，对文本的校勘辨章，能钩沉引据，以达远旨。如《素问·上古天真论》：提挈天地，把握阴阳，呼吸精气，独立守神，肌肉若一，故能寿敝天地，无有终时，句后有此其道生四字，唐代王冰以惟至道生，乃能如是，望文强解。宛邻因不关前句，又不成文，判为"此其道生四字衍"。又如《素问·四气调神大论》：天气，清净光明者也，藏德不止句中，宋代林亿《新校正》本作藏德不止，宛邻则据阴阳升降之理曰：天气本清净而光明，但阴阳贵能升降，若阴不上升，则阳不能下降矣，以此断定，作止非也，当作上。他以医理的精娴，准确训诂《素问》的原义。如《素问·生气通天论》：阳气者，大怒则

187

形气绝，而血菀于上，以往注家，都以大怒破坏清净，阻绝经络，血积胸中作解；他以营卫气血为释，释曰：怒则气逆，而血随之郁积心胸之间，是阴阳气血并迫而然。形气绝者，营卫不通，形状若死也。把气绝的状态形象逼真地描述出来，直是通常所见之气死状。编著《素问释义》12卷，他以边读边撰的方式学习本草，选明末清初刘若金的《本草述》为基础本，开蒙从学。宛邻对《本草述》研读后，又别择精粗，删繁就简，撰成《本草述录》6卷。此外，他博通术数，览观太素脉书籍。《朔方志》记载张宛邻"断病廿年生死，率如所许"。道光三年（1823年）历任山东邹平、章丘知县。五年起任馆陶知县，在馆陶县任时最长，达十年，卒于任上，为官清廉，所至皆有政绩，循声卓著，名列《清史稿：循吏传》。他在山东任县令之时，效法医圣，在行署大堂诊病行医，施诊给药，救活无数，口碑极嘉，《武进阳湖县合志》记载他"治县时，值太疫，全活甚众"。张宛邻在中国学术史和医学史上，都是传奇人物，以博学多才称著，工诗词、古文及分隶，尤精舆之学，又是一代名医。为清代通儒名医，善医术，民有病者设局自诊之。行医虽然是他任县令以后的兼职，却在多种地方志上都载有他坐堂行医的事迹，很像陈修园，但都是敬谢的美誉。故居遗址位于今常州市区同济桥南侧。

**参考资料：**《常州市志第三册》（中国社会科学出版社，1997年）《中国中医药报》（2010年7月5日八版）、《武进阳湖合志》（方志出版社，2010年）。

## 张效良——内科名医

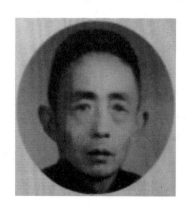

张效良（1905—1982），武进人，从师孟河派名医杨博良三年，擅长中医内科，常州市中医院内科主任，江苏省名中医。

**参考资料：**《常州市中医院志》。

## 张祥元——明代太医院吏目

张祥元（生卒年不详），字元如，明代金坛人。擅长内科，以工轩岐称，授太医院吏目。父文远，字振凡，善医，尤工于胎产，著《保生集要》一卷，万历四十年（1612 年）授太医院官（《金坛县志》）。

参考资料：《中国历代医家传录·中》（人民卫生出版社，1991 年）。

## 张晴川——擅长治疗杂病

张晴川（1921—？），武进人。师承家传，习医 5 年，1952 年曾在县中医进修班学习，武进市卫生局工作，擅长治疗杂病，1981 年退休。

参考资料：《医海拾贝》（江苏科学技术出版社，1992 年）。

## 张渭川——名闻阳湖

张渭川（1929—？），武进人。系无锡县张舍镇戴偶然门生，中西医术较高超，深得广大群众的信仰，名闻武进、宜兴、无锡三县交界地区。

## 张建南——擅长中医内科

张建南（1923—1985），武进人，1940 年从师王道平 3 年，后又学于名医承槐卿，先后在武进戴溪医院和武进二院从事中医工作，副主任中医师，擅长中医内科，其子为众也继承家学。

## 张维垣——著《医学指掌》

张维垣（生卒年不详），字济清，武进县人。擅长内科，1906 年著有《医学指掌》二卷（《中国医学大辞典》）。

参考资料：《中医图书联合目录》《中国历代医家传录》（人民卫生出版社，1991 年）。

## 张揆松——民国时期常州名医

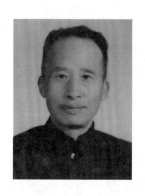

张揆松（年卒年不详），常州人，精内外科，常州名医。1929 年武进中医学会成立，会址设在本市花椒园内，张揆松为执行文员（理事）。1931 年，武进中医学会遵照当时政府所颁人们团体组织法规，将学术团体中医学会改组成自由职业团体"武进中医公会"，张揆松为常务委员。1933 年中医师沈润庠、万仲衡、张达方等 21 人发起组织武进国医学会，呈准武进县党部批准，张揆松为理事。1947 年，中医活动恢复，11 月 1 日在青果巷会所召开会员大会，选出钱今阳为理事长，谢景安、张揆松、高伯英、沈伯藩、钱同高为理事。翌年改选当，选的理事有卞伯歧、谢景安、张揆松、屠揆先、顾士泉、吴紫绶、沈伯藩、屠济宽、张子良、张宣仁、刘立本 11 人。王道平、朱普生、冯育才、金奎伯当选为监事，会址在青果巷。1983 年编写《解放前常州施诊机构简况》。

**参考资料**：《常州地方史料选编》（常州档案局 1983 年）。

## 张衡庵——擅长中医内科

张衡庵，武进人，民国时期在三河口开业行医，擅长中医内科，较为有名。

**参考资料**：《三河口乡志》（1985 年）。

## 张赞臣——中医耳鼻咽喉科巨匠

张赞臣（1904—1993），名继勋，字以行，晚号壶叟，江苏武进蓉湖人。世操医业，家学渊博，幼承庭训，受其父伯熙公教诲，在医学方面奠定了基础。年方弱冠，背井来沪，为博采众长，先就读于上海中医

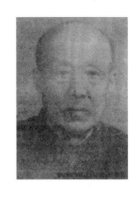

专门学校，复转学于上海中医学院，由于勤恳好学，颇多创见，深得当代名医谢利恒、曹颖甫、包识生诸前辈之器重。1926年卒业后，悬壶沪渎，于大小方脉、内外妇儿五官诸科无不精通，屡起沉疴，尤以外、喉科见长，深受病家拥戴。又应中国医学院之聘，执教于中国医学院、新中国医学院，先后任诊断学、本草学教授。并与同学杨志一、朱振声等创办《医界春秋》杂志，担任主编，刊行11年。还先后创办上海国医讲习所、中国医药研究所等，著述《中国诊断学纲要》《中国历代医学史略》等书。1929年春，国民政府卫生部"中央卫生委员会"通过废止中医案，张氏联合上海中医药界同道奋起抗争，3月17日全国中医药学界代表大会在上海召开，推举谢利恒等5人赴京请愿，张氏任随团秘书。新中国成立后，张氏响应人民政府的号召，率先参加国家医疗单位工作，先后任上海市第五门诊部（原中医门诊所）副主任、上海市卫生局中医处副处长、上海市中医文献研究馆副馆长以及上海中医学院曙光医院顾问等职。自1960年以来，张氏目击中医耳鼻咽喉科未能受到应有重视，以致后继乏人，濒将失传，他在各种会议上慷慨陈词，又在《健康报》《文汇报》上撰文，向社会呼吁，要重视中医喉科学术的继承和抢救。他毅然决定侧重于中医耳鼻咽喉科的临床与科研工作，还兼任了上海中医学院耳鼻咽喉科教研组主任，主办全国和上海耳鼻咽喉科医师进修班等，在培育人才、学术研究各个方面，为中医耳鼻咽喉科的继承和发扬做出了一定的贡献，为沪上中医五官科的巨匠，更是医文俱佳的典范。张氏为人诚笃，治学严谨，既重视前人根据临床实践总结之理论认识，又能在自己处方遣药的经验基础上，不断提高与发展。同时毫无保留地公开自己在喉科方面的学术观点和经验，如创制了金灯山根汤、养阴利喉汤、前胡玉屏汤，及外用喉科牛黄散、银硼漱口液等多种喉科验方。张赞臣从事医学临床工作60多年，撰写了《本草概要》《中医外科诊疗学》，1981年出版了以总结喉科经验为主的专著《张赞臣临床经验选编》等书，并在有关刊物上发表了不少学术论文，深受读者欢迎。为发展中医，在学术上也做出很多贡献。

张赞臣提倡弘扬中医传统特点，汲取现代医学之长，临床治疗参用现代医学诊断手段，总结临床经验采用现代认识和方法，在强调对于中医喉科应很好予以继承的同时，张氏并不受前人学说的局限，又能根据临床治疗效应，提出自己的学术见解，不仅在发扬中医喉科方面起到了一定的作用，而且对于后学者也具有相当的启迪。对于中医喉科古代文献，他十分推崇《尤氏喉科秘书》《喉科指掌》《喉症全生紫珍集》《重楼玉钥》《白喉全生集》《白喉症治疗通考》等书，认为它们是喉科较为重要的参考文献。张氏认为咽喉病症虽属局部，又是人身整体的一部分，一旦咽喉发生病患，势必影响及于全身，在治疗上务必根据具体病症考虑到整体的变化，采取相应的疗法；如果只看到局部症状的表现，而不照顾全身的变化，要想在治疗上取得理想的效果是很难实现的。但无论是何种病因、何种病症，在诊察病情时都不容忽视局部病变。而对咽喉局部病症的治疗，又应着重于肺、胃二经，因为"喉主天气，咽主地气"，分别为呼吸之要道、饮食之关隘，故与肺、胃两经有着比较密切的关系。一般乳蛾发于咽关前者易治，如延及咽关后者则较难治，本病务必及早治疗，否则迁延日久，非但喉核肿胀不能退尽，且每遇外感或劳累之后，易于复发。乳蛾如未化脓前，宜着重清解，促其消退；化脓已溃者，则

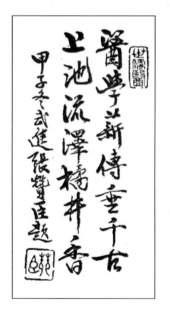

排脓务尽；脓泄已清，应再度清热利咽，以杜后患。张氏认为："咽喉红肿胀疼痛者，多属热毒壅盛；其色暗红、痛而不剧者，多属阴虚火旺之症。"凡诸咽喉病症属于热毒为患者，则以清泻肺胃热毒为法，创"金灯山根汤"为主方；凡属阴虚火旺之症，则以养肺胃之阴为法，创"养阴利咽汤"为主方以治之。以上两方临床应用，屡建殊功，充分证实了张氏理论的正确性。张氏虽治重肺胃，但又十分重视中医"辨证求因，审因论治"的原则，如对某些咽喉症属于"肝火郁遏"者，则施以清泄肝火之法，属于"心火上炎"者，则投以清降心火之药。咽喉诸症，昔有

三十六候、七十二症之说，张氏认为"咽喉之症，其证虽繁，总归于火"。他认为慢性喉痹多由阴虚火旺所引起，故治病求本，按证立法，以养阴为主要关键。然在具体分析症状，则认为其病机多与心、肺、肝、脾功能失调有密切关系，故又十分重视对脏腑的调节。治疗咽喉病症的具体方法，张氏认为内服汤剂固属重要，外治诸法亦不容忽视。因为外治药物可直接作用于病所，与内服药配合治疗，则相得益彰，俾取得更为显著疗效。关于咽喉病症的外治法，主要有三：即吹喉药、噙漱药以及局部切开排脓法。前两者，一般均选用清热解毒、消肿止痛、祛痰去腐之药组成，故主要用治咽喉红肿疼痛等症；后者则主要施于咽喉疾病化脓成熟、急需切开排脓之候。对于吹喉药的配制，医道益精，张氏早年均亲手自制作，所用药物均逐一精选，然后按要求逐一加工，操作审慎，磨研精细，务使药物吹入喉中无丝毫刺激或其他不良反应。

参考资料：《上海中医药杂志》（1964 年第十期）、《常州历史名人大辞典》（上海辞书出版社，2015 年）。

## 张静霞——《中国女医》主编

**张静霞**（1916—？），常州人，上海名医钱今阳妻。1935 年从常州名医钱同高学医，抗战时迁沪行医，曾主编《中国女医》杂志。新中国成立后曾任《新中医药》杂志总务主任，1955 年加入上海静安区南京地段医院，从医数十年，擅长儿妇科。

参考资料：江苏省非物质文化遗产《常州市钱氏中医儿科疗法》。

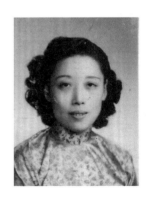

## 张曜孙——能诗善画精于医

**张曜孙**（1807—1863），字仲远，号升甫，晚号复生，张宛邻子，阳湖（今常州市区）人。清医学家、文学家。道光二十三年（1843 年）

举人，三年后，选授武昌知县，后任汉阳知县，咸丰五年（1855年）任湖北粮道，同治二年（1863年）为曾国藩司营务。能诗善画。尤精于医，任知县时常为民诊治。著有《产孕集》2卷、《扁鹊仓公列传注》《谨言慎好之居诗》8卷、《惜分阴斋诗》9卷、《拟古诗录》3卷。辑有《明发录》1卷、《同声集》9种、《阳湖张氏四女集》5种等，祖居于今常州市同济桥南。

参考资料：《常州历史名人大辞典》（上海辞书出版社，2015年）。

## 邵文卓——善治小儿痧痘

**邵文卓**（生卒年不详），字向如，常州人。业岐黄，善治小儿痧痘。每临变症，用意逆之，无不立效。著有《痢疾辨》，云痢疾在肝肾，当用急流挽舟之法，使清阳达表，则寒邪散而痢自止，年八十卒。

参考资料：《武进阳湖合志》（方志出版社，2010年）。

## 陆荃——尤善刀圭之术

**陆荃**（生卒年不详），字紫诠，清代武进人。明天文算法音律，常以医药济人，至老不倦。庚申（1860年）之乱，难民因战事所伤，荃悉以刀圭治之，活人甚众。

参考资料：《江苏历代医人志》（江苏科学技术出版社，1985年）。

## 陆晓楼——擅长针灸

**陆晓楼**（生卒年不详），武进人，民国时期武进县邹区乡中医，擅长针灸。

参考资料：《邹区乡志》（1985年）。

## 陆祖庆——武进名医

陆祖庆（1900—1972），字仲卿，自号碧悟轩主，武进礼嘉人。陆氏自幼聪颖过人，好学不倦。十六岁从江南名士钱振锽游，深得师长器重，同窗暗袋。就学二年。祖、伯、父、兄都是医生，父兄相继去世，奉母命继承祖业，陆氏因之自称无世妇科。在医学理论与临床实践方面，较之祖辈，有所突破。于妇科疑难病症，往往药到病除，因而武进、无锡、宜兴三县之求治者络绎不绝。陆氏路遇挑担农夫，总是侧身让道。对农、鱼、游方人士求治者，不收诊金，甚至代为置药。陆氏博览群书，才思敏捷，誉满一方。陆氏拥护中国共产党，拥护党的方针政策。1957年，受聘于武进县人民医院，任中医主治医师，并被邀为武进县政协委员。

参考资料：《礼嘉乡志》（1985年）。

## 陆维藩——济世活人其道益彰

陆维藩（1873—1924），字稼轩，武进人。天性孝友，勤敏好读，弱冠游库，研经世学，在本邑龙城书院经古致用，两精舍内屡试前列，复研习岐黄术，博览医书，心知其意。先在本籍悬壶应诊，求治者视如家人，遇重症精思力索至忘寝食，俟其病退乃已，贫病不受其酬，或施以药。嗣在沪行医年久，济世活人，其道益彰。维藩未遂显扬，终身医隐，侍奉父母，养葬尽礼，待兄弟友爱，培植诸侄，教诲成人，并资助留学费，使之学成自立，晚年皈依佛教。

## 陆鲲化——著《医医集》

陆鲲化（生卒年不详），字叔上，号紫今，明末清初武进人，诸生，多才艺。明亡，隐居不出，遁于医。著《医医集》二十卷，大旨为世医泥古不化、戕害人生而作。始列病原，次引古方，参以心得，并附古人及自家医案，凡伤寒诸疾以及外妇幼科无不赅备。年八十余始定稿，惜未梓，另撰《证治理会》，存佚不明。

**参考资料:**《武阳志余》( 光绪 )、《江苏历代医人志》( 江苏科学技术出版社，1985 年 )。

## 陈士青——常州针灸名医

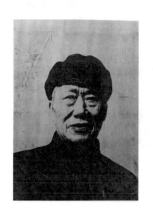

陈士青（1904—1986），武进礼河人。原常州中医学会会长、常州天宁区医院副院长、针灸科主任、副主任中医师。祖辈世代为农，在读了几年私塾后，考取了不要学费的武进县立师范学校，20 世纪 20 年代初师范毕业后到武进县夏庄桥小学做教师，次年就拜徐竟成老中医为师，学习中医内外科。数年后即在教学之余为一些当地农民义务看病，1926 年底任武进礼河仕倘小学校长。1928 年到无锡西门的蓉阳小学当校长，并从师承淡安（是我国近代最为著名的针灸学家和针灸教育家），函授学习针灸，1930 年初辞去教职到无锡中国针灸研究社学习，同时被聘任为课务员。协助老师编写的讲义刻钢板印刷，负责课堂的一些事务性工作，上午随承淡安教师临诊，下午参加理论课学习，在无锡学习期间与承淡安老师朝夕相处，完成了真正意义上的随师学习，成为承淡安先生的较为得意的一个学生，曾先后在宜兴的丁蜀镇、金坛的儒林、武进的卜弋桥等街镇和乡村行医。1946 年将诊所迁到常州市内青果巷开诊行医，1948 年曾被选为常州中医公会副主任。新另成立后不久，又被选为常州市中医公会主任，1952 年与我市著名中医吴卓耀、周玉麟、葛丙春等组建了同新中医联合诊所，不久担任了市联合诊所管理委员会主任。1953 年市中医公会改为常州市中医学会，任会长。1957 年被划为"右派"，调到联合中医院（水门桥医院）任针灸科医生。1979 年担任基层农工支部的主任，又先后被选为天宁区人大代表、人大常委会委员，被聘为市政协委员，又先后被选为常州市中医学会理事、顾问，被江苏省中医学会授予"江苏省名老中医"称号，1980 年被聘为香港中国针灸协会顾问。

陈士青医术精湛，对进针法、针刺麻醉、急症、疑难杂症、常见病、针灸的保健作用等都有研究和创新，有其独特的经验。创新无痛针灸法——管针法，他广泛查阅资料，向同道请教，受到"弹入法进针器"的启发，用一根空管套在针上，再用打入法进针，由于其进针速度快，明显减轻了进针时的疼痛，使一些平时顾虑疼痛的病员都能乐意接受针灸治疗。每到夏天，天气越热病人越多，采取提前上班，就上午六点半开诊，直至晚上八点半，将病人看完才下班，尽最大可能满足病人需求，却从不叫累。他不论男女老少，不论贫富都一视同仁、热情接诊、精心治疗，使他们满意而归。

参考资料：《常州日报》（1983 年 8 月 21 日第 4 版）、《常州当代名中医传记》（凤凰出版社，2019 年）。

## 陈小引——擅长中医儿科

**陈小引**（1919—2004），上海人，1943 年毕业于上海新中国医学院，擅长中医儿科，主任中医师，常州市中医院儿科主任。1982 年担任常州中医学会儿科学组组长，1989 年担任全国中医儿科进修班指导老师。

参考资料：《常州市中医院院志》。

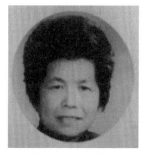

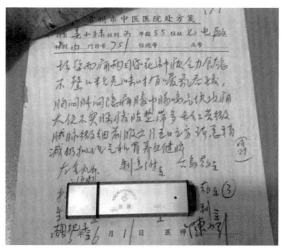

## 陈苏生——上海市名中医

**陈苏生**（1908—1999），武进人，上海市中医文献馆馆员，上海中医药大学专家委员会委员，中国中医研究院研究员。年轻时因得伤寒病，高烧旬余不解，一病几不起，由名医薛逸山治之愈。由是体会到医乃仁术，足以活人，亦是以防病，从此树立了把学医当作终身职业的志愿。医自师授，曾就学于同乡沈仲芳、海宁钟符卿、山阴祝味菊诸名家，荏苒三年，期满回常州故里，半耕半医。不久再到上海谋生，上海市卫生局考试开业，考试成绩名列前茅，钟师大喜，斥资为他开业行医，请章太炎先生写招牌。新中国成立前曾任上海盐务总局医官，交通大学、大同大学校医，新中国成立后历任上海市卫生工作者协会常委，上海市中医学会内科学会常委，嵩山区第二联合诊所所长。1955年被调往中国中医研究院进行筹建工作，任中医研究院编审、研究员，兼任第一届西学中研究班教授，全国中医学术研究委员会委员等职，为中医研究院32位元老之一。1957年被划为"右派"，下放中医研究院图书馆。1961年响应党的号召，到新疆维吾尔自治区中医院，担任病房医疗、门诊带徒、高干会诊等工作，1974年因病退休回沪。先生返沪后，被聘为卢湾区中心医院、市第一结核病院中医顾问，担任"西学中"的临床带教工作。治学勤于思考，重视实践，对许多问题有独到见解。首创"五段八纲"学说，主要著作有《伤寒质难》《温病管窥》《陈苏生医集纂要》等著作。1991年经人事部、卫生部、国家中医药管理局，确认为老中医药专家学术经验继承工作指导老师，1995年被评为"上海市名中医"。

先生认为，中医的优势与特点有许多方面，但十分重要的一条，就是理法方药的整体性，能够充分发挥医生的主观能动作用。如果只重方药，不问理法，是不全面的，行医唯实知常才能达变，"理论多落后于实践，吾等只可修正理论以说明事实，而绝不可修改事实以迁就理论。"此乃先生之座右铭。只有能够指导实践的理论才是有价值的理论，而中医理法方药之系统自亦能不断完善，而不是按图索骥，须知各种医疗方法学术观点之形成，无不与为医者所处之时代、环境密切相关，总而言之，生机之要点在于气血运行通达无碍。物质以平为度，并非多多益善。功能以秘为贵，大忌兴奋暴露。所以功能衰退是病，功能亢进也是病。生活方面如饥饱劳逸都要恰到好处，不及是病，太过也是病，都要以平为度，保持平衡，在中医治疗法则中，始终占重要的位置。这种平衡观点，在对待养生之道方面，也有很大的影响。

陈苏生在治疗哮喘和慢性肾病有其独特的见解与临床经验，根据哮喘反复发作，迁延难愈，不易根除的特点，他认为"在病为实""在体为虚"，"发时当治其实，平时兼治其虚"。发作时治疗强调三点：①调整肺气。哮喘以外邪诱发为多，故多用宣肺疏表之品。但哮喘又有宿根，久病表卫不固者多。若宣散太过，则肺气受损，当与固表敛肺之品同用，"一开一合"，共调肺气。②排除痰浊。哮喘病根，在于痰浊。因此排除痰浊，清除气道障碍，保持呼吸通畅，也是治疗哮喘的重要环节。③脱敏止咳。哮喘发病前多有鼻、眼睑作痒，喷嚏流涕或咳嗽等黏膜过敏先兆，或有持续咳嗽等上呼吸道感染症状，遇此则当脱敏止咳。治疗慢性肾病，关键在于"葆真泄浊"，这是先生的一贯主张。所谓"葆真泄浊"，包含了"培本"与"祛邪"两方面的内容。葆真就是培补、保养肾脏，使受到病邪侵害之肾脏增强御邪之能力，发挥其填髓生精强筋壮骨之生理功能，使不该流失的肾之真元，得以封固而不致外泄。泄浊就是将人体罹病以后累积潴留于体内的、代谢过程所产生的废残物质以及多余的水分等，通过二便或皮肤排出体外。肾功能不全，不是肾脏一处有病，而是整体性之病理反应。先生尝谓："治疗慢性肾炎，须从整体着想，首先要为'病肾'创造有利之内环境。不宜追求赫赫之功，但冀潜移默化，为自疗机制创造良好之条件，即此便是标本兼顾之道。"为此，特创设"强肾泄浊煎"以作为治疗慢性肾病之基本方。

中医应用滋阴扶阳等强壮疗法，来应付许多衰弱的病人、久治不愈的病人以及一切退行性病变的病人，的确有出色的表现。但是没有明显的亏虚，滥用乱用补药，也是非常有害的。通利疗法的主要目的在于排除机体的一切障碍。先生认为：凡是胃肠道有湿浊积滞或异物逗留者，呼吸道有分泌物停留者，循环系统有蓄血凝瘀者，膀胱蓄水、淋巴液潴留、脏腑有症结存在者，中医应用消导行滞、豁痰涤饮、活血化瘀、祛湿泄浊、破结通经等方法，目的都在于排除障碍，恢复自然疗能，当然是有的放矢。但身体虚弱不任攻伐，而滥用通利之法，也是容易偾事的。所以古人说"毋实实，毋虚虚，绝人长命"，这是一种持平之论。

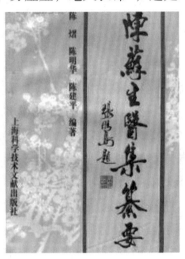

参考资料：《中医大辞典》《中国中医药报》（2016 年 4 月 25 日）、《中国百年百名中医临床家丛书——陈苏生》（中国中医药出版社，2001 年）。

## 陈廷儒——著《诊余举隅录》

陈廷儒（生卒年不详），字菊生，清代阳湖人。内科医家，早岁讲求医理，既得家传。而加以天资学力，迥非流俗所可同年语。中年客游南北，活人无算。著《诊余举隅录》二卷。——《珍本医书集成》引光绪二十三年丁酉（1897 年）何铭序。侄子陈晋藩传其医术，亦有医名。

参考资料：《中国历代医家传录·中》（人民卫生出版社，1991 年）。

## 陈泽霖——舌诊研究先驱

陈泽霖（1930—），常州孟河人，中医世家，先父陈耀堂为上海名医，从小学过汤头歌诀、药性赋之类的中医书籍。浙江大学医学院毕业，在武汉医学院附属医院工作，1957 年组织上安排到北京中医研究院参加西医离职学习中医研究班，以后就一直在做中医和中西医结合的研究工作。1982—1991 年仜担任上海中山医院中医科主任，为中医"舌诊"客观化研究的先驱，承担了多项国家攻关课题。舌诊的客观化研究是用客观的观测指标，对中医学的舌象进行定性、定量、定位的研究项目。传统舌诊的定性定量标准受医生的学术水平和临床阅历的影响，有一定的不确定性。舌诊客观化研究的重点主要在于探索能直接反映中医各种舌象的特异性指标和精确灵敏的仪器，从 20 世纪 60 年代初以来，利用荧光分色测定舌色，利用舌印研究舌上乳头，舌苔的电子显微镜研究，为认识各类舌象的形成原理提供了细胞、分子水平的形态学依据。舌诊的血液流变学研究，动物实验研究舌诊。制造"虚证"或"阳虚"动物模型观察舌象变化，著有《舌诊研究》。并且开展探讨祖国医学"脾"的本质的研究，是中西医结合科研工作的重要课题，对脾的解剖与功能、脾虚证的异病同治、脾本质的探索、脾虚证的动物模型以及关于脾病的方药研究。临床上擅长"望舌诊病"及中西医结合治疗胃病和肾病。20 世纪 90 年代移居美国继续开展中医研究和临床工作。

参考资料：《杏林五十秋》（上海中医药大学出版社，2005 年）。

## 陈作霖——针灸名家

**陈作霖**（1925—），常州孟河人，中医世家，先父陈耀堂为上海名医。先生幼承家学，喜好针灸之学，孜孜不倦数十年，1944 年毕业于上海中医学院，1946 年参加民国政府全国中医师统一考试，考试及格。1954 年参加上海市铁路局中心医院针灸科工作，历任上海铁路局中心医院针灸科主任，上海铁道医学院中医教研组副主任。1960 年代表针灸治疗近视眼、聋哑研究小组参加上海市群英会，兼任中国针灸学会理事，中国针灸学会灸法、针法研究会理事，上海市针灸学会副理事长兼组织部部长、上海针灸杂志编委会副主任、上海针灸医疗中心顾问，铁道部卫生系统正高级职务任职资格评审委员会中医学科组委员、铁道部卫生系统专家委员会委员、上海市名老中医学术经验继承班指导老师。著作收集于《当代中国针灸临诊精要》《现代针灸医案选》《中国当代针灸名家医案》等书中。学术思想为：一、辨经络与辨脏腑为主、擅治疑难杂症。二、调治后天以养先天。三、情志病以调厥阴为主、故手足厥阴之"内关""太冲"二穴为临床所常用。他以敏捷的思路，丰富的学识，勇于开拓的精神和独特的经验，赢得了针灸同道的敬重，擅长辨证，取穴少而精当，主张以针灸为主，药物为辅，治愈大量患者，名扬沪上，为上海名医。

**参考资料：**《常州市志》（中国社会科学出版社，1995 年）、《医溪絮语》（中国科学技术出版社，2019 年）。

## 陈坤庵——南夏墅名医

**陈坤庵**（1906—1967），名鹤鸣，常州孟河人。少年时便随家父学医，鹤鸣耳濡目染，1924 年，他又回到老家孟河进修，专攻由丁甘仁创立的丁派医学。陈鹤鸣在孟河学成后，仍返至南夏墅镇行医，改名为宗岐，寓意世代为医，后来还打出了"孟河世医"的诊所牌匾。陈宗岐刻苦钻研，博采众长，尤得丁氏医派之精髓，求诊者络绎不绝。为方便出诊，陈宗岐还专门买了一匹马，骑马上门为乡亲治病。陈宗岐还依据祖传秘方研制了一种专治对口疽的药，不管病情多重，三帖必痊愈。对妇科病，他也有独到的诊治手法。患者闻之，趋之若鹜，有时外地上门求诊的船只，竟在街旁河中排出一里多长。他家店堂四壁挂满了人们送来的感激和褒奖的匾牌，上书"如饮上池""术宗之花"等等。陈宗岐不但医术出众，又善行乐施，还利用良好的社会关系支持革命。抗日战争时期，他经常为抗日队伍筹办粮食、药品，掩护地下党活动。1944 年冬季，他为陈毅部队捐赠 100 套棉军被和 100 套棉军服，并亲自押送。不料在第二次运送时被驻守在湖塘的伪军截住，亏得当地名绅联名担保，花了几蒲包钱票，方才获释。他还冒险救下了 7 个将要被伪军活埋的共产党员和新四军战士，当时常武地区抗战的负责人钱梦梧曾在抗战动员大会上赞扬他的义举。新中国成立后，陈宗岐担任了武进县第一届人大代表、南夏墅乡第一任工商联主任，组织创办了南夏墅医院。陈宗岐生前珍藏了大量孟河医派书籍，共有 88 册，主要有《丁氏医学》《伤寒证治准绳帙》《丁氏诊断学大成》《医宗金鉴》《金匮要略浅注》等，多为清代藏本。

参考资料：《南夏墅志》（1986 年）。

## 陈济鸿——擅长骨伤科

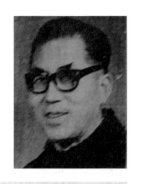

**陈济鸿**（1924—？），宜兴市人。早年承家传，后又从师于丁一飞，武进曹桥卫生院中医师，擅长骨伤科。

参考资料：《医海拾贝》（江苏科学技术出版社，1992 年）。

## 陈桂发——元朝平江路官医提领

**陈桂发**（生卒年不详），元朝溧阳人。仕元为平江路官医提领，仕已，吴人利其医，不欲使去，遂家于吴。子德华、德辉。德华为元御诊太医，年三十五，猝死于燕，葬溧阳举福山大石山。德华子希文，医名吴中。

参考资料：《吴中名医录》（江苏科学技术出版社，1993 年）。

## 陈萌棠——求医者甚众

**陈萌棠**（生卒年不详），师出焦溪名医承槐卿门下，善治湿温证（伤寒、副伤寒）颇有名望，求医者甚众。1946 年至 1949 年开业于横山桥西街，生前曾整理《承槐卿医案》。

参考资料：《横山桥镇志》（1985 年）。

## 陈乾初——民国名医

**陈乾初**（1892—1969），又名陈锡根，武进县湖塘桥人。青年时曾为塾师，他对古典文学颇有修养，能写一手好行书。陈因过度用功，致使身患重病，赴苏州曹沧洲先生（做过御医）处就医时，居住于曹宅，曹氏因其古文基础较好，在陈的要求下，收其为门徒。三年后，陈病愈康复，学医也有所成就。返归家乡，专业行医，初业内外妇幼诸科，后专业中医内科。陈继曹氏之学，博览医药文籍，加之通过临床实验，医学知识和实践经验均有长足的进步，到民国年间，陈乾初先生已成为地方上闻名中医之一。1941年，本地瘟疫流行，患者央医治疗，因一些医生不得法，死者众多。而陈乾初独用"蒸变化浊芳香辟秽由营达卫法"治之，病人闻到药味，就感轻快一些，服用此药，好比饮的乳浆。服完了此药，病除康复者居多数。自此，群众对陈颂声载道，陈的声名益扬。鸣凰翁某，患小便癃闭症，初服中药，不见成效，刚进医院，屡用手术导尿，虽暂通小便，终不得愈，痛苦万分。慕名乞诊于陈氏，陈用疏肝理气法一剂，小便渐趋流畅。经陈诊治，起死回生之例颇多。新中国成立后，陈进本镇联合诊所工作，兼协源布厂特约中医。自陈进诊所后，慕名至诊所的病号日增。陈氏一生仅收两名学徒，其中有一名学生盛某，现在常州市第三人民医院工作，是较为有名的中医师。新中国成立后进本镇联合诊所工作，兼协源布厂特约中医。自陈进诊所后，慕名至诊所的病号日增。

**参考资料：**《湖塘乡志》（1984年）。

## 陈嘉瑅——著《医学粹精》

**陈嘉瑅**（生卒年不详），清代常州人，内科医家，著《医学粹精》二卷（《武进阳湖县合志》）。

**参考资料：**《中国历代医家传录·中》（人民卫生出版社，1991年）。

## 陈耀堂——上海名医

**陈耀堂**（1897—1980），常州孟河人，为上海名医丁甘仁先生入门弟子，学习六年。行医六十多年，疗效卓著，活人无算，享誉上海。专攻内科，对妇、儿、外诸科也有一定造诣，晚年对气功很有研究。曾任上海市黄浦区联合诊所副所长，参加过上海中医学院筹建工作，遗著有《中医诊断学》《陈耀堂医案选》《气功概要》等。

**参考资料：**《孟河医派三百年》（学苑出版社，2010年）。

## 吴诚——明代医家

吴诚，字纯伯，明代武进人。高祖乐堂，宋名儒。父可大，徙吴，以医行。诚世其业，尤著名伤寒，后有施宗文、施盛文继之，亦治伤寒奇验。——《苏州府志》《图书集成》

参考资料：《中国历代医家传录·中》（人民卫生出版社，1991年）。

## 吴杰——太医院使

吴杰（弘治正德年间，大约 1460—1538 年），字士奇，号旸谷，武进孟墅（今横林）人，祖籍无锡。明代正德朝（即明武宗）著名御医，乃是红极一时的国医高手。吴杰出生世医之家，高祖吴肇本是无锡人，于明英宗正统初年定居常州府武进县之孟墅，东于无锡紧邻。退休后某年吴杰回到武进，修住房，治田园，为终老之计，年七十八卒。吴杰学无所不通，更精于医，遇奇效尤效，尝曰：调药性易，调自性难，挈出性字，方可言医。人以为名言。言弘治间以善医征至京师，礼部试之，无逾杰者。故事高等入御药房，次入太医院，下者遣还。多次治愈正德皇帝的疑难病症，正德中，帝病喉甚危，按名召杰，进上清丸，一服而愈，自是得幸。帝尝射猎还，口出血，杰进犀角汤愈，深得皇上的宠信，每治好皇帝一次病，他的官阶就晋升一次，直至担任御医中的最高官职"太医院使"，常随侍皇帝左右。杰以诸医待次久，遣归可悯，愿贬已秋偕入院，尚书议而许之。吴杰善诊脉，用药不主古方；及进御，则不得不用古方，亦无不效者。他不仅以高超的医术为皇帝和病人治好病，还关心时政，热爱国家，于正德皇帝南巡得重病、行将'驾崩'前，还粉碎了一场由握有重病的佞臣江彬妄图发动兵变的阴谋，御医吴杰向皇帝建议：火速回京，断然拒绝佞臣江彬要皇帝车架回宣府（江彬老家）的阴谋诡计，一到京城就诛杀了江彬，不久皇帝也'驾崩'了。如果没有御医吴杰献计献策，明朝的历史将要改写，不是亡于明思宗崇祯十七年（1644 年），而是亡于明武宗正德十六年（1521 年），亡国的时间要提早百余年，对我国历史做出重要贡献。吴杰的次子希曾居乡时曾经师事武进人徐向（号养斋，曾任南京户部尚书），因而与唐荆川（明代著名文学家、抗倭英雄）为友，从而使荆川先生了解其父吴杰的行事，特别是在毅皇（即明武宗）时的事尤详细，唐荆川便挥动如椽之笔亲自为他立传，这篇《旸谷吴公传》收入荆川先生文集第十一卷中。此传开门见山地说："公名杰，字士奇，武进人，其为医始公之高祖肇，父宁赠太医院判……"《常州府志·人物·卷二十三·旸谷吴公传》："吴肇，无锡人，洪武间拜御史，建文嗣位，益加眷注，靖难兵渡江，闻宫中火，因北向恸哭几绝，变姓名从建文（帝）亡……正统（注：明英宗年号）初释禁始归，卜筑于常之孟墅，托医以养母，无知其为肇者。"这些志书记载交代了也指出吴杰出身于世医之家，同时点明吴杰为武进人的由来。国史《明史·方使传》中《吴杰传》的内容与荆川《旸谷吴公传》的内容相近，可知《明史》采用的是唐荆川所立《吴杰传》。从《明史·方使传》中吴杰传与明代著名药物学家李自珍传并列，足见御医吴杰在全国的知名度极高。到了晚清，明代名御医吴杰在常武地区仍知名。编纂于光绪初年的《光绪武进阳湖县志》在卷二十六《人物·艺术》篇中列有《吴杰传》。吴氏家谱记载：93 世，吴杰，宁子。初名敫，字士奇，号旸谷，初任太医院院判，授承德郎，正德己卯扈驾幸大同有功，赐蟒衣玉带，进奉政大夫，崇祀名宦乡贤祠。配周氏，继李氏，赠安人。再继朱氏，三继缪氏，赠宜人。后代有六个儿子，两个女儿，孙子六个，孙女四个，曾孙女一个。子六：长子希颜，补太医院医士；次子希曾，中顺天甲午乡试成举人；三子希孟，登进士，升江西左参议；四子希周，郡庠生；希程、希张。吴杰退休后留居京师，遣其二子遍从翰林诸名公游。吴氏家谱至今传至 112 世。

**参考资料**：《武进阳湖县志》（光绪）、《谱牒文化》（2012 年第 2 期）、《吴中名医碑传》（2016 年）。

## 吴元春——擅长喉科

**吴元春**（生卒年不详）常州人，擅长喉科，1930 年 11 月开设诊所在娑罗巷 32 号。

**参考资料:**《常州卫生志》(1989 年)。

## 吴仁初——擅长中医内外科

吴仁初(1929—?),武进戴溪人。1945 年 2 月至 1946 年 12 月随伯父吴济民学中医内科,1947 年 3 月至 1952 年在上海河南北路 286 号杨廷芳先生诊所学中医针灸;1956 年 8 月被上海市虹口医卫生局吸收再虹口区门诊部工作,1959 年起先后在公费医疗第二门诊部及上海第四人民医院工作,副主任医师,1992 年退休。擅长中医内外科和针灸,对呼吸系统四大疾病以及外科疾病较多钻研。历任虹口区第二、三、四、五、六、七、八届政协委员,现在虹口区农工党主办的保康医院工作。

**参考资料:**《常州卫生志》(1989 年)。

## 吴宁澜——清代幼科

吴宁澜(生卒年不详),女,字熔堂,常州阳湖人。清代幼科,著《医药编》《宜麟策续编》《保婴易知录》二卷,有嘉庆十七年壬申初刻本(《中医图书联合目录》)。

## 吴永文——常州妇科名医

吴永文(生卒年不详),常州人,妇科世医,吴逸唐媳妇,1939 年独立行医,擅长妇科,新中国成立后进入水门桥中医联合诊所。

## 吴平良——擅长内科

吴平良(生卒年不详),武进人,民国时期武进县邹区乡中医,擅长内科。

**参考资料:**《邹区乡志》(1985 年)。

## 吴可大——明代医家

**吴可大**（生卒年不详），明代武进人。高祖吴乐堂，宋名儒。可大以医行，擅长内科，后徙吴，子诚世其业，尤著名伤寒，后有施宗文、施盛文继之，亦治伤寒奇验。

**参考资料：**《中国历代医家传录·中》（人民卫生出版社，1991年）、《苏州府志》《图书集成》。

## 吴仲山——清代常州名医

**吴斐融**（1791—1874），字仲山，常州人，家住戚墅堰区剑湖印墅。史书记载吴家第一位中医是吴云，擅长外科，医术超群，行医不囿于正统的医学传统，他能识别草本，所用类非经方所载，俗呼为"吴草头"，意谓他善用草药。吴云的长子，继承家业，不幸早逝。次子吴仲山秉承家族中医传统，既攻外科也兼内科，于外科尤精，与费伯雄同时齐名。面对病情严重的疑难杂症，他和父亲一样不囿于常规治疗，方药疗法异乎寻常，于草木尤能识别，所用药物类非经方所载，常常会有前人没有用过的草药入药，这些草药，大都是吴仲山自己进山采集的，使得他的医术更加超群。痈疽剧毒，得其膏药一，痛即止，一一奏效。求诊者日不下百数十人，诊疗非常繁忙，不得不一边做小手术或针灸治疗，一边向弟子口述药方。他的名声与同时代的费伯英雄不分伯仲，传说曾捐官得二品御，他医多托名门下，猎取声誉。林则徐任江苏巡抚时，身患疾病，屡治不愈，闻吴仲山大名，延入府中，经月而健。林则徐一生，唯有一副对联赠吴仲山医生："羡君尽有回春术，愧我原无医世才。"赞美之意，溢于言表，林则徐的这副对联，是派人专门送常州吴宅的。咸丰年间的江苏督学李小湖，亦曾慕名登门走访，曾云"江南名医不过二人，一为阳湖（县）吴斐融（吴仲山）、一为武进（县）费伯雄"。吴家此后几代同样也继续传承，逐步由外科转为内科时令病的诊疗。吴仲山先生寿至八十余，有子，能世其业。吴氏生平无著述，仅有医案抄本存世，为常州戚墅堰医院何伟文医师收藏。

参考资料：《武进阳湖县志》（光绪）、《中国医学大辞典》（谢观，1957 年）、《常州市卫生志》《孟河医学源流论》（Eastland Press Seattle，2007 年）。

## 吴申禄——晚清常州妇科名医

**吴申禄**（生卒年不详），常州人，清代道光年间，拜汤氏妇科汤隆宜岳父为师，擅长妇科医术而成名医。人称"老汤八房妇人科"，后传子吴逸堂，又传媳吴永文。新中国成立初期，吴永文参加水门桥中医联合诊所，后并入东风医院。吴氏采用祖传秘方治疗月经失调，妊娠安胎，产后体虚等效果显著，在社会上颇有影响，每天诊疗 80～90 号，求医者远至京沪沿线直至新疆、云南、等地（1984 年病故）。

参考资料：《常州卫生志》（1986 年）。

## 吴幼荪——民国时期常州知名中医

**吴幼荪**（生卒年不详），常州人，民国时期知名中医，诊所开设在青果巷。

## 吴尚志——秀才儒医

**吴尚志**（生卒年不详），武进人，清末秀才，儒医，对中医中药很有研究，颇有名望。

参考资料：《三河口乡志》（1985 年）。

## 吴恒山——邹区知名中医

**吴恒山**（生卒年不详），武进人，民国时期武进县邹区乡知名中医，1951 年组建联合诊所并任所长，1964 年任邹区卫生院院长。

参考资料：《邹区乡志》（1985 年）。

## 吴济民——有医名

**吴济民**（生卒年不详），武进人，民国时期在武进礼嘉有医名。

参考资料:《礼嘉乡志》(1985年)。

## 吴宗焘——名振沪锡

**吴宗焘**（生卒年不详），字菊舫，清代常州人。承家业，从父召棠学，尽得其传，武昌起义时移寓沪上。每临诊，不论病之深浅，必详审证状，慎重处方；判断安危，竟至毫发不爽，故名振沪锡之间，卒于癸亥。著医案颇多，《神州医报》披露数十条，由门人吴莲洲所贡献。

参考资料:《中国历代医史》1959年。

## 吴宗骞——内科世医

**吴宗骞**（生卒年不详），清代常州人，父亲吴君棠，内科世医。宗骞传承世医，清末移居沪上，名震沪、锡之间。

参考资料:《中国历代医史》1959年。

## 吴南耀——阳湖印墅六世医

**吴南耀**（1858—1899），名月恒，一字仲辉，阳湖印墅六世医。年十六，父卒，赖祖印川抚育成立，并从祖习医。南耀极用功，指示所至，辄有心得，年逾弱冠，医已有声，后技益精，治疾如玉壶冰心，洞见肺腑。在治疗流行的温病时声名鹊起，使用的方法与众不同却收到奇效。根据中医理论，湿温病很难以诊断与治疗，江南中医大都使用温病学的治疗方法，主要治以凉药。而吴南耀却偏偏坚持使用甘温药物，这种治疗理念不是着力直接祛除病邪，因为这样可能会伤害机体的正气，他强调增强机体的卫气。对症情复杂病例，南耀能别出机杼。后来丁甘仁也使用此法，在他出版的医案中有所记载。无锡石塘湾沈明岐，患湿温绵热不退，当地名医，悉主甘凉，濒危，转延南耀，南耀独主甘温，并力保无虞。当晚，留宿病家，次日，病情果见好转。病愈后，沈吴由此联姻成亲。

**参考资料：**《常州卫生志》。

## 吴卓耀——中医外科名医

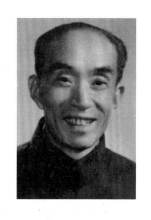

**吴卓耀**（1906—1980），江苏江阴人。父亲吴德琴原是私塾先生，光绪二十年时，江南一带瘟疫为患，吴德琴心痛不已，变卖所有家产，弃教学医，立志做个悬壶济世的郎中。由于吴德琴本身看过医书，对医道略有所知，平时也替人看点常见病，投师学艺三五年后，他在医术上精进了不少。1901年，他开创了"吴氏医寓"，并定下"只为救人，不问医金"的行医准则，显示出这个家族与众不同的职业特色。吴卓耀自幼随父吴德琴习医，并拜无锡石幢镇杜芸谷为师，五年学成后，先后在武进焦溪、常州开设诊所。解放后组织同新中医联合诊所，后又至市中医院、市第一人民医院、市第二人民医院主持中医外科工作。曾任常州市中医联合医院副院长、市人大代表、市政协委员、中华全国中医学会江苏省分会理事等职，授予"江苏省名中医"称号。吴卓耀对外科疾病以中医辨证法采用内服、外敷、开刀等综合治疗方法，疗效均佳，尤其对治疗疔疮、痈疽、流注、瘰疬、附骨流痰等顽疾，疗效显著。常州市中医院中医外科由吴卓耀先生创建，以其独特的疗效、低廉的价格、良好的服务而享誉常武地区，是医院的特色专科之一。治疗范围广泛，常见疔、疮、痈、疖等体表感染性疾病，以及慢性溃疡、褥疮、窦道、瘘管、下肢静脉曲张、糖尿病足等周围血管病，乳腺炎、乳腺增生症、溢乳症等。常用外用药：金黄膏、冰砂散、阳发散、四虎散、丁桂散、乌梅散、九一丹、白玉丹、生肌散、烫伤油、去腐生肌膏等。常用内服药有：清解合剂、解毒消肿合剂等。《广西中医药》1995年第3期，常州中医院中医外科陆尚彬撰写的论文《骨刺散治疗骨质增生性疼痛 1014 例》，应用常武地区名老中医吴卓耀主任治疗疮疡经验方配制成的骨刺散，外贴治疗该病，全部经 X 线摄片确诊；其中治愈跟骨骨刺 714 例，胸腰椎骨刺 60 例，膝关节骨刺 120 例等，有多名弟子传承了其中医外科技术。

**参考资料**：《常州当代名中医传记》（凤凰出版社，2019 年）。

## 吴规臣——精医理的才女

**吴规臣**（生卒年不详），女，字香轮，号飞卿，一号晓仙。清代金坛人，擅长内科，精医理。长州顾小云室，是吴中潘溶埠的女弟子。奇情偶傥，通剑术，工诗词，善书画，尤长写生。得溶埠之传，赋色研谙，神夺瓯香，小云远宦。飞卿常往来金陵维扬间，鬻书画自给，闺阁中未易才也（《艺林医人录》引《墨林今话》《耕砚田齐笔记》）。

**参考资料**：《中国历代医家传录·上》（人民卫生出版社，1991 年）。

## 吴惠平——海内外知名的针灸医家

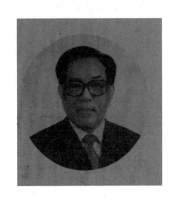

**吴惠平**（1916—1992），字祥元，常州马杭人。世界著名针灸学专家，为台湾地区现代著名的针灸宗师，是 20 世纪 60—80 年代世界针灸的领军人物，系常州在海内外最有影响的中医专家，为把针灸推向世界做出了杰出的贡献。曾任中国针灸学会理事长、台北市武进同乡会常务理事、国际针灸学会会长、世界中医师联合总会名誉会长等职。

父亲吴顺椿为武进世医，吴惠平幼年随父亲学中医和针灸，并分别投拜乡前辈喉科专家吉善甫、外科专家薛泮清两名医门下，精研喉外各症。1934 年悬壶应诊，不久以医术超群闻于乡里，1938 年吴惠平谨遵父训，创办武进国医内外喉科针灸学社，推广中医针灸教育，传道授业，学生遍及京沪各地。吴惠平为武进国医学会常务理事，襄助钱理事长兼理会务甚多。后诊所自武进马杭桥迁移常州城内马三埠六号（常州一院隔壁），其时已成为武进最年轻之名医，1948年6月获得卫生部颁发的4361号中医师证书，1949年移居香港行医。

1952年吴惠平转迁台北市，在台北市康定路开设诊所，为了发扬针灸医学造福民众，经过多方面的努力，吴惠平于1953年正式成立了台湾地区第一个针灸学术团体——台北市针灸学会，担任理事长。1955年，限于行政区域已经不能适应社会需求，创办中国针灸医院，联合同道，发起筹备台湾中国针灸学会，并担任理事长，连续十一届30余年，会员发展到3万余人。1959年开办针灸医学班，培育针灸人才。出席在法国巴黎举行的国际针灸学会第十届大会，并当选为该会会长。1962年国际针灸学会亚洲区第一次大会在台北市召开，吴博士呈请台湾当局核定，中国针灸学会发起准备日12月17日为国定针灸节。国际针灸学会亚洲区第二次大会，轮由日本召开，吴惠平和香港的卞伯岐、丁景源（均为常州人、孟河医派弟子）以及赵少鹰等出席。1971年中国针灸医院由台北市康定路迁移至重庆南路，设立完全现代科学标准之医院，满足日益扩大的患者需求。

吴博士医术卓越，治疗痼疾，莫不着手回春，推荐为各国政要治疗痼疾，经常应邀为英、美、德、法、加、日、韩、菲、泰、印，以及南美诸国元首政要治愈之人数甚多，并在世界各地宣扬针灸，博得各国朝野推崇。由于他在世界各国宣扬针灸，造福人类，先后获得锡兰国际大学、巴基斯坦自由大学、英国针灸学院、美国针灸学院及香港马丁大学等10多所学校的名誉博士学位。

他是向世界传播中国针灸学术最广泛的针灸大家。国际针灸学会由法国德拉裴博士创办于1949年，国际针灸研究在学术上向有两派，一派崇尚中国经络学说的古典派，一派崇尚要求简化的科学派，当时国际针灸学会会长德拉裴氏，是为科学派的领导人，吴氏告以古典派在治疗运用上的独到之处，应该共同合作，必能相得益彰，而对针灸学术当有更辉煌的贡献，他协助裴氏取得了国际针灸学会会员国的资格，自此与裴氏成为针灸学术方面的知己。1959年世界针灸大会在巴黎医师总会举行，德拉裴博士和吴博士荣任第一和第二会长，分别主持东西两半球的会务。1961年10月国际针灸学会亚洲区大会在台北召开，参加会议的针灸医师来自 15 个国家，500 余人出席，由吴惠平亲自主持。吴博士不仅积极筹备大会，更承担所有开支，为推广国粹针灸，确立中国有着几千年历史的针灸在国际上的地位，其功至伟。他还电请联合国世界卫生组织接受并研究针灸，1979 年 12 月，世界卫生组织准许以针灸治疗偏头痛、便秘、感冒、白内障、气管炎等 43 种疾病。1972 年由欧、美、非、亚、澳洲等 62 个国家地区的吴氏门生发起，组织成立了中国针灸医师吴惠平博士门生国际同学会，成立的目的，在于联络世界各国吴氏弟子，弘扬中华针灸医术，为人类造福。为了满足世界各地患者的需求和弟子们学习针灸更加方便，1973 年吴惠平院长将台北针灸医院附属医院分设于美国夏威夷和旧金山，吴师致力推广针灸于世界各地，数十年来不遗余力。他和国际针灸学会创办人德拉裴博士、东洋针灸学校创办人柳谷素灵医师三位在国际上大力宣扬针灸，对人类健康贡献良多，被誉为世界三大针灸名家，德拉博士和柳谷素灵医师先后在 1961 年、1965 年逝世，吴惠平博士继续为国际针灸学会努力工作。由于他在世界各国宣扬针灸，

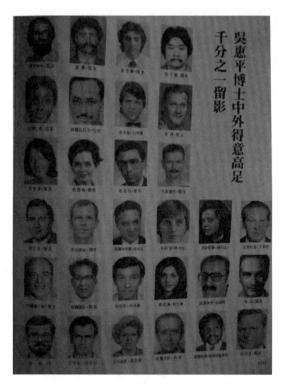

214

造福人类，1981 年 3 月国际针灸大会在韩国举行，授予吴惠平博士为国际针灸统帅荣誉称号。吴氏最大的成就，慕名拜他为师者，有六十二个国家，传授门生弟子三千余人。

吴师刻苦研究，著作等身，主要有《经络生理学》《针灸基础学》《针灸概要》《针灸医学》《针灸铜人图谱》《针灸经穴挂图》《最新针灸挂图》《十四经针灸穴挂图》《吴惠平针灸学》《中国针灸大典》，以及《中医诊断学》《高血压之研究》《风湿病专著》《中国实用医学大全》等。并将《针灸学》译成英、法、西班牙等国文字出版，发行欧美，以广流传。吴惠平长子吴泽铣，现在美国开设吴氏中医诊所，长孙吴安详，在美国加州大学旧金山分校毕业后回台继承他的事业。

参考资料：《中国针灸大典》（台湾，1985 年）、《名人博览》（2012 年 3 月第 1 期）、《上海针灸杂志》（2013 年第六期）。


## 吴紫绶——常州名医

吴紫绶（生卒年不详），常州人，1935 年 11 月开设诊所中医诊所在茅司徒巷口 24 号。

参考资料：《常州卫生志》（1989 年）。


## 邱孝若——疔科医师

邱孝若（生卒年不详），民国时期常州市区主要疔科医师，在西瀛里 53 号开设诊所，对疔疾采取外治，内服，针灸三者并用法。邱孝若外治主要是切开排脓，外敷药料、药膏，自制外用药有乌金膏、去腐生肌散及紫云膏等。内服药以凉血解毒为主，按病情轻重分别运用七星剑方、解毒大青汤等方，有时还加服安宫牛黄丸、紫雪丹等成药，遇上病势凶险的"疔走黄"病例时亦能治愈。1963 年有位患者，颞部患疔，虽经抗生素、激素、输血、输液等治疗，但仍处于昏迷状态，经邱孝若用针刺，内服中药及外敷等药物治疗，次日即清醒，复诊两次后，脱离险境。

参考资料：《常州卫生志》（1986 年）。

## 余听鸿——经方大家

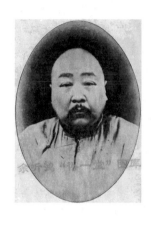

余听鸿（1847—1907），字景和，宜兴人。晚清名医、经方大家。家境贫寒，1864年随兄到武进孟河天宝堂药店为学徒，始定居孟河，师从曹秋霞，白天忙于柜台抓药，并处处留意各家处方用药之配伍，晚间则潜心苦读《内经》《金匮》《医宗金鉴》《神农本草》等古典医籍。孟河名医费兰泉得知他勤学不得师门，乃收其为徒，1867年后成为费兰泉门人，攻中医内科，从此医术大进。费兰泉不仅传其自身医学心悟，其专长为善于用张仲景方治疗杂病，还授孟河沙氏、王九峰等医学心得，贾先生又教之；又留意当时孟河名医王九峰、马培之、马省三、费兰泉等多位名医的用药处方，手抄孟河各家之学，在实践中余景和还受到费伯雄、马培之、巢沛三、马日初、马益三等学术思想的影响，从此医术大进，业成小试，辄有大效，成为晚清孟河名医，云"余居孟河廿余年，集马培之征君、费晋卿观察、益三马君、佩堂丁君、沛三巢君、日初马君、费兰泉先生、麓泉堂伯，诸前辈旧方至数万页，未得梓行"。余氏专于内科，兼通喉、外科。光绪八年常熟瘟疫流行，他至虞山镇悬壶开诊，经常救治垂危病人，自此远近闻名，求治者趋至。1885年往来于虞、孟之间，数愈危疾，有"余仙人"之誉，依以为重，1888年遂留常熟。著有《伤寒论翼注》四卷、《外症医案汇编》（1891年）四卷、《诊余集》《余听鸿医案》等。所撰《外症医案汇编》是近代中医外科流派"心得派"的集大成者著作之一，《诊余集》辑录百余例病案，近贤秦伯未（卫生部顾问、当代中医泰斗）对余听鸿颇为心折，在其著作《清代名医医话精华》介绍余氏医话多则，近代著名中医学家恽铁樵特为此书作《余听鸿先生家传》，足见他医德才学影响深远。余听鸿的后代有多人继承家学，儿子余幼鸿、余继鸿，孙子余鸿孙、余鸿仁皆有医名。余听鸿和丁甘仁是好朋友，其女儿余兰（1891—1928）和孙女余中华（1914—1998）分别与丁甘仁后代丁仲英和丁济南结为夫妻。余听鸿是近代经方大家，内外科造诣精深，善治危重疑难之症。他主张外科医生要熟悉脉诊和方药，内科医生也要学习刀针手法。这样，当遇到内外兼证时，医生可以始终一贯地调治，不必更换其他科医生，患者从而受益。临床喜用经方加减运用治疗，重症果断用重剂，随证变化用药灵活多变，如何使药既能中病又不伤正，他说："治病之方法，要立定主见，不可眩惑，自然药必中病。有一方服数十剂，一味不更而病痊者，非老于医者不能也。"余景和对药物的双刃性有精辟见解："药能中病，大黄为圣剂；药不中病，人参亦鸩毒，服药者可不慎乎。"余听鸿自云：余素性刚拙，遇危险之症，断不敢以平淡之方，邀功避罪，所畏者，苍苍耳。言："为医者，尚济困扶危，死中求生，医之责也。若惧招怨尤，袖手旁观，巧避嫌疑，而开一平淡之方以塞责，不徒无以对病者，即清夜自问，能无抱惭食影乎？"余氏对口张、撒手、遗溺、筋肉惊惕跳动等危症之候的辨析认识经验，口张是提示肾虚不能纳气，呼吸困难，吸少呼多；撒手是提示脾气将竭，固摄失职；遗溺是提示肾虚不能固摄；筋肉惊惕跳动是因汗吐下失血后津血大耗，阳随阴脱所致；身僵颈硬为气血运行因虚极而接近停顿所致；喉哑因阳气衰竭，阴寒上逆所致；戴眼即病人眼睛上视，不能转动，因脏腑精气不能上荣于目。舌强一般属火热证，肝风内动证，但肝之虚阳外越，如不予以正确治疗，下一步将可能出现面部泛红如妆等戴阳证症状。余听鸿善治内科杂病，亦兼通外科，他主张治外科必须通内科，伤寒温病要融合等。辨证精辟论治中肯，用药灵活多变，医案记录详尽。医案载治虚胀多以温补脾肾之法，余氏治痿证甚多，认为治痿诸法，唯干湿二字足矣，看痿之干湿，如肉肿而润，筋脉弛纵，痿而无力，其病在湿，当以利湿祛风燥湿。其肉削肌枯，筋脉拘缩，痿而无力，其病在干，当养血润燥疏筋。乳房病症皆肝脾郁结，则为癖核；主要由于肝气郁结、胃热壅滞、冲任失调、肝肾不足、痰瘀凝结、乳汁蓄积或外邪侵袭等。余氏告诫不能滥用补药，否则会有百害而无一利。当今人们生活逐步富裕，追求健康长寿，滥用补药，可作警语也。余氏所著《诊余集》，大部分属内科范围，为其手录治愈的大症及疑难杂病，兼及平日得之师友问的治验，病证范围以关格、上下脱、戴阳、湿温、肿胀、泄泻、痹痿、时毒、发背、咳嗽、产后病等为多。如治关格、痹痿、上下脱、阴阳斑等数案，病情变幻多端，余氏用药能洞中肯綮，反映了其丰富临证经验。《外证医案汇编》以内外两科兼症者居多，治法精当，示人以法。

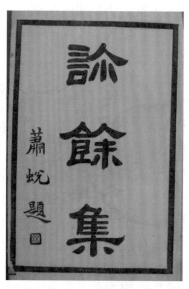

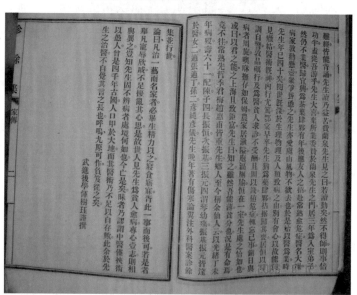

参考资料：《清代名医医术荟萃》（中国医药科技出版社，1994 年）、《孟河医派研究文集》（2005 年）、《孟河医派三百年》（学苑出版社，2010 年）。

## 余师愚——清代温疫学家

余霖（1723—1795），字师愚，常州人，温疫学家。著有《疫疹一得》，创制重用石膏的"清瘟败毒饮"，治疫三十年，制服热性瘟疫，活人无数。少时业儒，屡试不第，遂弃儒攻医，究心于《灵枢》《素问》，苦学二十余年，博览医书。乾隆年间，霖曾客居安徽桐城。1764年其父染疫，由于被当地医生所误治，以致不救，霖归里奔丧，检视所用方药，皆治伤寒剂，使余霖抱恨不已。此后，则侧重于疫疹的研究。在其学习中医本草著作时，见书中记载石膏的作用，其性大寒，大清胃热，而味淡而薄，能解肌热，同时体沉而寒，又能泻实热，认为温热之疫非石膏不能治，因此在临床上遂用石膏重剂以试治温疫，并取得满意疗效。后至京师，乾隆癸丑夏日大疫，诸医用张景岳温补法或吴又可疏解分消等法皆无效，余氏投与大剂石膏，创用清瘟败毒饮等方施治，活人甚众。纪晓岚在其所著《阅微草堂笔记》一书中，曾记载乾隆癸丑年（1793年）京师大疫，很多医生按张景岳的治法治疗无效，并使患者有些因之而死，又以吴又可的方法治疗亦无效。桐乡冯鸿胪之姬人呼吸将绝，桐乡医生投大剂石膏药，使之应手而愈，此医生即余霖先生。后人多踵其法以治疗，活人无数，可见余霖的学术经验绝非空谈，也反映余氏在当时还是名噪一时的。其对温病学的学术发展做出了贡献，成为温热学派的一大家。其著《疫疹一得》即按自身三十年之临证经验总结而成，对温病学有一定贡献。此书专论发斑疹性瘟疫，共上、下两卷。卷上，论疫疹病源、诊治要点、常见症状辨析。卷下，述疫疹差后诸证的治疗、斑疹形色的辨别、疫疹诸方析义，后附余霖亲治的十一例疫疹重症验案。本书对疫疹现症的论述很详细，尤详于疫疹之危重症候。书中还设有专篇论述斑疹的形色，从斑疹的外观变化来预测疫疹的吉凶顺逆。验之临床，余氏诊治疫疹的各种方法，甚切实用，他所创制的"清瘟败毒饮"更是起沉救厄的良方，足补前贤所未逮。

温疫病的防治重在把握其发病特点和发病机制，清代温病学家余师愚对此有独到之处，值得现今防治温疫类传染病借鉴，有深入研究的必要。余师愚生平经历多次温疫流行，他结合病状深究，深入系统研究温疫，积累了丰富的临床治疫经验，在书中详论温疫，对温疫病的辨证论治做出了重要贡献。余氏对温病学的学术经验重点体现在以下三个方面。一、余霖认为，疫疹的发病由乎淫热，侵及肺胃，布散十二经所致。他从运气学说的角度出发，认为天之六气在发病当年当月，正是火热淫气当令，疫证发于此时，疫邪当属火热。故余氏论述疫疹的病因时，认为仲景书中对此未作阐发，可能系属于遗亡，唯刘河间提出清热解毒之法以治热病，属高于他人者。在此基础上，从运气理论入手，提出"火者疹之根，疹者火之苗"的论断，明确了疫证的病因，并对其治疗法则、处方选药均有很直接的影响。对于疫疹的病机，余氏接受了吴又可"邪从口鼻而入"的观点。但其认为吴氏所言邪不在胃而传于膜原的看法，"似有语病"。余氏认为，疫邪从口鼻而入，有一日即发者，有迟至四五日仍不透者，各不相同。其发作越迟，热毒之邪越深重。若一日即发者，是因为患者胃本不虚，因而邪气不能入胃，这属于吴又可邪伏膜原者。若迟至四五日而仍不透者，说明由于胃虚而热毒深入，因此可以出现全身的各种症状。毒热布于外则发热恶寒，斑疹可见；毒热盛于内则烦躁谵妄，口渴不寐；充斥于上则头痛如劈，充斥于下则腹痛下泄；侵于肺则喘嗽鼻衄，更有毒热侵及大肠见下泄或便秘，侵及膀胱见溲少溺血，不一而足。虽然症状表现不一，然其根本在于热毒在胃。二、余氏在论述瘟疫时，十分重视疫疹的诊断。由于疫疹与伤寒在临床表现上，确有很多似同而实异之处，若不加以细致的鉴别，则易于混淆而致使诊断失误。伤寒之病很少发斑，在初起未化热之前，绝不会出现斑疹，只有待寒化为热之后乃可见斑。而疫证系热毒之邪入胃，胃外合肌肉，致使热毒从肌肉透发，故常见发斑。疫证发斑越迟，说明疫毒深重，发斑越早，说明病邪外透，是向愈的趋势。三、对于疫疹的治疗，余氏创立清瘟败毒饮，重用石膏，直入胃经，佐以黄连、犀角、黄芩，泄心肺火于上焦。丹皮、栀子、赤芍，泄肝经之火。生地、知母，抑阳扶阴，若有斑出，又用大青叶与升麻引毒外透，总之余氏强调疫疹为病，既不可表，又不可下，更不能妄用温补扶阳，总以祛除无形热毒疫邪为要。余霖与吴又可时代不同，治温疫病证亦不一，吴氏之温疫属湿热之性，故易阻碍病机，疏利分消自然为法。而余氏之疫疹则侧重于热毒疫邪，故以清热解毒为治。余霖与吴又可对于温疫性疾病的辨治，丰富了祖国医学温热病辨治的内容，对明清时期温病学派的形成产生了深远的影响。

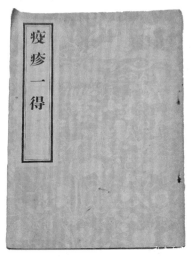

余霖图册

**参考资料**：《中医大辞典》（医史文献分册）、《中医临床医学流派》（湖南科学技术出版社，2003年）、《安徽中医学院学报》（1987年第4期）、《清代名医医术荟萃》（中国医药科技出版社，1994年）、《河南中医学院学报》（2003年第6期）、《上海中医药杂志》（2006年第3期）。

## 余鸿仁——孟河派名医

余鸿仁（1915—1970），名彦仪，常州人，清末孟河派名医余听鸿的孙子，上海名医余继鸿的儿子。初中之年，就读丁氏中医专门学校，1932年以第一名成绩毕业于上海中医学院，即留校任教授，其时，对在校大学生而言，因"余老师竟如此年幼"，众皆惊讶。得襄诊该校校长丁济万三年，为丁济万的入弟子，后创办丁校长领衔的上海国医院，任副院长。精《内经》和《本草》，以"孟河余鸿仁"名悬壶沪上等地，并任上海《现代中医》月刊三年主编。新中国成立后在常州市医专中医教研组主任，在卫生局和中医院工作。曾担任常州中医药学会副秘书长、江苏中医杂志编委，江苏省西学中讲师团教员，参与全国首批中医六高校的教材编写工作，1960年出席江苏省文教群英会。

参考资料：《常州卫生志》（1986年）。

## 余继鸿——民国时期上海名医

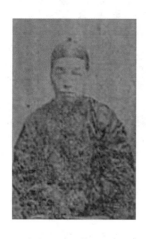

余继鸿（1881—1927），名振元，字渭经，以号行。生于常州孟河，余听鸿幼子，医承家学。1910年去上海师从丁甘仁七年，精理内、外二科，并为师代诊，学成后在上海中医专门学校任教。协助丁甘仁创办广益中医院，任副院长，参与筹备上海中医学会的成立，担任学会首届常务理事。并且校订刊印其父余听鸿遗著《诊余集》，该书由丁甘仁、丁仲英等作序，恽铁樵作传。

参考资料：《孟河医派三百年》（学苑出版社，2010年）。

## 邹元甫——老中医

邹元甫（1921—2000），江阴人。早年从师学医5年，1935年从武进承槐卿习医2年，1942年无锡承法安函授针灸一年，1958年江苏省中医进修学校毕业，常州市广化区医院副主任中医师，擅长治疗风湿、胃病、臌胀病等。

参考资料：《医海拾贝》（江苏科学技术出版社，1992年）。

## 邹润安——清代医药学家

邹润安（1790—1845），名澍，晚号闰庵，武进人，清代医药学家。家贫绩学，一生勤苦自励，其学识渊博，文理淹通。于书无所不窥，通晓天文、推步、地理、形势、沿革，诗文亦卓然成家，尤精医学，隐于医以自给。道光初，诏举山林隐逸，乡人议以澍名上，固辞，甘愿在本地行医。他一生不求闻达，而甘"隐于医"，而绝非趋炎附势者流，其品行和学问皆获得众友人的尊敬，是一位通儒术而隐于医的儒医。邹氏友人汤用中（也是同乡）在《本经序疏要》跋中说："君为人治病，必先单家而后巨室。非盛寒暑，未尝乘舆。"同里周仪颢在《邹润安先生传》中说他："家故贫，艰于就傅，勤苦自励，于书无所不窥、虽沍寒盛暑，披览不缀。"又说他"以积学敦庸行，为世通儒"。所著书，医家言为多，凡有关论药的都加以疏解辨证，或论病之所适用的药，或论药所适用的病，以及论当用不当用的缘故，务必求其精华，

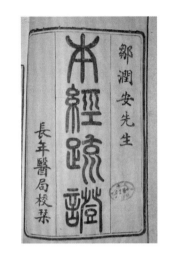

不失于粗疏；求其真谛，不惑于近似，反复校勘，力求正确，使古代名医思想昭然若揭,对后学很有帮助。此外,邹氏尚撰有《读医经笔记》3 卷、《伤寒通解》4 卷、《长沙方疏证》（又名《伤寒金匮方解》）6 卷、《医理摘要》4 卷及《医经书目》8 卷等,均已不传,此外还著有《明典》54 卷、《常州府忠义词录》5 卷、《沙溪草堂文集》《沙溪草堂杂著》等著作。所刊行者，主要是本经疏证、续疏证、本经序疏要等，为后世留下了宝贵的医学著作，其中《疏证》载药物 173 种，《续疏》载药物 142 种．共 315 种，刊于 1832 年，新中国成立后有排印本。这是一部发掘《神农本草经》药物精蕴和研究《伤寒杂病论》的力作,在阐述《神农本草经》药物及其功效方面，见解独特而又精辟，可谓颇具卓识，是对《神农本草经》药物研究、剖析得最深刻、最透辟的专著。清道光年间，邹氏从事本草著述，疏证《神农本草经》药物共 173 味，皆为仲景所用者，深究仲景制方精意，成一家之言。凡六易寒暑，克成是篇，其用心之专且久如此，最后未及订正而卒，可谓一生心血皆倾注于此。书中采用笺疏之例，辨证之体，重在讨论药性及其在古方中的运用，这是一部发掘《神农本草经》药物精蕴和研究《伤寒杂病论》的力作。凡有关于论药者为之疏解辨证，或论病之所宜药，或论药之所宜病，与夫当用、不当用之故，务求其精，毋失于粗，务求其真，毋惑于似，反复校勘。杨照藜在《重庆堂随笔》总评中说："本草以《本

经疏证》为第一善本，其援引浩繁，穿穴精透，可谓空前绝后。"洪上庠对该书的评论是："例则笺疏之例，体则辩论之体，思则幽邈之思，识则卓越之识……则邹君之籍以不朽者，其在于此欤！"清代医家王孟英在《温热经纬》卷五之方论中，曾有不少地方的注释引用了《本经疏证》的论述，不但有裨后学，足以压倒前人。可见其对邹氏的推崇。后来《本经疏证》之得以出版印行，正是靠这些友人的大力帮助，"力请集资剞劂"。将深奥的中医学理论阐述得十分透辟，读之令人回味无穷，叹为观止。在对仲景学术的各类研究性著作中，邹氏之书在研究的深度和广度上都大大地向前推进了一步，当代著名中医学家岳美中在为中医研究生班草拟的"当读的古医书"中，推荐了《本经疏证》。兹举邹润安医家对细辛和丹皮的精辟论述：对细辛总的功效归结为一句话："凡风气寒气依于精血津液便溺涕唾以为患者，并能曳而出之。"并且指出："细辛惟治寒，乃为恰合。恶寒者，寒之方猖；口渴者，寒之已化；脑动者，寒与在上之阳战而阳欲负；下有沉寒，则必恶寒。"列举了《伤寒杂病论》中若干个含细辛的方剂来分析说明仲景是如何运用细辛的。细辛治咳，每与五味子、干姜同用，如小青龙汤、射干麻黄汤、苓甘五味姜辛汤等。其原因在于细辛能提出依附津液之风寒，但不能使津液复其常，且不能使津液中气不随提曳以出。而"干姜温脾肺，是治咳之来路，来路清则咳之源绝矣"。所以《伤寒论》中凡遇咳，总加五味子、干姜，而兼有寒邪者，必同用细辛。当归四逆汤之用细辛，在于助桂枝散内着之寒邪。他认为"欲其阴阳相得，非细辛不能"，故其"服药后当汗出，如虫行皮中"，即阴阳相得的表现。著名的大黄牡丹皮汤，邹氏对丹皮何以独能去肠胃中壅结瘀积，认为"胃者受盛之府，肠者传化之府，既受而盛，则非火莫化；既化而传，则非火莫行。牡丹非能助火之行也，凡火结不行者，牡丹能开降之。此所以专主留舍肠胃中症坚瘀血也"。提出丹皮最大的功效在于"通行血分，能行血中久痼瘀结，虽至化脓，亦所擅长"。所以只要是由血结引起的，如血脉虚而纵弛；脉随血聚而拘急；因血结而热生，因热熏而惊痫者皆可治。论述了肾气丸中使用丹皮的原理，若心肾相交而有所阻碍者，则牡丹皮为在所必需。与桂枝功效的异同作了比较：丹皮与桂枝皆入心，通血脉中壅滞，但桂枝通血脉中寒滞，其性轻扬，沉寒痼冷未必能通；丹皮通血脉中热结，故积热停瘀虽至成脓有象，皆能削除净尽。

参考资料：《中国历代医家传录·中》（人民卫生出版社，1991 年）、《常州市志》（中国社会科学出版社，1995 年）、《国医论坛》（1995 年第 4 期）、《中国中医药报》（2009 年 12 月、2011 年 10 月 21 日、2013 年 7 月 18 日）。

## 何宇林——患者称其"何半仙"

何宇林（1939—1999），金坛人。1969 年南京中医学院毕业，金坛市中医院内科主任、副院长、主任中医师，擅长脾胃病和肝病，金坛市名医，患者称呼"何半仙"，1996 年被评为常州市名中医。

## 何笠——擅长内科

何笠（1421—1512），字仲显，号寿庵，明代丹徒人，何之次子。擅长内科，医学著名，由大港镇徙居孟河。永乐二十一年癸卯生，正德六年辛未卒。

参考资料：《中国历代医家传录·中》（人民卫生出版社，1991 年）。

## 何韦文——擅长内儿科

何韦文（1919—?），字尔章，常州人。1937 年从师于周赞唐习医四年，1953 年结业于武进县中医进修班。原常州市戚墅堰区医院老中医，擅长内、儿科。

参考资料：《医海拾贝》（江苏科学技术出版社，1992 年）。

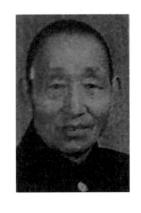

## 何止湘——江苏省名老中医

**何止湘**（1928—？），别号祥容，祖籍武进孟河。1942 年师承孟河学派丁派传人何正相学习中医，又融会马、费、巢诸家学说，1948 年毕业，曾行医乡里。1951 年参加工作，1951 年常州专署卫生所任医师。1957 年徐州专区医院中医科主任，1982 年任徐州专区医院副院长，1987 年任中医主任医师。江苏省名中医，享受国务院政府津贴。兼职江苏省中医学会理事、江苏省仲景学说研究会副主任、江苏省卫生厅科技委员会委员、徐州市中西医结合学会理事长。自 20 世纪 60 年代早期即已闻名于徐淮大地，对中医内科包括肝脏病、脑血管病、胃肠道疾病、风湿病以及妇科疾病的诊治有丰富的临床经验，尤其是对肿瘤及痛风的治疗有一定的研究。1958 年有幸参加省首届名中医盛会。

**参考资料：**《孟河医派三百年》（学苑出版社，2010 年）。

## 何如涧——溧阳内科医家

**何如涧**（1647—？），字东几，号仁东，清代丹徒人，炌之曾孙。清代内科医家，医寓溧阳。顺治三年丙戌生（《何氏八百年医学》）。

**参考资料：**《中国历代医家传录·上》（人民卫生出版社，1991 年）。

## 何应绶——业医内科

何应绶，字伯宠，号振西，明丹徒人，文荣之长子。业医内科，迁居孟河固村珠树下。万历十四年丙戌生，清顺治四年丁亥卒（《何氏八百年医学》）。

**参考资料：**《中国历代医家传录·中》（人民卫生出版社，1991 年）。

## 狄云霄——溧阳名医

**狄云霄**（1910—1990），江苏溧阳人，1931年毕业于上海中医学院，民国时期在溧阳行医，有医名，新中国成立后在溧阳人民医院和溧阳市中医院任中医专家。

## 狄嘉篯——武进名医

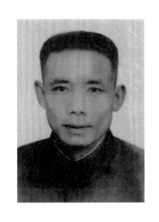

**狄嘉篯**（1917—1960），常州市天宁区郑陆镇人。1934年考入苏州国医学校，1936年进入该校国医研究院，追随校长王慎轩、名医叶橘泉先生，1937年抗战爆发，学校被迫停办，苏州国医学校国医研究院肄业，旋回故里。师从常州名医承槐卿先生，是承氏晚年得意门生，三年学成，尽得师传，回郑陆开业行医。1952年创办郑陆联合诊所，任所长，1958年郑陆医院院长。武进县第二届人大代表，《江苏中医》杂志特约编辑。擅治温热时病，亦精于调治内、妇科杂症，诊务繁忙。用药继承承门传统，轻灵、平淡、以少胜多，四两拨千斤，不拘经方时方，灵活应用。他对待患者态度和善，耐心细致，医德高尚，深受群众爱戴，有《狄嘉篯临症医案》《承槐卿晚年医案》等著作存世。他奖掖后进，弟子有陈铭藩（靖江）、蔡逸民、章兴泰等人，其子忍安克绍箕裘，能世其业。

## 法绚——远近推服

**法绚**（1751—1831），字孟容，一字蓉裳，清代武进人，法征麟后人。出身名医世家，有神悟，远近推服。喜为诗，然绝口不谈。其诗音节和谐，词旨雅润，无缒险凿幽，矜奇炫异之音。左辅评其"言简指远，如斯人，乃可以寄生死矣"。著作有《刻翠山房诗集》，入《旧言集》。

参考资料：《武进人物》（南京大学出版社，2016年）。

## 法钧——武进名医

**法钧**（1882—1942），字瑞生，父早丧，母吴氏课子甚严，每以纺织监读至深夜，寒暑勿辍，攻读如恒。年15岁，已熟读四书、五经暨黄帝内经、难经、伤寒、金匮、本草经笔医学典籍。后从信父法玉亮学医，得其薪传。19岁时自宜兴县和桥迁抵舅家雪堰桥开业行医，白天应诊，入夜犹攻读医著，勤学善思，擅治伤寒。曾治无锡藕塘桥一吴姓妇女：该妇产后罹伤寒证，持续高热，不省人事其家人正料理后事，偶闻法氏善治伤寒，遂延聘诊视；法氏至，急为探脉，并撬舌观察，于是挥笔处方，投凉血通瘀之剂，药后腑气骤通，恶露频下，昏迷旋苏，数剂后，霍然而愈。病家感激不已，特赠送匾额，上刻"是真法家"四大金字。自此医名益著，就诊者来自四方。

参考资料：《江苏历代医人志》（江苏科学技术出版社，1985年）、《常州历史名人大辞典》（上海辞书出版社，2015年）。

## 法惠——著《医学粹言》

**法惠**（生卒年不详），字心和，清代武进人，法学山幼子，继承家学，著《医学粹言》一卷。

参考资料：《江苏历代医人志》（江苏科学技术出版社，1985年）。

## 法雄——著《樗庄心法》

**法雄**（生卒年不详），字振和，清代武进孟河人，为清代著名中医法征麟孙，谦益子。孟河法氏十九世，以医世其家，有神悟，言简指远，著《樗庄心法》一卷。

参考资料：《江苏历代医人志》（江苏科学技术出版社，1985年）。

## 法弼——治时疾有奇效

**法弼**（生卒年不详），字淮封，常州人。清代内科，治时疾有奇效，诊脉诀人死生，无或爽者，年七十余卒（《武扬县志》）。

参考资料：《中国历代医家传录》（人民卫生出版社，1991 年）。

## 法文淦——治病如神

**法文淦**（生卒年不详），字功甫，清代常州人，法家第十三代，法冠卿子。世业医，文淦克传家学，治病如神，对伤寒犹有研究，四方求医者舟舆争辏其门，著有《伤寒详解》《诊余丛谈》等书。门弟子得其绪余，多以医著，金国香亦其一也。时邻近县邑诸生，大抵渊源文淦，称为法派。

参考资料：《江苏历代医人志》（江苏科学技术出版社，1985 年）。

## 法公麟——雍正年间孟河名医

**法公麟**（1667—1716），字丹书，清代武进孟河人。孟河法氏第五代，征麟弟，继承世医，有神效，时以所得济贫者。著有《桂月生传》一卷，皆论伤寒秘旨。盖毗陵法氏以医著于世，自征麟、公麟始最知名。据清光绪《武进阳湖合志》记载，公麟之后，迁雪堰与宜兴和桥，为雪堰法氏之先，都有医名。

参考资料：《江苏历代医人志》（江苏科学技术出版社，1985 年）、《常州历史名人大辞典》（上海辞书出版社，2015 年）。

## 法丹书——清代常州名医

**法丹书**（生卒年不详），清代内科，常州名医，颇有学识，并非时俗之医（《洄溪医案》）。

参考资料：《中国历代医家传录》（人民卫生出版社，1991 年）。

## 法玉良——"法一帖"

**法玉良**（1868—1927），法公麟的后代，名中医，承祖业在武进、宜兴行医。善治伤寒温病，有药到病除之功，群众誉为"法一帖""法伤寒"。为人慈善，医德至今仍有人称颂。一生医务繁忙，求治者遍及苏浙皖三省。

**参考资料:**《无锡名人辞典》(南京大学出版社，1989年)。

## 法世美——孟河法氏医家开创者

**法世美**（生卒年不详），大约为明末清初年间，孟河法氏医家开创者，对孟河医派的形成有很大的影响和作用，以医学传子孙至今20代，遍布常州、南京、镇江、武进、宜兴、昆山、孟河，大多有医名。玄孙征麟、公麟学有本源，洞见症结（《武进阳湖县合志》）。

**参考资料:**《常州历史名人大辞典》(上海辞书出版社，2015年)。

## 法学山——擅长内儿科

**法学山**（生卒年不详），字景行，征麟子，清代武进人。继承家学，擅长内儿科，著有《痘科景行录》一卷。子恭（字瑞和）、宽（字养和）、信（字协和）、惠（字心和），均传承家学。

**参考资料:**《江苏历代医人志》(江苏科学技术出版社，1985年)。

## 法征麟——雍正年间孟河名医

**法征麟**（1661—1735），字仁源，常州孟河人。祖上就是常州名医，高祖世美，以医学传子孙，兄弟俩上承高祖世袭家学，旁入张潞、克绍箕裘，与徐灵胎关系相当密切。为康熙雍正年间孟河名医，以治伤寒出名，医名更是大振。法氏兄弟生性急人所难，人说"医不叩门"，法氏兄弟却常于道中救人。有一次，法征麟在路上见有人吵闹，原来是有一户人家，儿子刚死了，没钱办丧事，婆婆就把儿媳卖给一个大商人。儿媳不愿，吵着不肯上商人的车。于是商人率众大噪，要把那家儿媳妇强行弄走。法征麟走到那个儿子面前，看似已无气息。一搭脉，法征麟脸一板，对那个商人说，你吵什么，活人的妻子，你也敢娶！犯大清律！商人一时愣住，后来说，你活给我看！法征麟开出一方，立即取药来灌下，那个人长吁一口气，活过来了。观者大呼"法神仙"！公麟称神效。征麟编有《医学要览》《伤寒辨证》二卷，《医通摘要》六卷，著有《医学要览》和《伤寒辨证》，以及《医通摘要》六卷。后在常州鸣可巷开业行医，代有传人，征麟子谦益，字坤行；复，字中行；学山，字景行；以后分别迁居常州、宜兴、昆山等地。法征麟的孙子雄、震、恭、宽、信、惠，以及其第四、五、六、七、八代均有继承家业，并且都比较有名。

**参考资料：**《常州历史名人大辞典》（上海辞书出版社，2015年）。

## 法瑞生——以治伤寒著名

**法瑞生**（1882—1942），祖籍宜兴和桥人，后迁移至武进雪堰桥，常州孟河著名医家法氏后裔十六世。继续传承祖上中医学术，1898年在雪堰桥挂牌开业，以治伤寒著名，为当时最有名望的中医之一。南街有中医毛善宜，雅浦有中医内科陆尔尚，南街畅园门前有金大苟设的中医摊。辛亥革命以后，其子法平治、法平旦继承父业，在雪堰桥有一定声誉。

**参考资料：**《雪堰镇志》（1985年）、《常州卫生志》（1986年）。

## 法履端——著《脉法金针》

**法履端**（生卒年不详），字启元，法惠子，清代武进人，继承家学，并有发展，著《脉法金针》一卷。

**参考资料：**《江苏历代医人志》（江苏科学技术出版社，1985年）。

## 法燮廷——人称"法半帖"

**法燮廷**（生卒年不详），字香复，名医文淦三子。清代常州人，移居宜兴，善医，有和缓之目。治伤寒，药不尽剂即愈，人称法半帖。法氏业医累世，皆著盛名，至燮廷已传十四世。

参考资料：《江苏历代医人志》（江苏科学技术出版社，1985年）。

## 庞安仁——北宋医学家

**庞安仁**（生卒年不详），字宅道，武进（今常州市区）人。北宋经学家，通《五经》，尤长于《易》。张正素、邹道乡诸贤皆执经，受业学者宗之。

参考资料：《武进阳湖合志》（方志出版社，2010年）、《常州历史名人大辞典》（上海辞书出版社，2015年）。

## 郑汝炜——明代外科专家

**郑汝炜**（生卒年不详），字明甫，明代宛陵（安徽宣城）人，徙居江苏常州，精医术，尤以刀圭擅长，每遇危险诸证，汝炜至立起，有华元化之风。曾授太医院官，后隐迹医林垂六十年，全活甚众，年八十卒。著《外科宗要》二卷，授子文起，续纂行业。孙泽山，能传其业。

参考资料：《武进阳湖合志》（方志出版社，2010年）。

## 单养和——著名小儿推拿专家

**单养和**（1890—1971），常州芙蓉人，著名小儿推拿专家。父镇安，擅长小儿推拿，单氏幼承家学，尽得其传。悬壶沪上后，与江阴名医朱少鸿先生相互切磋，穷究义理，造诣颇深，求诊者踵相接，名著一时。对小儿推拿，手技熟练，颇多独到之处。单氏临床经验极为丰富，精于望诊，对面、舌之观察，有精湛心得；处方用药，以轻灵、辛凉见长，并自制多种有效丸散；单氏用药轻灵，更擅于运用清凉轻剂。盖小儿阴稚阳，阴气未盛，阳气柔弱，过用香窜，不仅足以伤阳，抑且易于伤阳；又小儿真阳未充，卫气不固，活动之后，易感外邪时疫，且易化热化痰，故用轻灵的清凉剂，以治各种热病，却合情理。但他并不拘泥一说，主张在驱邪时当用重剂，不可轻灵弃而良机，延误病情。如病在初期，正气尚充，壮热不已，痰浊壅盛，喉声如锯，舌苔厚腻，常重用黑白丑、青礞石、皂荚子等涤痰之品，很多险难重症，往往取效于一药。疳积病多由饮食失节或虫积内聚而成，总责之于脾胃。单氏认为，治疗则以健脾助运和中为主，消导为辅，既不主张过用消导，孟浪攻伐，以免更伤脾胃；也反对滥用补益，腻滞脾胃，使运化滞呆。若因虫积而致者，必先驱虫，然后再调脾胃收功。单氏认为麻疹虽谓胎毒，但必感染天行时气及温毒疫疠才能发生，治疗则根据"痧喜清凉，痘宜温补"的原则，如早期宜宣透，中期宜清解，后期宜养阴，灵活施治。对升提药物如升麻、葛根之类，即使在腹泻是也不主张多用，因升提之后，容易引起肺气上逆而至咳喘。小儿每多怕服药，单氏有鉴于此，自出心裁地创制了多种剂量小疗效高的丸散，以适应小儿特点，可谓别树一帜。由于他掌握了小儿发病的特性，认为临床上以呼吸道及胃肠道疾患最为多见，对此类单纯性疾患，常只服丸散而奏良效。单氏曾著《单氏专传》四卷，既集历代儿科典籍之理论，并将临床经验参与其间。

**参考资料**:《上海卫生志·名中医》。

## 单镇安——擅长小儿推拿

单镇安，清末常州芙蓉人，擅长小儿推拿。子养和，承其家学，悬壶上海，与江阴名医朱少鸿交，因究义理。

**参考资料**:《上海中医药杂志》。

## 范能——精医善吟

范能，字仲能，元代昆山县人。少从毗陵（常州）谢应芳游，内科精医，善吟，尤工书法。永乐初，被徵至郡，力以母老辞（《图书成集》）。郡从其志，既归，日以诗酒自娱，不入城府。所著有《淞南集》（《昆山县志》《江南通志》）。

参考资料:《中国历代医家传录·中》（人民卫生出版社，1991年）。

## 杭朝栋——治证效多神

杭朝栋（生卒年不详），字栖霞，清代武进人。父用文，习外科。朝栋益精其学，亦善针灸，常集奇方，购佳药，治证效多神。子焕，字裕垂，亦通医学，施药济人，能承父志。

参考资料:《江苏历代医人志》（江苏科学技术出版社，1985年）。

## 林少卿——专擅喉科

林少卿（1901—1970），常州人。幼承庭训，14岁随父学医，因勤学深研，深得家学之真谛，善于博采众长，推崇《张氏医通》与《衷

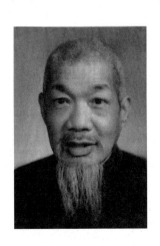

中参西录》，从而创立专擅于喉科又兼外科之特色，屡起沉疴，名噪一方。20世纪30年代中期至40年代末期，先后被聘为武进救济院、东郊夏令施诊所等单位兼职义务医生，在铁市巷开私人诊所。新中国成立后曾被聘为中医学会施诊所兼职义务医生。1956年加入广化区西瀛里中医联合诊所。

参考资料:《林氏中医五官科精华》（学苑出版社，2016年）。

## 林立开——耳鼻喉科创始人

林立开（1933—2013），常州人。林少卿之长子，跟随其父临诊抄方，侍诊三年后，独立门诊，为承上启下的学术带头人。是常州著名林氏中医喉科的传承人、常州市第三人民医院耳鼻喉科创始人。林立开认为咽喉口腔必须以内外科为基础，若只专读喉科书，倘遇及复杂的病情会感棘手，要未雨绸缪，不能待渴掘井。内治者先求其本，外治者并治其标。喉痹、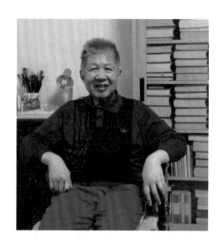

乳蛾、缠喉风的病名虽然不相同，但它们的病因都是火与痰所引起的，咽喉口腔大小诸症要分脏腑经络而治之，内治尤重保护胃气不能久用寒凉药，喉症属火，香燥药少用。咽喉病属上焦，用药剂量不须过重，轻剂可以上达病所。四诊尤重望闻，处方严谨，用药精准，医嘱周详，在临床上巧用外治法是林立开的一大特色。

**参考资料：**《谱牒文化》（2018 年第 1 期）、《常州当代名中医传记》（凤凰出版社，2019 年）。

## 林润卿——清末民初喉科名医

林润卿（1857—1917），常州人，祖籍广东潮州，出生于苏州。是常州林氏喉科奠基人，清末民初常州喉科名医。在本市东仓桥"益生堂"药号当药工，勤奋学医，得喉科宗延福之秘传，继而悬壶行医，在常州城东内直街开设喉科诊所，仁术济世，医术精湛，博采众方，内外妇儿喉诸科熟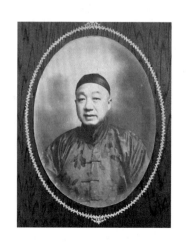

练精通，在当时名中医中占有一席之地。当时盛名于常武地区，被长年医局聘请"登"字号坐堂诊疗。该局系慈善医疗机构，据史料记载："主事者聘请名医，备极郑重，被邀者以能入局为荣。"林氏喉科的医学理论，认为咽喉诸病，多数由肺、胃、脏腑感受风邪郁热，风火相搏，血气闭塞、凝滞不能流畅而风疾上升结成各种热毒，所以需用针法开导经络，促进气血流通，风疾则得自解，热邪外泄，再用诸药调治，喉风等疾病就能得到良好治疗效果。林氏喉科学术特点主要为：一是重视整体观念，强调"五脏诊五官，五官治五脏"；二是善于内外兼治，灵活针药并施；三是讲究药材配制，注重服药方法。中药喷剂是中医咽喉科最具特色的治疗方法之一，如林氏祖传经验方咽宁散，具有清热解毒、消肿止痛、去腐生肌、收敛疮疡之功，喷于患处治疗急慢性咽炎，见效快，疗效稳定，使用方便。它既适用于急性咽炎、急性喉炎、急性扁桃体炎之热毒较盛者，也适用于慢性咽炎、口腔溃疡反复发作迁延难愈者。遇到喉蛾脓肿不能消散时，常用蒸气托毒法效果良好。对白喉治疗，遇呼吸困难时，西医需气管切开，林氏喉科，只需用解毒化痰法，可免手术之苦。对治疗急喉风，疾声如锯，先用针灸，再用内服和外敷药效果良好。林因终日忙于诊务，无暇撰著，仅留医案若干、手抄方及效方，编录入追远堂存《林氏医案》。带教其长子育民、次子少卿及门人陆鸿照学医。林润卿与儿科世医钱同增等合订《温病秘诀》一篇，该书内容丰富实用，对临床有指导价值，对于防治发热类传染病具有一定的指导意义。其中有"痧麻牛蒡蝉衣柳，咽痛元勃金锁匙""动风欲脱危险时，羚钩丹芍参斛地，石决胶菊竹桑茯，珠粉安神能息风"等名句，特别是提出"辟瘟解毒大青蓝，凶恶喉烂金汁含"，更属临床绝招。

常州林氏喉科相传三代，延续百余年，颇有影响。林氏喉科奠基人林润卿，第二代传人林少卿勤学深研，中西兼容；第三代创新人林立开承上启下，衷中参西。林立开老中医预防治疗咽喉病还喜用药茶，颇具独到之处，对于慢性咽喉炎，用元参、银花泡茶饮用；对于咽喉燥痛，用天花粉、葛根泡服代茶；预防嗓音嘶哑用冬瓜子、胖大海泡服代茶。另外.治疗白喉遇呼吸困难时，西医需气管切开.而林氏喉科只需采用解毒化痰法，一般内服杜牛膝霜（土牛膝根的淀粉），效如桴鼓，常可免手术之苦。同时嘱患者常食芋艿、海带、海蜇丝，有防治淋巴结肿大、声带小结、声带息肉之效。

参考资料：《常州卫生志》（1989 年）、《谱牒文化》（2018 年第 1 期）。

## 林幼卿——喉科名家

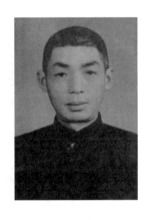

**林幼卿**（1912—2000），出身中医世家，七岁上私塾，1930 年从师老中医朱安谷学习中医内科，又获得林氏喉科的真传，刻苦钻研祖父留下的部分喉科医案及经验秘方，对吹口药的选材制作颇得要领，故而水到渠成，学以致用，对中医喉科诊治更为得心应手。1933 年，他在祖父行医的常州东直街 54 号老宅开设诊所，他的专用方签正中为"中栏枢要"四个红体空心大字，意在喉是呼吸道的重要门户，上连口腔下连气管，喉处中间，此为喉疾处方专用之。1952—1954 年，新中国建国初期常州举办中医师进修班，以优良成绩学习结业。熟读《喉科指掌》《焦氏喉科枕秘》《尤氏喉科》等喉科书籍，以及清代陈修园先生的《南雅堂医案八部》《笔花医镜》。致力于临床应用，发挥中医诊治疾病的优势，既传承祖父喉科独门医术，又融汇其岳父朱安谷中医内科学术精华，学用结合。中医师提高班完善了中医理论知识，进一步深化了他对祖父喉科经验方的认知。治疗中更注重个案精细分析，真乃是诊察时胸有成竹，用药时如履薄冰。白喉病是一种可怕的传染病，重症患者就是西医也束手无策，一旦被染上则举家恐慌。不顾自身安危，每天要诊治多例白喉患者，总是耐心细致地分析病情，把握进程，根据口腔白斑部位、深浅、颜色虚实辨证，方剂中药以清热排毒为主，痰火壅阻的利喉泻肺，常常是药到病除，使垂危病人转危为安。在急、慢性咽喉炎和多发性口腔溃疡、声带关闭不全引起的声音嘶哑等方面，特别注重整体观念和调理脾胃，辨证施治，常取得良好效果。治疗原则以滋阴降火、宣肺化痰，兼顾脾胃运化，调理肝胃之气。对苦寒之药慎用，剂量上也有讲究，即便使用表散药也是平和之极。用药轻灵，解喉症之痼疾。

参考资料：《林氏中医五官科精华》（学苑出版社，2016 年）、《谱牒文化》（2018 年第 1 期）。

## 林德民——常武地区儿科名医

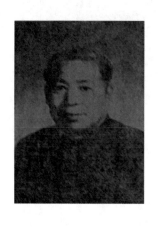

**林德民**（1911—1982），乳名春大，学名春元，湖塘乡何留墅林家桥人。于 1919 年入私塾读书，1922 年入何留墅小学，1927 年考入常州改良师范学校，1930 年随何家村何兴寿学中医儿科，1931 年随业师去上海行医。在此期间，他扩大了眼界，丰富了业务知识，增加了临床经验。1932 年何兴寿病故，林德民于当年与何兴寿女何玉英结婚，次年接管岳父在上海开设的诊所，独立行医。同年 8 月经人介绍，参加了神州医学会。上海沦陷，林德民离沪回乡，次年在何留墅创设诊所。农村偏僻的地方，缺医少药，每当夏秋季节，疾病流行，自 1939 年至 1948 年夏秋期间，定期到湖塘镇、牛塘镇、周家巷、芦家巷、丫河等地的夏令施诊所义务行医，从此他誉满梓里，就医络绎不绝。先生以其在儿科疾病治疗上独到的疗效而名望较高，尤其在应用麻杏石甘汤、大青龙汤治疗肺经疾病，治疗小儿疳疾等疾病方面有其独到之处。1946 年 9 月，参加武进国医会，1947 年 9 月，获南京中医师考试及格证书。新中国成立后，林德民为人民服务的思想进一步提高，1952 年他放弃个人利益，组织联合诊所，被推选为联合诊所医务主任。他为了解决办所的困难，主动把自己的住房、台、凳交诊所使用，把自己的存款、药物给诊所周转，并做好医生间团结工作。林德民很同情病员的痛苦，不论昼夜，门诊一到就看，出诊一空就走，在常武周边地区享有很高的声誉。林德民先后收徒林植华、王耀峰等 5 人，将其一生所学倾囊相授。儿子林植华继承家业，随其习医，其弟子王耀峰努力秉承了林老先生的中医思想并加以发挥，门诊病人为武进中医院之首，被群众誉为"王一帖"，2002年被评为江苏省名中医。武进中医院儿科是国家级农村中医药特色专科建设单位，2000年被确立为常州市中医临床重点专科，2012年成为江苏省十二五中医重点专科建设单位。

参考资料：《常州卫生志》（1989年）。

## 承少槐——江苏名老中医

**承少槐**（1905—1988），名金南，承氏焦溪二十七世孙，为著名中医槐卿之养子，小学毕业随父学医，勤奋好学，深得祖传精理，二十岁起独立行医。1951年筹建焦溪镇联合诊所并历任所长至1956年，1956年任苏州专区血吸虫病防治医院副主任医师。1957年至1978年在武进县医院、武进第二人民医院、焦溪卫生院。擅长诊治内科诸疾，诊断细致，慎思明辨，用药慎重，以平淡取胜，诊治伤寒杂疹，疗效尤著。医术精湛，临床经验丰富，诊断细致，用药审慎，深得患者信赖，诊病常常百余号，是常武地区著名中医及知名人士。医德极为高尚，他的行医座右铭是"人病即己病""诊疾无小事"。律其医术者有七十余人，远及浙、皖两省，20世纪60年代就为江苏省名中医。在卫校讲课，一丝不苟，在院授徒，深得同行推重和患者拥戴。著有《诊断概要》《麻疹的预防及治疗》等多篇学术论文，著有《承槐卿先生医案》传世。1948年续承氏宗谱第十一卷吴镛（卓铭）撰写的少槐君序已有记载。1940年，少槐作为地方知名人士，曾任抗日民主政府焦溪镇镇长。新中国成立后历任武进县首届人大代表、常务委员，武进县人民政府委员会委员，武进县政协第四、第五届委员会委员。

参考资料：《承氏宗谱》（2004年）。

## 承挹中——焦溪名医

**承挹中**（1946—2016），字慕祖，又名慰渊，常州焦溪人，焦溪承氏二十八世孙，承氏医派第七世传人。民国时期常州名医承槐卿之孙，自幼随父承少槐习医，十六岁即能诊病，医术日趋完臻，擅长诊治内科诸病，对心、肝、肾等疾病诊治造诣尤深，他善用先人经验，结合当今工作节奏、生活质量和环境变化等因素，在药物配伍和用量上有新见解，诊病谨慎，用药大胆，对患者尽心尽力，深得称颂，故而远近闻名，求医者络绎不绝，诊所门庭若市。曾任焦溪医院副院长，1992 年获中医内科主治医师职称，子匡宇、兴业均有建树。

## 承柳塘——秀才儒医

承柳塘（生卒年不详），武进人，清末秀才，儒医，对中医中药很有研究，颇有名望。

参考资料:《三河口乡志》(1985 年)。

## 承槐卿——江南名医

承槐卿（1862—1945），字恩诏，别号丁文、亦农，阳湖县人，出生于焦溪岐黄世家。自高曾祖承南溪（弼）始业儒知医，既通经史，又通岐黄，儒而知医，曾祖承秀山（蓉绶）、祖父承湘坪、父承云坡，父子相传，至槐卿已五世儒医，都曾游学泮宫且精于医，为乡里病人造福不浅。槐卿天资聪明,从小随父亲云坡学习,16 岁被取为阳湖县学生（秀才），不久补优附贡生，很有文名。此后，云坡又亲授《灵枢》《素问》《金匮》等医书，钻研医理，由于家学渊源并刻苦钻研，开始为里人诊脉治病。槐卿青年时，每次出诊归来，云坡定要详细询问病者姓名、症状、闻、问、切的经过的处方内容，从不放过，从而论析理法，指示机宜。遇有怀疑，云坡就带着槐卿同往病家复诊，指示关键。几年之后，槐卿医术大进，名声渐高，登门求医者整日不断。民国七年，族人承发春在宜兴蜀山经营陶业，开设作坊，因地处山区，苦无良医，遂亲邀槐卿前往行医，在蜀山两年，声誉卓著。民国十七年槐卿移家常州，居于千秋坊寿康药店后进，踵门者络绎不绝。不久，应上海亲友之约，每旬去沪放期，于是槐卿医名，又蜚声沪上，成为江南名医。晚年定居常州，1932 年 3

月承槐卿在打索巷 21 号开设诊所，又应长年药局医务董事之聘，在该局内科施诊，他在处方签上署"五世德医承槐卿"，不取报酬。在大江南北医坛，赢得较高的声望，称之为"澄、锡、常医界泰斗"。槐卿一生曾治愈不少疑难杂症，虽名高一时，但医德高尚，奖掖后进，更是不遗余力。他虽诊务极忙，但诲人不倦，曾先后带徒律其医术者有 70 余人，远及浙、皖两省，知名的弟子如潘锡生、翟旭、承永斌、许子文、陈济元、梁鸿文、王宝海、刘济农、张建南、奚迪祖等。1945 年槐卿病逝于常州，终年 84 岁，著有《承槐卿先生医案》传世。其长子承少槐，自幼随父学医，深得祖传精理，擅长诊治内科诸疾，诊断细致，用药慎重，诊治伤寒杂疹，疗效尤著，为江苏省名老中医。承氏中医第 7 代传人承抇中在焦溪卫生院中医科。

承槐卿先生平素对祖国医学用心探讨，诊病察疾，无不慎思明辨，以平淡取胜，尤擅内科。槐卿曾说："余平生无他长，自业医，读书未尝一日闲，顾卷帙或多或少耳。以故融贯诸家言，错综变化，辨诊论治，往往出人意表，而验之于古，必有据依，所以投剂辄效。然遇有疑难，犹发箧陈书，潜心研索，至废寝食，精神耗减。"这段话是他 50 余年业医的总结，也是他成为名医的主要经验。他的行医座右铭是"人病即己病""诊疾无小事"，临床遇到疑难病症，常查阅古今医籍，至废寝食。常嘱学生："医虽小道，关系民命，临证处方，务谨于细，莫忽于微！""药医病易，药医药难"。意思是要治病容易，只须临诊论治，对症下药，而要纠正庸医用药之误，即提高中医的医疗水平，就相当困难。强调选药要精当，务必做到"多一味不必，少一味不可"。他告诫学生："学习各家学说及经典，务求融会贯通，切忌泥古不化。随症施致，有其病即有其方，以除病为其总也。"江阴有一位富商患湿温病，热退两月，胃口不开卧床不起，当地几位医生的药都不见效。槐卿诊视毕，开了一张异功散处方，轻轻地三帖五味药，胃口就开，精神好转。同道说："别人不是不知道有异功散，辨证不明，选药不精，不会用异功散罢了。"横林陈妹度患咳，久治不愈，承诊之曰"脉来无病，不宜药石"，用竹二青、枇杷叶，二副即愈，一时传为美谈。一位宜兴县丁山重病患者邀请他出诊，他慎细诊视，奋笔写了长篇案论，这篇案论在同道中传开了，得到大家的赞崇，声誉卓著，于是有"槐卿脉案少涵方"之誉。他根据临床经验，亲手编定医案六卷，没来得及付印，可惜于日军侵犯常州时，原稿与家中藏书一起毁于战火。虽年逾古稀，仍好学不倦，奈诊务纷纭，未遑著述，实为憾事。今唯有临证医案数册，虽属残缺不全，仍可见其经验心得之一斑。后人学习研究他的医术，多相互借读传抄。新中国成立后有人搜集各家藏本，整理选辑成《武进名医承槐卿医案》稿。《江苏中医》1963 年 2 期刊有承博渊（其侄孙）所撰《承槐卿先生医案》一文，介绍了槐卿治肝阳头痛、温毒、湿温、暑湿、疟疾、泻痢、虚损、失音、吐血、痰饮、呃逆、噎膈反胃等症证的病案 27 例。

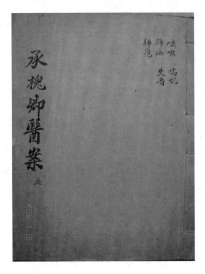 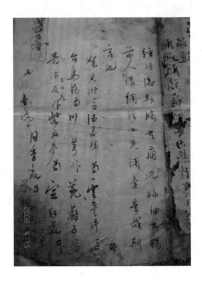

**参考资料:**《江苏中医》（1963 年第 2 期）、《焦溪乡志》（1984 年）、《常州市卫生志》（1989 年）。

## 罗知悌——宋末元初医学家

**罗知悌**（1243—1327），宋末元初医学家。字子敬，又字敬夫，世称太无先生，武进（今常州市区）人，一说钱塘（今浙江杭州）人。性情甚，无有能承其学者，善辞章，工书法，精通天文、地理，尤善医术。

曾得名医刘完素门人荆山浮屠之传，学宗刘完素，又旁通张子和、李东垣二家之说。南宋末入宫为寺人，以医侍皇室，以医侍穆陵，得给事禁中。颇受宠厚。宋亡，被掳至燕京，然辞不入内廷，闭门绝客，专研医术，将北方诸家医术传至江南。其乐于济世，凡求治者皆为诊疗，无倦色；遇贫病无援者，赠以药资。著《心印绀珠》一卷，著《罗太无先生口授三法》一卷，共载中风至产后诸疾七十六症，各述其症、因。脉、药简要明晰。元泰定二年（1325 年），朱震亨（丹溪）登门拜师，蒙叱骂者五六次，历三月，见其诚意，始接纳为徒，尽传其术，视为得倨弟子，朱氏由此得见刘河间、张子和、李东垣、王海藏诸书，且得罗氏启迪，遂创丹溪学派。晚年病颇，好静僻。求医者至，令徒告以诊视脉状，口授配伍方药。罗氏治病处方，灵活善变，疗效颇佳。推重精神疗法，又注意顾护胃气。

**参考资料:**《常州历史名人大辞典》（上海辞书出版社，2015 年）。

## 金溥——著《注仲景伤寒论》

**金溥**（生卒年不详），字韩城，清代武进人，善医，著《注仲景伤寒论》藏于家，书法苍劲。

**参考资料:**《江苏历代医人志》（江苏科学技术出版社，1985 年）。

## 金一鸣——太极养生家

**金一鸣**（1911—2008），武进湖塘人。自幼学习阳湖拳、太极拳，1942 年从师兰州武林名宿王福辰学练少林拳、梅花桩。20 世纪五十至六十年代先后从师陈发科、陈照奎学练陈氏太极拳，深得其真传，成为陈式太极拳第十九代传人。他后来擅长太极拳和养生气功等，文化深，气蕴厚，经五十多年的学、练、研、修、养，深悟太极拳理法、太极功夫纯真，并创编《综合养生太极》，使众多体弱多病者受益，可谓采百家的蜜，自成一家。并赋诗一首自勉：年逾九旬教太极，不顾劳累与休息。倾囊相授不藏私，期望后继情意切。20 世纪 80 年代起，金一鸣应邀到北京、上海、广东、江苏、山东、云南、贵州、安徽等地推广陈式太极拳，尤其在家乡常州培养了许多学生，不少外国友人慕名前来拜师学艺。数十年来，他在国内尽心传授，传播健康，培养了众多太极拳人才，可谓桃李遍天下。为积极传播推广太极拳，金一鸣年近百岁时还担任南京大学武术协会顾问、南京气功科研会高级技术顾问。他的太极拳著作和养生功法论述，有九十多篇，在全国各种报刊、杂志上刊登，成为一代太极宗师和杰出的养生家。

## 金柳如——常武地区儿科名医

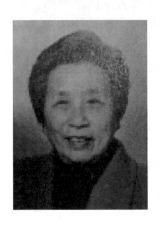

　　金柳如（1923—2015），江阴人。1939年起先后从常州钱同高和南京隋翰英两儿科名老中医学医，1946年起行医，曾任常州钟楼医院中医科主任，常州市中医学会理事，钟楼区人大常委会委员。从医50余年，长期从事临床，擅长内儿科，有丰富的临床经验和高尚的医德医风，在常武地区群众中有很高的声誉，许多沪、杭、苏、锡、镇、宁、安徽以及香港、美国的患儿都慕名前来求治。在学术上，主张辨病与辨证相结合，强调小儿生理病理特点，根据体质、气候灵活施治，对小儿外感热病、脾胃病、咳嗽、肺炎、哮喘、黄疸、紫癜等有很高疗效，尤其对各种发疹性疾病常能在未出疹前早期诊断，令病家非常信服，治愈疑难病儿难以数计。安徽蚌埠患儿李某，9岁，自幼患哮喘，频繁发作，重则吸氧抢救，经当地、合肥、南京、上海等地治疗后时轻时重、不能根除。金老详细诊查后按患儿症情，先以宣肺平喘清热化痰治标，一周后复诊，咳止喘平，又以运脾益气治本，如此三四诊后，发作明显减轻，继续用中药调服两个月，基本不发作。后又连续两个冬天，服用金老开的膏滋药，至今已连续五年没有哮喘发作。连续七期为全国中医儿科进修班讲课，理论联系实际，受到一致好评。

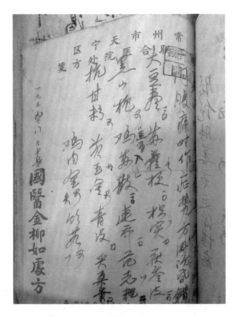

参考资料:《常州当代名中医传记》(凤凰出版社,2019年)。

## 周正——明代医家

周正(生卒年不详),一名端,以字行,号北山,又号九华,明代武进人。为诸生有名,后以苦学,而致肺疾,遂精医术。远近延请,多云奇效。

参考资料:《江苏历代医人志》(江苏科学技术出版社,1985年)、《武进阳湖合志》(方志出版社,2010年)。

## 周少伯——武进名中医

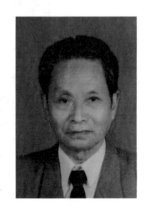

周少伯(1931—2017),武进鸣皇人,1945年随家兄到武进横山桥庆和堂中药店当中药学徒一年,学习中药的加工炮制,鉴别中药的材质优劣,保管储存等知识。1946年从学于名医杨博良学习中医三年,为孟河医派马培之第四代传承人,1950年在鸣皇开业。1958年考入南京中医学院进修中医一年，结业后留下来在南京中医学院中药教研组当教师，并参加《中药大辞典》的编撰工作。因为照顾父母年高体虚，回武进工作，在武进卫生局举办的三期中医提高班，任主要授课老师，还曾经在镇江地区卫生局开地区各县中医师资训练班上当教师。1981—1982 年期间，参与编著《中医大辞典》《孟河四家医集》的编撰。从事中医临床教学工作 60 余年，系武进鸣皇卫生院中医内科副主任中医师。通晓中医基础理论与内科、妇科，主张衷中参西，辨证结合辨病。对肝胆、脾胃、妇女经带等病，疗效尤著。每年诊治病人万余人次，为一方名医，无愧于"江苏省名中医"的称号。女儿周惠芳为南京中医药大学教授、主任中医师、博士生导师，嫡系传人宋亚文在鸣皇医院从事中医工作，继承其业。

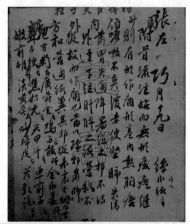

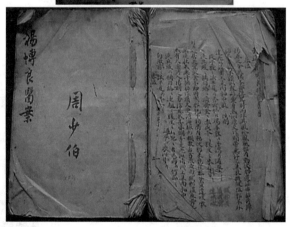

参考资料：《孟河医派三百年》（学苑出版社，2010 年）。

## 周玉麟——中医内儿科专家

周玉麟（1918—2005），江阴市人，常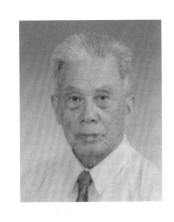
州市中西医结合学会首届副会长、常州市中
医药学会副秘书长。1931 年在江阴徵存中学
初中毕业，1933 年经人介绍随师拜上海名
中医俞同方为师，拜师学艺 4 年，满师后，
1937 年参加全国中医师考核，1938 年经上
海市卫生局中医审查委员会考试合格，发给
证书。为躲避战乱，四处逃难，最后投亲落
脚于常州，1940 年正式开始挂牌行医，先后
在尚德里、荳蒲巷、周线巷、双桂芳坐诊。并应聘于常年医局，还经
常不计报酬参加佛敦施诊所的义诊，对赤贫免费。1952 年参加常州同
新中医联合诊所，1955 年参加西赢里中医联合诊所施诊，被聘为常州
中医学会副主任，1957 年被聘为常州中医进修班讲师，1958 年社会开
业医生组建的广化联合医院（后更名为广化区医院，2011 年并入常州
市第三人民医院）成立，周玉麟是创始人之一，担任业务副院长。在
日常繁忙的医疗工作中，钻研中西医理论技术，学完了西医的全部课程，
使自己的医学技术又有了一次长足进步。热忱为患者服务，以精湛的
医术赢得了广大病员的信任和爱戴。曾任农工党常州市第五届、第六
届委员会委员和人大代表。1995 年、2003 年被市、区评为"常州十佳
藏书之家"。

参考资料：《常州当代名中医传记》（凤凰出版社，2019 年）。

## 周茂林——精国术与中医

周茂林（1879—1959），阳湖县丰北乡蓉湖东周村（今常州市武进
区横山桥镇芙蓉社区）人，出生在五代书香门第之家。清光绪十七年（1891
年），12 岁的他见社会动荡，兵灾，水灾连年不断，学文之时便萌发习

武之念。潜心研习常州南拳之精髓，并依据历代精英的传奇，自编拳路，自编口诀，每套拳路 14～16 句不等，较完整地糅合进英雄的精魂，先后编创出"长凳打""岳家手""蛇形手""沥泉枪""金箍棒""盘龙棍"等十八套拳路。在"南拳"的基础上形成新的横山派系,史称"阳湖拳"。蓉湖、横山等乡镇遂兴起热打阳湖拳的时尚，周茂林为领军人物之一。后在上海成立"常德武术团"，先后担任理事，副理事长，理事长。并被推荐为上海国术界代表，参加中华民国第一届国术大赛，荣获金盾奖。周茂林能文能武，还擅长医道，他自学针灸，自制膏药，专治风湿、伤骨痛、皮肤病，在东周村开设"永春"号诊所，热心为数以万计的患者服务。由于他医术高明，医德高尚，1933 年秋，有"中国棉纱"大王之称的荣宗敬（荣毅仁之哥，中华人民共和国副主席荣毅仁之伯父）在中风偏瘫后延师请诊，经茂林针灸，中药调理两个月，恢复如初。荣宗敬先后以金条，建别墅作为答谢，茂林除收诊金外，均婉言谢绝。1941 年 3 月。皖南新四军军部一部 300 余人北撤，途经东周村，茂林热情为伤病员敷药，疗伤，并送上价值不菲的药品。

参考资料:《武进人物》(南京大学出版社，2016 年)。

## 周泉锦——专治风湿病

**周泉锦**（生卒年不详），常州西林人，继承上辈中医家业，对祖传风湿病治疗方法有专门研究。1960 年将相传三代，并有卓越疗效的治疗风湿病秘方（针灸和中药），在常州市做了"风湿散治疗风湿痹证七十例疗效"的介绍，名声远扬。在西林卫生院专设风湿病科门诊，求治患者来自东海之滨、南海诸岛、天山南北、东北三省，疗效十分显著，愈者甚多。其子周须金、周金浩、周全金、周黄金兄弟四人，都传承了治疗风湿病的技术，祖传五代中医风湿科，开设门诊。

参考资料:《西林乡志》(1986 年)。

## 周相宸——精医术

**周相宸**（生卒年不详），清代（内科），精医术，能治人所不效者（《武扬县志》）。

参考资料：《中国历代医家传录》（人民卫生出版社，1991 年）。

## 周济平——倡导中西医结合

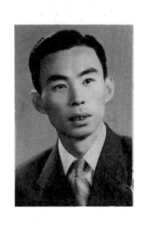

周济平，世居周线巷，中学毕业后，师从中医眼科医生杨养浩，1934 年与其师杨养浩同时入选武进国医学会第二届理监事会，时年仅 18 岁，被选为理事，是一位后起之秀。1939 年开业，诊所在双桂坊，抗日战争时期，辗转重庆、洛阳等地继续行医。抗战胜利后，回常州重操旧业，在双桂坊 67 号开办眼科诊所。1947 年 10 月，在本市药皇庙召开的武进国医学会第七届会员大会上再次当选为理事。1958 年担任广化医院第一任院长。周济平一贯主张眼科要做到"西医争一流，中医有特色"，及时引进先进尖端仪器设备，培养优秀后继梯队。倡导中西医结合治疗眼疾，在城乡患者中颇有声誉。

参考资料：《常州卫生志》（1989 年）。

## 周清汉——清代外科专家

**周清汉**（生卒年不详），字继南，清代人，业医，精外科。贫者给药及舟车之费，踵门延请者，无论贫富远近必往，风雨泥涂勿恤也。

参考资料：《中国历代医家传录·中》（人民卫生出版社，1991 年）、《武扬县志》。

## 周雪樵——中西医汇通的代表医家

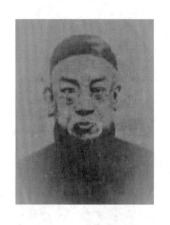

周维翰（1864—1910），原名周胜昌，字雪樵，别号映溪生，常州人浦前人。精通医学，兼知西学，思想开明，倡言中西医汇通，清末医家。创建中西医汇通理论的第一人，创办近代中医期刊——《医学报》，组织创办了中国近代最早的全国性医学团体——中国医学会。祖父周景瞻以经商绿坊起家，父亲周荣（1823—1882），字达甫，早年在常州城中读书，后弃儒经商，晚年深以为憾，曾多次教育子女，如果能够读书，不要和我一样中途放弃。周雪樵是他的小儿子，也是几个儿子中读书最好的。周氏曾居苏州，善医而不以医名，1902年后在上海老城厢孔家弄行医，他诊病的方法，但凡是治病的器具，比如说温度计、听诊器之类的，都用西医的方法，而开方用药则是用中医的一套。如果有急诊或者中药效果不好的，也会开些西药来作辅助。

他在上海行医的声誉日起，在医学界的地位与日俱增，实现自己理想的条件基本已经成熟。于是在1904年四月，周雪樵便在上海开始创办《医学报》半月刊，这也是中国人在近代创办的最早的中医报刊，为上海中医界办医学报刊之始。《医学报》内容大致包括论说、译编、笔记、医案、讲义、问答、书札、会友题名录、启事、广告等，周维翰在其中发表了大量的论说和译著，同时其《映溪草堂医学笔记》和《雪樵医案》一直在其中连载。由于《医学报》在当时医学界乃至整个知识界声卓著，直到民国以后很长一段时间，大部分医学刊物都受到了《医学报》的影响，编纂方式和编纂理念也基本延续了由周雪樵确定的一套体系。《医学报》初为半月刊，每月朔、望各出1期。早期的《医学报》热情提倡引进近代医学，对当时中医界的现状也多所批评，但周氏反对全盘西化，提倡中西汇通。学术与爱国是两回事，要发展本国学术，就必须兼精他国学术，而只有精通他国学术，才能保存本国国粹，所以才需要"交换知识""熔铸中外"。《医学报》

曾单独领导中国医学界的舆论达四年之久，在其全盛时期，发行国内十六省市，还远销日本等国。前后六年，共出旬刊、半月刊一百五十四期，对兹后中医报刊的陆续创办，其影响是显而易见的。接着他又出面将全国各主要医会，统一组成中国医学会，并以《医学报》作为该会会刊，这是近代中国第一份中医期刊和第一个带有全国性的医学团体。他能顺应潮流，起而号召并组织中医界适应新形势，这在近代中医史上无疑占有很重要的地位。在1907—1909年期间，曾接连召开全体大会三次，江浙一带名医大多出席了会议，日后在民国时期有影响的中医基本上都是医学会的重要成员。这一盛况，既反映了中医界的迅速觉醒，也为中医界组织团体、开展活动积累了宝贵经验。1914年春，北洋军阀政府蓄意废止中医，中医界迅即动员舆论，组织救亡请愿，就得力于该会在中医界的广泛影响。

周雪樵对中西医学术的见解，也每有独到，是一位经验丰富的临床家，而且还是较早探索中西结合的先驱者之一。他认为中医有其能够自立的，不会完全被西医取代的优势，特别是根据人的体质、病的性质不同而对诊施治，更是中医的长处。学问之道，无论是中学也好，西学也罢，就是一句话，"能因而已"，其实就是要撷古人之精华，弃古人之糟粕，最初要当好古人的孝子，然后成为古人的诤友，最终变成古人的明师。中国学术之所以落后，其实就是只在口头上学古人，只沿袭古人的糟粕，不领会古人的精华。发展中医，改革当然是唯一的出路。中国历代医书浩如烟海，各有所长，但要一一精通绝非易事，而荟萃精华更是不易，如果没有合适的医学史教科书，就无法继承数千年来的优秀成果；而中医各自开各自的方子，各自传授自己的医术，至今对病症没有统一的结论，根本谈不上团结协作。要解决这个问题，就是建立全国性的医学团体，创办全国性的医学杂志，所以他创立《医学报》，其目的便是推动医界团结，促进医学改良。创办中国最早的全国性中医团体——中国医学会，以改良医学，博采中外医理，发明新理新治法，集思广益为宗旨，以改良医学，解释疑问，公布秘方、验方为主要义务。周雪樵是中西医汇通的代表医家之一，为清末中医界最先以近代方式介绍西医者，提倡引进西方医学，研究周雪樵的医事活动及其中西医汇通思想，发掘、整理其学术成就，以冀对近代医史文献的研究有所裨益。

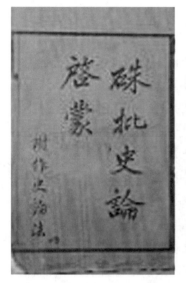
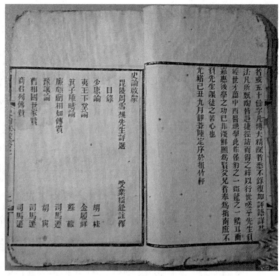

参考资料:《近代中西医论争史》(赵洪均,安徽科学技术出版社,1989 年)、《近代名医周雪樵》《上海卫生志·名中医》《中医文献杂志》(2011 年第 2 期)、《汇流:从周雪樵开始的故事》(《常州日报》,2015 年 11 月 28 日)。

## 周履端——擅长内科

**周履端**(生卒年不详),字临莊,清代毗陵人。擅长内科,撰辑《验方摘要》四卷,附二卷,嘉庆四年己未(1799 年)(《中医图书联合目录》)。

**参考资料:**《中国历代医家传录》(人民卫生出版社,1991 年)。

## 岳昶——清代内科专家

**岳昶**(1772—1860),字晋昌,武进人。昶以医名世,擅长内科,著有《药性集要便览》三卷,有道光刊本,《现存本草书录》。以《本草》诸家,浩衍难读,为五七言歌括。大旨首宗《本经》,搜诸家而集其要。其歌先标药名,次气味、形色、经络,总以发明主治功用。注书名于句首,凡相须、相使、宜忌附焉。子岳容照继承家业,"参校"昶著《药性集要便览》三卷,道光癸卯(1843 年)刊。咸丰庚申(1860 年)死于战乱,年八十八。

**参考资料:**《中国历代医家传录·中》(人民卫生出版社,1991年)、《三三医社通借书目》。

## 岳甫嘉——擅长治疗不孕不育症

**岳虞峦**(1603—1659),字舜牧,号衡山,又号燮安道人,武进县怀南乡修善里(今常州市钟楼区凌家塘村委)岳家村人。父岳甫嘉,字君则,号心翼,邑庠生,自幼攻读儒业,但未如愿,二十年间"棘闱之役,五战五北",于是,放弃举子业,改学医术,殚精竭虑,"精研医学",是明朝万历年间的名医,擅长治疗不孕不育症,著有《医学正印》一书存世。

**参考资料:**《武进人物》(南京大学出版社,2016年)。

## 恽铁樵——著名中西医汇通派代表

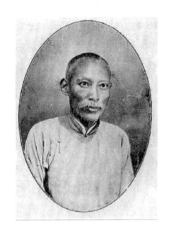

**恽铁樵**(1878—1935),名树钰,武进人。其五世祖南楼为清代名医,伯父西农擅内科,同光间悬壶常州青果巷,堂兄仲乔在家乡行医,亦有名声。恽铁樵受家乡"孟河医派"之影响颇深,《恽氏家乘》说他"家世知医,而铁樵尤开悟"。早年毕业于南洋公学,1911年应商务印书馆张菊生先生聘请,任商务印书馆编译。次年主编《小说月报》,以翻译西洋小说而著称于文坛,风靡一时。恽铁樵主编重视章法文风,尝谓"小说当使有永久之生存性",录用文稿,不论地位高低,名声大小,唯优是取,尤重奖掖晚生,育携新秀。当时鲁迅创作的第一篇小说《怀旧》,署名为"周逴"投到《小说月报》,恽铁樵以独具的慧眼对这篇小说和作者倍加赏识,发表在第四卷的第1号上,对文中佳妙之处密加圈点,并加按语向读者热情推荐,给鲁迅留下了深刻的印象,20年后致杨霁云信中还提及此事,传

253

作千古佳话。十年的编辑生涯虽与医学无缘,但却为熟悉和掌握西医知识,以及其后的著书立说打下了扎实的基础。正当恽铁樵在事业上取得成就的时候,丧子之痛不时向他袭来,1916年,年已14岁的长子阿通殁于伤寒,次年第二三子又病伤寒而夭折。粗通医道的恽铁樵往往心知其所患某病,当用某药,但是苦于没有临床经验不敢轻举妄动,向医生建议商讨,从无采纳的余地,只是爱莫能助,坐视待毙。痛定思痛,深深地感到求人不如求己,乃发愤钻研医经,走医术救世之路。遂深入研究《内经》《伤寒论》之学,发奋遍览古今医书,旁及西洋医学译本,并向当时上海伤寒名家汪莲石请教,常与姻亲丁甘仁先生切磋医学。一年后第四子又病,发热恶寒,无汗而喘,太阳伤寒的麻黄证显然。请来的名医,虽熟读《伤寒论》但不敢用伤寒方,豆豉、山栀、豆卷、桑叶、菊花、杏仁、连翘等连续不断,遂致喘热益甚。恽铁樵踌躇徘徊,彻夜不寐,直至天明果断地开了一剂麻黄汤,与夫人说:三个儿子都死于伤寒,今慧发病,医生又说无能为力,与其坐着等死,宁愿服药而亡。夫人不语,立即配服,一剂肌肤湿润,喘逆稍缓;二剂汗出热退,喘平而愈,于是恽铁樵更加信服伤寒方。亲友有病也都来请求开方,而所治者亦多有良效。一日某同事的小孩伤寒阴证垂危,沪上名医治疗无效,恽铁樵用四逆汤一剂转危为安,病家感激万分,登报鸣谢曰:"小儿有病莫心焦,有病快请恽铁樵。"求治者日多一日,业余时间应接不暇,遂于1920年辞去《小说月刊》主编,主编位置交给沈雁冰,弃文业医,正式在云南路会乐里挂牌开业行医,从事内、儿科,对儿科尤为擅长,不久门庭若市,医名大振。中年起改操医业,前后二十余年,治验颇多,以胆识兼优而为当时医林所推重。恽铁樵业医之际,正值国内中医、西医并存、论争之时,通过比较并做出抉择成为当时业医者面临的首要问题。特别是西医余云岫刊布《灵素商兑》,认为中医不科学之后,中西医学之争日趋激烈。恽铁樵是当时中医学界第一位挺身而出迎接余云岫挑战者,受其影响,陆渊雷、吴汉仙、陆士谔、杨则民等亦纷纷著书立说,回应余云岫的挑战,在这场中西医学的论争当中,恽铁樵起到了至关重要的作用。恽铁樵非常注重理论联系实践,主张在继承前人学术思想的基础上,吸收新知以补充、提高和发展中医药学。他认为,欲使中医学进步演进,必须"发皇古义""融会新知"，取长补短，"吸取西医之长与之合化以新生中医"。他认为中西两种医学各有长处，中医重视人体在整个大自然中随四时阴阳而发生的运动变化，而西医则于生理上重视解剖，于病理上重视局部病灶。两种医学之间应该相互沟通、取长补短。但同时亦强调"断不能使中医同化于西医，只能取西医学理补助中医，可以借助他山，不能援儒入墨"。恽铁樵从维护中医、发展中医的角度，倡导中西两种医学沟通，具有一定的积极意义。恽铁樵所处时代正值中西文化交汇之际，业医者大多忽视理论学习而更侧重于具体方药的积累，致使中医学经典著作《黄帝内经》被束之高阁，少有问津。恽铁樵从维护中医学理论体系科学性的角度出发，通过剖析《内经》的理论实质，对构成中医学理论基础的阴阳、五行、六气等令人费解之处做了比较圆满的解释。他所提出的"四时五行"观点，把自然界四时的交替变化看作宇宙万物变化的支配力量，从而揭示出《内经》的理论核心与自然界的运动变化规律一脉相承，即由四时的风寒暑湿化生出六气，由四时的生长收藏化生出五行，再由四时五行派生出五脏。故而，四时成为《内经》的基础，"《内经》之五脏非血肉之五脏，乃四时之五脏"。恽铁樵从方法论的角度揭示出中医学理论体系的精神实质，明白晓畅地解释了中医学朴素辨证的认知思维。恽氏热爱祖国医学，把它看作是整个东方文化的一部分，他一面痛斥余云岫等人割断历史、全盘否定民族文化遗产，肆意诋毁中医学说的恶劣行径；一面也坚持反对抢残守阙、故步自封的保守主义思想，强调"治医者，不当以《内经》为止境"，力主吸取西医之长，汇通中西两大医学，以继续发展我国传统医学。在学术上，他进一步阐明了《内经》关于"阴胜则寒""阳胜则热""阳虚则寒""阴虚则热"的理论，论证了一般热病的病理机制和治疗原则，阐发了"微甚逆从"的精义。对于温病，他除了分析与"伤寒"的异同外，还指出辨证关键和治疗大法。把温病分成伤寒和非伤寒两个系，编著了《热病讲义》《温病明理》等热病专著。对小儿惊风的治疗尤有独到的心得，认为本病多因外感风寒，内挟食滞，兼受惊怖而成，重心在于胃热，肝胆亦热，治疗当清热降火为主，消导食积为辅，可寻伤寒温病之法发汗透泄，使热外出不至上攻于脑，麻黄葛根在所不忌，反对妄用回春丹、金鼠屎等香窜镇惊之药。近代著名文学家章太炎，医学造诣精深，著有《猝

255

病新论》一书。但有人请他看病，他总是介绍给恽铁樵诊治，哪怕亲属也是如此。一次他76岁的哥哥章椿柏患了一场重病，呃逆达6昼夜不止，以致四肢、面部发肿，舌干，烦躁，病势极险，医生们建议用"丁香柿蒂"成方。恽铁樵诊视后，坚决反对，认为呃逆是由于津液干涸，引起横膈膜痉挛，不同于一般的病机，因而开了一张犀角地黄汤，由犀角、生地、芍药、丹皮组成。章椿柏也精通医理，看了方，发现这是从未有过的治法，吓得不敢服药。只因医生是弟弟章太炎介绍来的，碍于面子，才勉强吃了一剂，不料当夜竟睡得很熟，第二天早晨呃逆减轻，肿也消退了。章太炎得知后，赞叹道："恽铁樵昔有南田（恽南田是清代名画家）之画、子居（恽子居是清初时阳湖派文学家）之文，今得铁樵之医，可称三绝。"恽铁樵受到一个大文豪也如此比拟，如此称誉，足见其医术是不同凡响的。他在《保赤新书》中应用中西医理分析儿科诸疾，处方不拘，用药不泥，疗效之佳，为当时社会所称道。

中医尽能愈病，总无人能以其愈病之理由喻人，培养人才至关重要，尽管当时政府已将中医摒弃于教育之门外，他还是披荆斩棘，于1925年创办了"铁樵中医函授学校"，发表了长达4000余言的《创办函授学校宣言》，高瞻远瞩地指出中医必将走向世界，说"中医不能出国门一步，此则有国力关系，况现在情形是暂时的"。顿时八方响应，入学者600余人，遍及大江南北，全国各地。1927年又办起临诊实习班，及门弟子30余人。同时还兼任上海各中医学校讲席。1933年铁樵又以铁樵函授医学事务所复办函授教育，培育了像徐衡之、陆渊雷、章巨膺、顾雨时等一批具有创新思想的优秀人才，有力地推动了中医事业的发展。办学后，白昼诊病，晚上讲课，午夜握笔著述，落笔千言，滔滔不绝，整天仅睡4~5小时而已，对培养中医人才和发展中医教育事业，亦有较大贡献。恽氏一生著述甚富，主要有《群经见智录》《梅疮见垣录》《热病学》《新生理》《病理概论及各论》《脉学发微》《药物学》《伤寒论讲义》《金匮方论》《霍乱新论》《保赤新书》《验方新按》《临证笔记》《热病简明治法》《神经系病及治要》《归科大略》《痧疹防救法》《神经系病理治疗》《十二经穴病候撮要》《医学平议》《恽铁樵演讲录》（1927年）、《铁樵杂著》《课艺选刊》《医学史》《风痨鼓病论》《医学入门》《幼科学》《论医集》

二卷、《鳞抓集》四卷、《生理新语》四卷、《伤寒论辑义按》四卷、《伤寒论研究》四卷、《金匮辑义》六卷、《金匮翼方选按》五卷、《温病明理》四卷、《药盦医案》七卷。以上著作，说理衷中参西，论述不袭前人陈说，也不照搬西医条文，充分体现了作者勇于探索新径的革新精神。恽氏作为近代中医界著名人物，深受文学家章太炎的推重，二人过往甚密。恽氏过世后，章太炎曾挽以对联曰："千金方不是奇书，更赴沧溟求启秘；五石散竟成末疾，尚怜甲乙未编经。"恽铁樵作为一位有着远见卓识的杰出医家和蜚声近代中医教育史的佼佼者，作为致力于沟通中西医学而对后世产生较大影响的一代宗师，为中医事业所做的一切努力，将永载祖国医学史册。以下是《中国医学通史》对他的评价：恽铁樵是近代医学史上一位有多方面贡献的著名医家，他在中医理论的研究、临证医疗经验的总结、中医教育的兴办、反对废止中医的抗争、中西医汇通的探索等方面都做出了杰出的成就，甚至在某些方面达到了当代的最高水平。对中西医进行比较深入的研究，从事中西医汇通的探索，能从近代科学的高度，提出了一些独创性的见解，成为中西医汇通派中对后世影响很大的一位卓越的医学家。他从事中西医汇通的主导思想是创造出"较古人为精，视西人尤密"的新中医（《中国医学通史·近代卷》123页）。

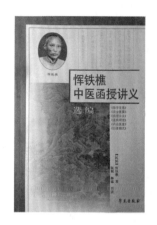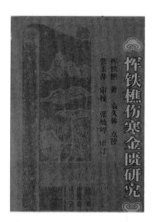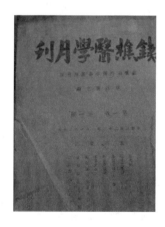

参考资料：《铁樵医学月刊》（1934年创刊号）、《近代中医流派经验选集》（上海科学技术出版社，1962年）、《孟河医派三百年》（学苑出版社，2010年）、《名人博览》（2011年10月创刊号）。

## 恽熊——闻名城乡

**恽熊**（1748—1824），字享时，号西园，阳湖上店人。为常州画派创始人恽南田族裔国子生；屡试不售，乃业医。恽熊业医闻名城乡，里人挂号济济，门前丈余宽的石阶码头，宦贵来船难泊。恽熊有远、达、进四子，子孙多继先业，世称行医世家。

参考资料：《武进人物》（南京大学出版社，2016年）。

## 恽毓鼎——创办医学研究会

**恽毓鼎**（1862—1918），字薇孙，号澄斋，阳湖县上店（今武进区湖塘镇）人，居住常州城区。光绪十五年己丑科（1889年）进士，清末官员，授职编修，近代医家。古代文人都读医药书籍，毓鼎更为钻研，精于医，对《金匮》研读特精，曾纂《金匮新注大略》，推崇日本丹波元简之辑义，对吴金鉴、程应旄之注则多批评，著有《澄斋奏议》《澄斋文稿钞存》《金匮疟病篇正义》《澄斋医案》《澄斋日记》。《澄斋日记》中有较多的行医记载，始成业余医生他看病不分贵贱，平时注意对照医学典籍总结经验，创办"医学研究会"，给后人留下珍贵的医案记录和医著。1915年（民国三年）秋因生计日艰，登报申明酌收诊金，遂以行医为主业。

参考资料：《武进人物》（南京大学出版社，2016年）。

## 恽慧庄——专长内妇儿科

**恽慧庄**（1909—1993），女，武进县人，专长内妇儿科。系近代中西汇通之先驱、著名中医学家恽铁樵之女。早年随父习医，深得真传。1933年取得中医师资格，悬壶上海。1942年租界沦陷，合家避难浙西，抗战胜利后移居杭州，1960年重返上海。1981年被聘为上海市中医文献馆馆员。

参考资料：《上海市中医文献馆馆员志》。

## 施顺衡——精小儿医

施顺衡（生卒年不详），清代溧阳人，精小儿医，受异人书。一幼子，痘白色如灰，群医却走。顺衡审视良久，云可活，谓其子一身痘皆死，尾闾一痘红鲜有根，古书名草里珠，投药少许果活。陈名夏为之传。

**参考资料：**《江苏历代医人志》（江苏科学技术出版社，1985 年）。

## 施和生——全国著名骨伤推拿专家

施和生（1906—1996），武进漕桥人，全国著名骨伤推拿专家。原姓吴，幼年丧父，9 岁随长兄到船上当童工，随船在运河上颠沛流离。年幼的施和生在和船工的日常生活中，对武术产生了浓厚的兴趣，14 岁那年，船只停泊于无锡时，偶识气功名师俞海川，俞师见其喜爱武术，又流离失所，无所依靠，且意坚志诚，1919 年遂乐意收为门徒，学医 3 年，俞师在悉心传授武术的同时，辅以传统中医骨伤和气功推拿之术。1959 年 3 月由施和生创立江苏省中医院推拿科，任江苏省中医院首任推拿科主任，擅长运气推拿，系主任中医师，江苏省名中医，国务院首批特殊津贴获得者。著名弟子邵铭熙现为江苏省中医院推拿科主任、主任中医师、南京中医药大学教授、全国推拿专业委员会委员、全国推拿中心专家委员会委员、江苏省推拿专业委员，会主任委员。

**参考资料：**《医海拾贝》（江苏科学技术出版社，1992 年）。

## 姜性洽——瘟疫高手

姜性洽（生卒年不详），常州西林人，俊泉之父。专门从事中医，医术精益求精。1866 年甲寅岁，清军提督向荣，统师驻扎金陵时（南京）正值盛夏，暑气逼人，清兵军旅中达半数人患瘟疫，向荣闻毗陵（常州）姜性洽先生素精医术，即聘请。姜先生自备川资与丹丸急往拯救，患者皆得治愈。向荣赏姜性洽先生七品顶戴，并赠匾额，永作流芳。

参考资料：《西林乡志》（1984年）。

## 赵起筹——支援东北的武进名医

**赵起筹**（1901—1982），武进人，早年去上海从师丁甘仁学医，学成后回武进行医。1956年到抚顺煤矿医院任中医内科主任，擅长妇科、儿科。

参考资料：《孟河医派三百年》（学苑出版社，2010年）。

## 赵树屏——卫生部中医司副司长

**赵树屏**（1892—1957），名维翰，武进人，清太医院医官赵云卿之长嗣。1914年毕业于北京高等师范，起先在教育界服务，后刻苦研讨家学，乃北京四大名医之首萧龙友的早年高足，渐精医理，遂献身于中医事业，且以捍卫祖国医学遗产为己任。他说："山可崩、地可坼。海可枯，石可烂，而吾发扬国医之宏誓大愿，则一成而不可变。"当时余云岫之辈，针对江苏省教育会通过"旧医学校系统案"一事，大放厥词，抛出《旧医学校系统案驳议》一文，恣意攻击、污蔑祖国医学。对此，赵氏极为义愤，即撰"异哉！旧医学校系统案驳议"，据理力争，痛加挞伐。其真知卓见，在当时确曾引起社会的很大反响。新中国成立后，赵氏热烈响应政府号召，积极从事团结中西医的工作，并发起筹组北京中医学会。自1950年起，先后当选为北京市人民代表，出任北京中医学会主任委员、卫生部医政处技正兼中医科科长、卫生部中医司副司长、政协全国委员会委员、北京市人民委员会委员及北京市卫协副主任委员等职。在学术上，赵氏立论平正，不偏不倚，著有《肝病论》《中国医学史纲要》《中医系统学》及《关于国医之商榷》等。1955年因冠状动脉硬化而入院治疗，此后迄未恢复工作。1957年7月14日不幸跌伤左股，致心肌梗塞而殁，享年66岁。

参考资料：《赵树屏传略》（《中医杂志》1957年8月）。

## 赵增午——著名针灸专家

**赵增午**（1930—　），武进县人。1951年上海复旦大学外文系俄文专修科毕业，1962年上海中医学院医疗系本科（六年制）毕业。在校学习的6年岁月中，得到了上海中医界许多著名专家的教诲，他们有章巨膺、裘沛然、王玉润、金寿山、陆瘦燕、石筱山、黄文东、凌耀星、丁济民等，在临床实习期间，又得到颜德馨、张耀卿、张伯叟、刘鹤仪、杨永璇、夏少农、庞泮池等各位名师的指导，收获拯其丰硕，为以后从事临床工作打下了扎实的基础。先后任上海市中医药研究院针灸经络研究所副研究员、《上海针灸杂志》编委会常务副主任、编辑部主任兼总编辑、《中国针灸与康复》英文版系列丛书主编、《上海中医药报》常务编委、中国针灸学会上海分会理事、阿根廷中华针灸学会顾问、阿根廷中医师公会顾问。赵增午主要译著有《上海针灸杂志》（英文选集，1984年7月出版）、《针灸治疗内科疾病》（论文选集，法文版，1987年出版）、《针灸治疗神经系统疾病与精神病》（论文选集，法文版，1987年出版）、《中国针灸与康复》（英文版，上海科学技术文献出版社，1991年）、《针灸防治中风》（英文版，方幼安著，赵增午译，上海翻译出版公司出版，1991年）。

参考资料：《中国当代中医名人志》（学苑出版社，1997年）。

## 赵燏黄——近代本草学奠基人

**赵燏黄**（1883—1960），谱名汝询，曾用名一黄，字午乔，号药农，晚号老迟、高翁、了翁，室名去非，常州人。生于常州青云坊江宅，幼承庭训，幼年在家馆和延陵书院拜师学习，工诗文，善书法，喜吟咏，钻研文史，精通考据，曾留心古籍版本、目录学，通晓书画鉴赏，擅长搜集古旧书籍、文玩字画、名人扇面、函札，曾应科举试。赵燏黄1904年由同乡蒋维乔介绍入上海科学

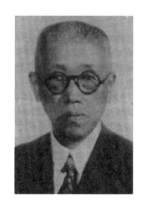

仪器馆附设的理化传习所，学习新学理化。1905 年赴日留学，在上野东京药学专门学校学习，1908 年秋燏黄补为清廷江宁官费生，考入东京帝国大学药科。1915 年到浙江公立医药专门学校任教授，力主药学不能从属于医学，应单独设科。他先担任药用植物学、生药学、卫生化学三门教授，自编教材，每周上课 16 小时，为全校师生所称道。系我国近代生药学与本草学奠基人、先驱和开拓者，中药研究领域的一代宗师，在国内外享有盛誉。担任国家药典编纂委员会委员，中国药学会理事。先生在半个多世纪时间内，从事本草学、生药学教学、科研工作，培养了我国数代药学人才，可谓桃李满天下，而且，先生著述甚丰，学术声望名驰海外。先生一向热爱祖国，热爱中药事业，素以整理本草、研究中药为夙愿，五十多年如一日，勤勤恳恳，埋头苦干；先生学风严谨，谦虚谨慎，一向务实际，重调查研究，学术上追本穷源，不耻下问，堪称后学之楷模。"生药"的名称自宋代起即有，但内容上加以中西贯通，则系赵所首创。著作《现代本草生药学》，上册于 1933 年出版。该书除引有大量中外文献之外，还吸收了他的生药学研究成果，是中国第一部收载有中药材的生药学教科书，第一次收载了中药材。蔡元培作序评此书"诚是一新二千年来吾国本草学之壁垒，而其对于医药界之贡献将未可限量"。药学界公认他是中国现代本草学和生药学的先驱者和奠基人，此书已成为我国药学院生药学的主要教材。1941 年北大医学院院长鲍鉴清创立一个中药研究所，聘请燏黄担任额外教授兼专任研究员，1943 年药学系正式建立，燏黄是生药学教授并仍在研究所兼任研究员，新中国成立后回北大任教，在药学系附设专修科教授生药学，积极参加筹创医学院药学系，还通过药学会提案等方式呼吁政府教育部门，以北京大学医学院药学系为基础建立药学院。拟订教学大纲教改方案，编写《实用生药学》《生药学讲义》，1953 年又开《本草学》课程。他曾高瞻远瞩地预言："一部《本草纲目》中所载之药物，不知含有几许未发现之化学成分在其中，学术之进步，可冀其一一出现于世界药学者之实验场，其前途正未可限量也。"1929 年 8 月杨杏佛（上海中央研究院总干事）介绍其到上海中央研究院国药研究室工作，被聘为专任研究员，他到中央研究院工作之后，提出编写《实验新本草》征求国内外植物学家、本草学家意见。在中央研究院工作 5 年间，完成了两集《实验新本草》的研究与编写工作,正式发表时改名为《中国新本草图志》。于 1931 年、1932 年先后出版,蔡元培为之作序,称道此书"将一扫旧式本草之瑕点,而显其精华;且使读者对于新学说之成绩,一览了然"。北平研究院李石曾院长聘请他到该院生理学研究所生药研究室任研究员,他欣然应聘,并下决心从调查北方药材开始继续他的研究工作,以后写出了《祁州药志(附北平)第一集:菊科及川续断科之生药研究》一书,于 1936 年出版,他还写了两集《本草药品实地之观察》。在研究生药同时,他加紧收集历代本草善本,深入研究本草学。他发愤收集古代本草,深入研究,于 1935 年发表了《历代本草沿革史论》,这是中国 30 年代整理本草、研究国药的代表作。将生药学与本草学结合起来进行研究成为他一生学术研究的特色。1940 年,任新亚药厂华北(北京)分厂厂长,主要生产麻黄素。他总结近 30 年整理本草研究中药的经验,更深刻地认识到药材的科学研究、鉴定,为至难的第一个问题,抗战胜利后,他在东黄城根自租房屋,成立"赵氏生药学化学研究所",继续进行学术研究。中华人民共和国成立后,中药研究事业受到国家的重视,他发表了《国产生药学的研究与历代本草沿革关系》等专论,就中药研究任务、设立中药研究机构、设立中药调查委员会、编纂中药典、整理丸散膏丹、研究制法、改良剂型以及本草古籍的影印出版等提过许多宝贵的建议,受到有关部门的高度重视。1951 年,中央卫生研究院中医研究所(1952 年后改称中国医药研究所)聘请他为顾问。在他的指导下,筹建了中药研究室、单秘验方研究室、中药化学分析研究室等机构,对全国常用中药进行调查研究,积累了一些研究资料和中药标本,为新中国培养了一支新生的研究队伍,为中医研究院筹建中药研究所奠定了基础。1955 年,原中央卫生研究院下属的中医药研究所会同其他单位正式组成中医研究院,赵燏黄任中医药研究所顾问、筹建中药研究室,举办各种讲座,系统介绍历代本草,传授知识。他总结毕生研究成果撰写了《本草新诠》巨著,总论记述了历代本草沿革,各论拟撰写数百种生药的研究结果。

赵燏黄治学严谨,务求实际,他学识渊博,有坚实的文史学、训诂学、版本学知识,平时不仅注意收集本草及医药古籍,而且博收经、史、子、集有关文献。不惜重金购买古籍,藏有历代主要本草 80 余部近千册,且多为善本或珍本，还有医经、方书、文史古籍及中外文参考书共 5600 余册。他指出：研究中药，一定要钻研本草古籍，应当根据中药特点研究中药，不但要研究中药的纯成分，而且要研究中药的全成分和它们的药理作用。他反复说明中药含有复杂的有效成分，一味中药就是一个复方，在本草考证方面做过许多深入的研究。赵燏黄是中国早期中药研究的倡导人和设计师，他多次指出：如果研究生药学脱离了本草学，就是无源之水，无本之木。家人遵其生前遗嘱，将他倾毕生精力收藏的历代本草、医经、方书、文史古籍、中外文期刊等 5600 余册全部藏书及遗稿献赠给中医研究院，其中历代本草有 80 余部近千册、明刻本即有 400 余册，誉为海内第一。赵燏黄不仅在国内负有盛名，被誉为生药学家、本草考据学家、药史学家、版本鉴定家等，博得国内外学者的好评，他是我国药材学的奠基人。1983 年，中国中医研究院、北京医学院、中国药学会联合举办"纪念赵燏黄先生诞辰一百周年大会"，称赞他是一代本草学家、中国生药学先驱者，为编修中国新本草做了大量开拓性工作，在澄清中药品种混乱方面做出了贡献。我国现代知名的药学家大半出于赵燏黄门下，均先后受其教益。他还说：不能数典忘祖，学问总是渊源有自的，除了做学术研究、打基础功夫要向书本学习外，还要向有学问的人学习，学习他们活的经验。并说："我初考本草学就是向钟观光老师学习的。钟老的著述是《本草纲目拾遗的拾遗》。"赵终生所做的工作，还是《本草纲目》的继续，也就是继承李时珍——赵学敏——钟观光。

参考资料：《上海中医药杂志》（1956 年第 7 期）、《文史资料选编》（1980 年第 8 辑）、《常州名人传记》（1993 年）、《常州市志》（中国社会科学出版社，1995 年）。

## 胡濙——明代政治家、文学家、医学家

胡濙（1375—1463），字源洁，号澹庵。生而白发，弥月乃黑，武进（今常州市区）人，明代政治家、文学家、医学家。胡濙生性节俭，为人宽厚，喜怒不形于色，能屈尊待人。建文二年（1400 年）进士，授兵科给事中。永乐五年（1407 年），成祖认为近侍中他忠实可靠，命他到各地巡游，暗访建文帝踪迹，颁发御制诸书，并访仙人张三丰，察人心之向背。

十四年（1416 年）还朝，擢礼部左侍郎。十七年（1419 年）复出巡江、浙、湖、湘诸府，二十一年（1423 年）还朝，上奏皇上消除顾虑，帝疑始释。他先后在外巡行十七年，足迹遍天下，升礼部尚书，先后担任礼部贡举（会试）十次主考官。英宗复位，请病退。历仕六朝，卒赠太保，谥忠安。《明史》云：胡濙"历事六朝，垂六十年，中外称耆德""濙节俭宽厚，喜怒不形于色，能以身下人"。每当朝廷有大事，都请他预定政策，所以明代人称赞他说："胡公以硕德立朝，忠勤笃棐，夙夜匪懈。历事六主，并受宠遇。画接蕃庶，冠绝百僚。"可谓一代名臣。他素来留心医学，曾与戴元礼讲《内》《难》诸经，推张仲景为医学正宗。著有《卫生易简方》12 卷、《芝轩集》、《澹庵集》5 卷。

**参考资料：**《明史·卷一百六十九·列传第五十七》《古今名医言行录全集》《中国历代帝王秘史》（蓝天出版社，1993 年）《常州历史名人大辞典》（上海辞书出版社，2015 年）。

## 胡住想——明代医学家

**胡住想**（1572—1636），字慎柔，明代毗陵人。本儒字子，稚年寄育僧舍，后剃发为僧，法名住想。凡一切宗乘，及儒书经史诸编，无不穷览。心血耗疲，得瘵疾，经时居荆溪之查了吾先生治愈，遂师事查。学医十余年，又遵师命从周慎斋学。慎斋名满海内，从学弟子甚多。住想每得其口授语，辄笔之，诠次成书。后归里，治病轧应，履日盈户外。庚午（1630 年），吴江宰熊鱼山夫人患奇恙六七年，住想往治，以大剂奏剂，一时荐绅士大夫咸服其神明，由是多往来吴会间，里居之日少。徒石震，与住想每谈论，轧达曙忘倦。丙子（1636 年）仲夏胡病，招震往，授生平所著书，凡虚损一、痨瘵一、所札记师训一、治病例一、医案一。又数日而卒，年六十五。住想治病，以保护脾胃为主，渊源本于东垣，而化裁宗诸薛氏。所著《慎柔五书》（1636 年）五卷，系据生平治疗虚损、痨瘵之理论及医案，整理总结而成，对研究肺痨病等，有一定启发。是书卷一述师训，卷二述治病历例，卷三为虚损，卷四为痨瘵，卷五载医案。其特点在于把虚损与痨瘵截然分开，他说："损病自上而下，瘵病自下而上；损病传至脾、肾不治，瘵病传至脾、肺不治；以瘵法治损，多转泄泻，以损法治痨，必致喘促。"胡氏此说对后世影响较大，至今仍有将虚痨分为二病论治者。清代周学海曾评价此书："格律严谨，可为老人、虚人调养指南，首二卷颇有精语。"

参考资料：《四库全书总目提要·医家类》《中国医学史略》《武进阳湖合志》（方志出版社，2010 年）、《历代名医传略》（黑龙江科学技术出版社，1985 年）。

## 胡嗣超——著《伤寒杂病论》16 卷

**胡嗣超**（生卒年不详），字鹤生，胡文英之子。清代武进人，援《左传》释筮例，集诸儒图解而推广之，著有《易卦图说》6 卷。又通医理，研究岐黄数十年，著《伤寒杂病论》16 卷。

参考资料：《武进人物》（南京大学出版社，2016 年）。

## 於人龙——擅长幼科

**於人龙**（生卒年不详），号耕烟，常州孟河人。擅长幼科，雍正五年丁未（1727 年）"参评"俞茂鲲《痧痘集解》。

参考资料：《中国历代医家传录·中》（人民卫生出版社，1991 年）、《医学大成提要》。

## 姜邦俊——晚清常州喉科名医

**姜邦俊**（生卒年不详），常州人。晚清常州喉科名医，行医于常州城乡。常州蒋国英受业于姜邦俊，在常州西郊悬壶济世，名噪四乡。

参考资料：《常州卫生志》（1986 年）。

## 骆省吾——眼科名医

**骆省吾**（1918—1986），江苏省眼科名中医。江苏省射阳县人，其家三代业医，均精眼科。骆少承家学，尽得其传，20 世纪 40 年代在上海、常州等地悬壶行医，新中国成立后回射阳县人民医院工作，1979 年受聘于江苏省中医院，因故未能成行，后应聘于射阳县中医院，并被江苏省卫生厅列为江苏省名老中医，曾任盐城市中医学会理事、《江苏中医杂志》编委。著有《骆省吾眼科医案》等。

参考资料：《江苏中医杂志》（1991 年第 8 期）。

## 费子权——孟河名医

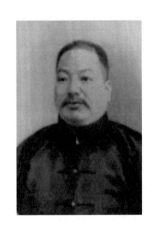

费子权（1883—1931），字保铨，清代常州孟河人。系费氏第二十五世孙，孟河费氏第十代医。费伯雄之曾孙，费绳甫之幼子，幼承庭训，少年时在上海随父习医，能继祖业，学成后与父同室诊病，先在孟河行医，有医名。父亲绳甫公病故后，迁至九江路（三马路）福建中路口景和里行医。正当有所成就时，不想于1931年农历九月十五日患暴病（急腹症）而逝。

参考资料：《孟河医派三百年》（学苑出版社，2010 年）。

## 费子良——有医名

费子良（生卒年不详），清代武进孟河人，初行医于孟河，后悬壶苏州，有医名。

参考资料：《孟河医派三百年》（学苑出版社，2010 年）。

## 费士廷——孟河名医

费士廷（1793—1884），清代武进孟河人，费宗岳的嫡孙。士廷没有辜负父亲的期望，在孟河行医。经过一些亲身调查使他相信在城外西南仍然有合适的市场空间，那里还没有有声望的医师在行医，在孟河南部的万岁镇开药铺和诊所，成功地建立了兴旺的事业，成为名医。

参考资料：《孟河医派三百年》（学苑出版社，2010 年）。

## 费士源——乾嘉年间以内科闻名

**费士源**（1762—1835），清代武进孟河人，是费氏宗岳的另一支，乾嘉年间，以内科闻名。是内科专家，他是第一批实际治疗方法被记录的孟河医师，在家族中后来一位学生描述的故事中，费士源成功地治好了孟河某位巢太太背上的一大片疥疮，而当地一位很著名的外科专家也没有成功治愈。

参考资料：《孟河医派三百年》（学苑出版社，2010 年）。

## 费文礼——孟河费氏医术的出色传承人

**费文礼**（1766—1807），清代武进孟河人。德文的孙子，传承家业并有医名，费家医学声誉的提升以及来向他们问诊的客户的类型来自费文礼的传记。他被记载为格外出色的医师，在为刘公会治病时被赏赐了他的亲笔题词。刘公会是当时的扬州知府，精英人物的题词和各种个人推荐是晚清时代很多医师所追求的，经常被公开展示在医生的诊所或家中，这可以为他们的医术做广告，吸引病人，并把费氏家族的知识和方法传给了儿子。

参考资料：《孟河医学源流论》（Eastland Press Seattle，2007 年）。

## 费兰泉——孟河名医

**费兰泉**（1818—1878），清代常州孟河人，士源之孙。内科，精于辨证，善用吐法治顽痰痼疾，颇负时名（《中医年鉴》傅芳文）。

参考资料：《中国历代医家传录》（人民卫生出版社，1991 年）、《孟河医学源流论》（Eastland Press Seattle，2007 年）。

## 费庆元——名老中医

**费庆元**（1915—?），常州孟河人。出生中医世家，自幼师从家叔费子承，擅长中医内科专业，新中国成立前在沪私人开业。1956年就职上海瞿直甫医院（现上海市静安老年医院），任中医科主任，主任医师。长期从事中医临床和教学工作，1985年获上海市卫生局颁发的奖状，曾任上海市静安区两届政协委员，1987年退休。

**参考资料:**《上海老中医经验选编》（上海科学技术出版社，1980年）。

## 费公宣——远近称之

**费公宣**（生卒年不详），清代武进人，精医，远近称之，生平好施，尤笃友谊（《武扬县志》）。

## 费伯雄——清代孟河医派奠基人

**费伯雄**（1800—1879），字晋卿，号砚云子，常州孟河人。费氏第二十二世孙，孟河费氏第七代医，清代著名医学家、孟河医派的奠基人、御医、近代治虚劳专家。孟河费氏，数世业医，代有传人，家学渊源。伯雄幼聪颖甫，继承家学，先儒后医，四岁能诵古唐诗，六岁入塾读书，七岁即能属对，弱冠能文章、工诗词；博览医书，文名籍甚，

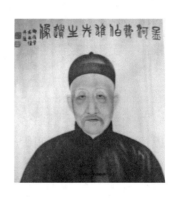

对天文地理、琴棋书画、太乙奇门、六壬数学、技击等靡不通晓。父云庵公与江南名医王九峰先生为莫逆交，时相切磋，伯雄能常得王九峰御医的带教指点，九峰先生阅伯雄之方而知为可造之才，并对云庵曰："君宅心仁厚，督教有方，后世必有兴者，医名当在我辈之上。"孟城素多名医，他虚怀若谷，乐共互切磋，兼收诸家之长，遂集大成，擅治疑难杂症，

切脉能知病之所由，神效奇验。至咸丰、同治年间，更是名噪大江南北，各地医家常来质难问疑，远近前来登门求治者，舟楫相连数里，车马盈门，衢巷为塞，一时称盛，蔚然为医界众望。督学临川李小湖先生称其为"名士为名医"，文学家大名士俞曲园尝言"识伯雄于吴下，须眉皓然，一望而知为君子，吴中士大夫儿童走卒无不望车尘而拜迎"。《清史稿》称："清末江南诸医，以伯雄为最著。"道光年间，费伯雄曾两度应诏入宫治病，先为道光帝的太后治疗肺痈，治愈后获赐"是活国手"的匾额；后又为道光帝治疗失音，治愈后获赐"着手成春，万家生佛；婆心济世，一路福星"的联幅。其他如曾国藩、左宗棠、翁同和、林则徐、李联嘯都曾求医于费伯雄。伯雄擅长于内科杂症，尤其在治虚劳方面为近代宗师，对慢性病的诊治颇有独到之处。其方严药精，经验丰富，而他的"归醇纠偏"的学术思想和博精求深、变通求切、破格求实的治学精神更给后人留下深刻的影响。他认为医学发展至今芜杂已极，必须执简驭繁救弊纠偏，以使后学者一归醇正。一切从临诊实际出发，博采古今学术之精华，不参杂门户偏见，努力探求立论平允不偏的醇正医学。1859年经过笔耕数载终于完成《医醇》二十四卷并制版刊刻，不料此书文稿连同藏扳一并毁于咸丰年间一场战火。费氏避太平天国战乱于古延陵之寓斋（在苏北泰兴县五圩里），值此闲暇时日，潜心著述，追忆往昔著作内容，随笔录出，至1863年著成《医醇剩义》四卷，内容虽"不及（《医醇》）十之二三"，但刊印之后却盛行于世，后学多所取法。嗣后又撰《医方论》4卷，根据《医方集解》方剂次序，逐方予以评述。《费批医学心悟》六卷，以及《食鉴本草》《怪疾奇方》等医书。伯雄不仅精医，而且能文能诗词，以文名居常州文坛四大金刚之列，在文学上与曾国藩交往甚密，文学著作有《留云山馆文钞》一卷。费伯雄不仅是医学家、文学家，还是慈善家，堂内自撰一联："古今多少世家，无非积德；天下第一人品，还是读书"。费伯雄在咸丰、同治年间以归醇纠偏，平淡中出神奇盛名于晚清，治学主张师古而不泥古，对历代医家的经验，要取其长而舍其偏，择善而从；在《医醇剩义》著作中，以察脉、辨证、施治三者为纲之后，施治中又分为理、法、意三层，认为"医有医理，治有治法，化裁通变，则又须得法外意也"。在治疗上提倡醇正和缓，主张"毒药治病去其五，良药治病去其七"，以平淡之法而获奇效，认为天下无神奇之法，只有平淡之法，平淡之极,乃为神奇。(《医醇剩义·自序》)他最擅运用"轻可去实"之法，其处方用药大都以轻灵见长,临证突出十二个字：知病由、明经络、会变通、用药准，治法以清润、平衡为主。通览费伯雄所存的医著中，照用古方原方者甚寡，据笔者对费氏著作《医醇剩义》中 22 个病类所用的方剂统计，共有 189 个，而其中自制方为 180 个，占 95%，其变通用药的关键是必须有理和合乎法度，提高疗效和减少毒副作用，以其医术、著作影响深远而成为孟河医派的奠基人。子应兰、孙荣祖、绍祖、承祖，均传其学。

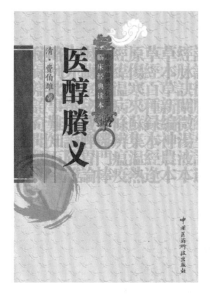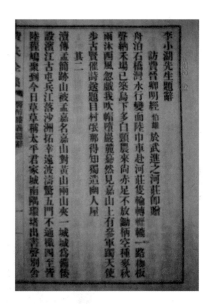

**参考资料:**《常州市卫生志》(1989 年)、《中医药研究》(1990 年第 3 期)、《清代名医医术荟萃》(中国医药科技出版社，1994 年)、《孟河四家医集》(东南大学出版社，2006 年)。

## 费雨程——清末名医

**费雨程**（生卒年不详），清代武进孟河人，为费氏的宗族成员，师从费伯雄，然后去苏北行医，并有医名。

**参考资料:**《孟河医派三百年》(学苑出版社，2010 年)。

## 费国柞——精医

费国柞（1730—1800），清代武进孟河人。德贤之子，德才具备，是第一个地方志上有载的名医，称其"精医"。

参考资料：《孟河医学源流论》（Eastland Press Seattle，2007 年）。

## 费尚有——孟河医派费氏医家创始人

费尚有（1572—1662），祖籍江西，原非医学世家，历代许多人当过朝廷命官，早在宋朝，费氏就有人做过大将军。明代成化本科状元费宏（1468—1535），江西铅山人，官拜礼部尚书，一生历事五朝，三度入阁，其后代迁移到镇江。明末在朝为官的费尚有，为逃避以太监魏忠贤为首的阉人集团的迫害，举家离开镇江，迁居孟河。费尚有平素喜好医学，兼通医术，抱着"不为良相，则为良医"的儒家思想，遂隐于岐黄，以医世其家，开创了孟河费氏的医人生涯，为孟河费氏医家的鼻祖。费尚有从明代隆庆六年，到清代康熙元年，历经两个朝代，以九十高龄离开人间，他的具体医迹不详。从费尚有以医为业开始，共传承十一世，三百余年。

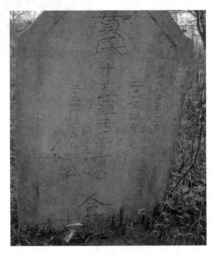

参考资料：《历代名医传略》（黑龙江科学技术出版社，1985 年）。

## 费岳瞻——孟河名医

**费岳瞻**（生卒年不详），字晓峰，清代武进孟河人。孟河费氏世医第五代，传承家学，精医，贫者赠药饵。子文纪，继其学，文纪二十为医，年七十四卒，七世就是费伯雄。

**参考资料**：《孟河医派三百年》（学苑出版社，2010 年）。

## 费保彦——人称"费一帖"

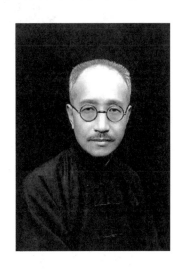

**费保彦**（1892—1980），字子彬，号四桥，常州孟河人。世医之家，费伯雄曾孙，费绍祖，即费保彦家文。绍祖之子则取"保"字辈排名，长子费保初，次子费保纯，三子费保铨，幼子费保彦，他在费氏后代中其医术名声很高，人称"费一帖"。保彦幼承家学，早年毕业于上海圣约翰书院。民国初曾担任黑龙江省财政厅厅长，在北洋政府时代又被总统冯国璋的秘书恽宝惠下令调至中国外交部当顾问。恽宝惠是清代常州著名画家恽南田的后裔，在北洋政府担任国务院秘书长，与沈佛如、沈伯藩尤善。1924 年费保彦改任善后委员会主任。1935 年上海一二八战役暴发，他以病隐退并返回常州寄寓费家弄岳父家挂牌行医。先生热忱慈善事业，主动慷慨解囊为本邑市民铺路施诊。不久又迁居上海开设私人诊所，他以专治高血压和慢性肠炎门诊驰名海内外，并在阿根廷试用诃梨勒、御米壳和黄连等五味中草药研制出一种专治慢性肠炎的特效药，故深受阿根廷病人的欢迎。新中国成立前夕移往香港继续行医为业，著有《食物疗本草》《四桥随笔》《明清以来之孟河医学》等。

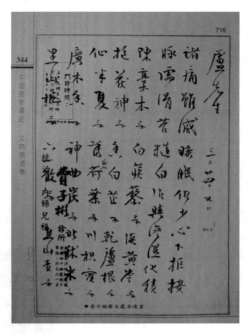

参考资料:《孟河医派三百年》(学苑出版社,2010年)。

## 费荣祖——孟河医派名医

**费荣祖**(1858—?),字哲甫,清代武进孟河人。继承家学,随祖父费伯雄习医,并师从兄长绳甫,治病有独到,寓苏应诊,名布苏、常、沪间。苏州地方志记载:侨居吴门因果巷,诊必深夜。

参考资料:《孟河医派三百年》(学苑出版社,2010年)。

## 费绳甫——海内名医

**费绳甫**(1851—1914),字承祖,常州孟河人,费氏第二十四世孙。孟河费氏第九代医,是孟河医派奠基人费伯雄的长孙,江南第一圣手马培之的外甥,晚清名医,是孟河医派的中流砥柱,发扬光大者。善治危、大、奇、急诸病之高手,可谓同道中之首,被誉为海内名医。承祖幼承庭训,秉承家学,克绍箕裘,少年随祖父学医,以后祖孙同室诊病,深得伯雄公学术之奥秘，青年时即名重乡里，在孟河小镇，求诊者日以百计，日久名重两江。1875 年左右，代祖父治愈曾国荃之疾，1876 年间，又代祖父治愈两江总督刘坤一的母疾，湘淮军将领及家眷，络绎于门，医名大震，曾国荃留绳甫做官，辞不就。1879 年 7 月，费伯雄病故后，绳甫为孝于父亲畹滋，日为父代诊 20～30 例，曲承其意，即先由畹滋公切脉处方，再由绳甫公诊治。1884 年，曾国荃任两江总督，由

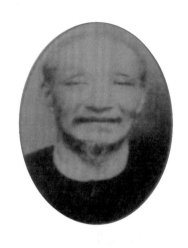

于有看病的关系，又有费伯雄与曾国藩的友谊，此时绳甫与其私交甚密，将《曾文正公全集》一套赠送给费绳甫。1892 年左右，因误信他人，承包崇明盐务，受奸商所绐，丧资五十余万，为清偿债务，不得已被迫于1894 年迁沪上庆顺里（现上海市北京东路云南北路附近），高其诊金以图偿债。门诊每号为四元六角，出诊每号为二十四元六角，然遇贫寒者非但不收诊金并助以药资，动辄十金百金，亦无吝色，在沪上门庭若市，可谓同道中之首。及至光绪皇大病，刘坤一奏荐绳甫，绳甫恐得罪亲幸及太医院，乃荐陈莲舫自代。方志记载：医术精妙，治虚劳卓有所长，求诊者日以百计，医价昂贵。擅治虚劳和疑难杂症，以养阴派见称。以善治危、大、奇、急诸病享誉于时，被誉为海内名医，上海中医学院首任院长、著名中医药家程门雪先生称其为"近代一大宗"。费绳甫为费氏医学发扬光大，成为当时沪上及其周围数省的医中之首，影响遍及全国。费绳甫 1900 年着手编撰《临证便览》，对中医内科的主要病种进行了既全面，又精练地阐述，对每一病种从理论、分型辨证论治、结合临床案例进行提纲挈领、理论联系实践的描述，并开创了自编中医内科教材的先河。1912 年费绳甫与保初、保纯、保铨三个儿子一起将费伯雄的《医醇剩义》四卷、《医方论》四卷、《留云山馆文钞》一卷、《留云山馆诗钞》卷上、卷下及《留云山馆诗余附》一卷，经过重校，汇合在一起，名曰《费氏全集》，俞樾作序（曾经就医于费畹滋）。

费绳甫在学术上，克绍箕裘，传承发扬了祖父伯雄公"归醇纠偏"

的学术思想和擅治虚劳疑难杂证之临床特色，擅治内科杂病，尤以虚劳、调理最具心得，并每有独到之处。治虚劳主清润平稳，养胃阴则主气味甘淡，独树一帜，并以善治危、大、奇、急诸病享誉于时。在传承孟河派之特色基础上，又众采各派名家之长，在临床诊治上提出辨证重四要，论治贵精专："诊断有四要，一曰明辨见证，二曰探究病因，三曰省察气候，四曰考核体质。"对论治的原则方面，认为病有宜补而以泻为补之道，有宜泻而以补为泻之道；有宜寒剂者，以寒剂为类之引；病在上者治其下，病在下者治其上。病同而药异，病异而药同，其义至微，非心细如发者不能辨。药与病合，虽一药可以瘳疾，盖功专而效速。药有当用则用，抵当、承气，不嫌其猛；附、桂、理中，不嫌其温，参、芪不嫌其补，知柏不嫌其寒。病有外假热而内真寒，有内真热而外假寒，有至虚而有盛候假实，有大实而有羸羸状之假虚，非胆大细心者不能辨证用药。法当应变，不得其当，人参足以杀人。他要求轻病用药经而轻不离题，重病用重药而重不偾事。轻病固然不能用重药，但如病重药轻，必姑息养奸，贻误病机。总之，"胆欲大而心欲细"，贵在切合病机。1914 年绳甫在沪病逝，逝后柩被运回孟河，仅遗有手抄本《临证便览》《危大奇急四证治验》《妇科要略》《危大奇急四证治验》已于 1964 年在《孟河费氏医案》中刊行，《临证便览》《危大奇急四证治验》《妇科要略》则在 1985 年出版的《孟河四家医集·费氏医集》中更名为《费绳甫医话医案》。绳甫育有四子四女，其中四个儿子均随父学医。

参考资料：《常州市卫生志》（1989 年）、《清代名医医术荟萃》（中国医药科技出版社，1994 年）、《孟河四家医集》（东南大学出版社，2006 年）。

## 费赞臣——上海名医

**费赞臣**（1900—1981），费绳甫的孙子，从伯父保纯习医，传承家业，后去上海中医学校学习，开业行医。新中国成立后在上海结核病医院担任中医科主任，为上海名老中医。

参考资料：《孟河医派三百年》（学苑出版社，2010 年）。

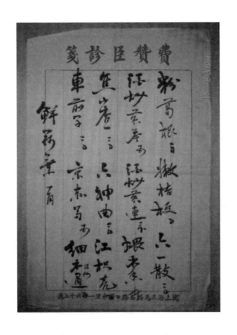

## 段璜——清代金坛名医

**段璜**（生卒年不详），字兆先，金坛人，乃宋朝段康年裔孙，清代金坛名医。继承祖业，业医，任医学训科。全活甚众，医德医道深孚众望，子孙传其业。

参考资料：《金坛县志》（光绪）、《江苏历代医人志》（江苏科学技术出版社，1985年）。

## 段希孟——著《痘疹心法》

**段希孟**（生卒年不详），清代武进人，著《痘疹心法》十二卷，存。

参考资料：《江苏历代医人志》（江苏科学技术出版社，1985年）。

## 悟惺清——溧阳医家

**悟惺清**（生卒年不详），溧阳人，住持法兴寺。幼师事在箬山僧万缘，能书画，尤潜心于医。年属六旬，医学益精。有求医，无问寒暑、甚雨，跣足奔驰。

参考资料：《江苏历代医人志》（江苏科学技术出版社，1985年）。

## 郭有恒——中医内儿科名医

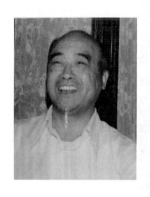

　　**郭有恒**（1922—1990），金坛人，曾用名望生。父亲郭振云是中医喉科医生，曾在上海挂牌开业中医喉科。郭有恒在1942年拜常州地区孟河派名中医屠揆先为师四年，刻苦学习，经常秉烛夜读，功夫不负有心人，考试取得了民国政府卫生部颁发的中医资格证书，在西门表场悬壶开业。随着业务的扩展搬到怀德路99号，后转到留芳路8号。1953年中央人民政府卫生部颁发的中医师证书，响应政府的号召组建了怀德联合诊所，怀德医院并任副院长，兼任怀德桥防疫站副站长，后并入钟楼区医院，曾任常州市中医学会理事。擅长治疗白喉、麻疹肺炎、百日咳、流行性腮腺炎、猩红热等儿童急性传染病，以及内、妇科疾病。孙子郭宙北京中医药大学中西医结合博士毕业，继续传承发扬孟河医派。

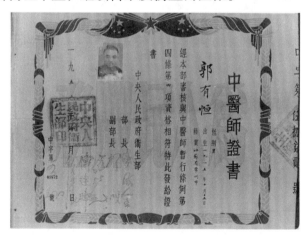

参考资料：《常州地方史料选编》（常州市档案局，第八辑1983年）、《常州当代名中医传记》（凤凰出版社，2019年）。

## 高隐——疗疾多有奇效

　　**高隐**（生卒年不详），字果哉，浙江嘉善人，乃王金坛（肯堂）之高弟。《准绳》序中所谓"嘉善高生隐从余游，因采取古今方论，命高生次第录之"。予童时习闻其治病如神。著有《医林广见》及《杂证》二书，未曾刊行，世人得之者珍如拱璧。又有《医案》数卷，立方颇多奇巧，然险峻者亦难轻试。——《古今医案按》《中国医学大辞典》：字果斋，嘉善县人。少攻经史，金沙王肯堂自史馆归，精医理，隐从游数年，得其秘奥，《肯堂医书六种》，皆参酌采辑，后与缪仲淳交善。疗疾多奇效，一时推为卢扁。年九十余，如少壮云。同时有卞模，字仪皇，亦工医，能起危疾（《图书集成》引《嘉善县志》）。

　　参考资料：《中国历代医家传录·中》（人民卫生出版社，1991年）。

## 唐玉虬——著名的医家兼诗人

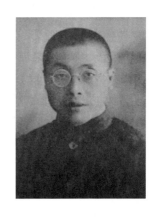

　　**唐玉虬**（1894—1988），名鼎元，自号髯翁，常州人，著名的医家兼诗人。是明代抗倭名将唐荆川（唐顺之）先生的第十四世嫡孙，17岁开始随父学习中医。20岁师从江南大儒钱名山先生，进入常州寄园，开始了漫漫求学生涯。1937年被中央国医馆聘为学术委员会名誉委员，抗日战争期间，客居成都，华西大学聘其为国文教授。1956年，他进入南京中医学院任教，由儒而医，医而活人育人。南京中医学院医古文教授，从事中医古文献及古典文学教学研究，南京江城诗社首任顾问。他从未忘记，自己是一名中医，始终信奉范文正公"不为良相，则为良医"人生信条，更由于强烈的医者父母心，他选择了以中医作为终身职业，慈心仁术，救人无数，以行医为毕生职业。即便在再艰难的条件下，他也从未停止过济世救人的脚步。医乃仁术，医者仁心，精妙的医术和高尚的医德是从医必须具备的。唐玉虬总是设身处地地为他人着想，无论男女老幼都一视同仁，竭尽所能解除他们的痛苦。进入南京中医学院执教以来，他更是勤力躬耕，尽自己最大努力教育后世学子，勤勤恳恳，诲人不倦。他对病人待患如亲、关爱有加。半个多世纪以来，悬壶济世，洞垣一方，妙手回春，还常常将临证遇到的案例记录积累下来，后来积成《玉虬医话》，其中记载的脉案当可造福后世，泽被苍生百姓。唐玉虬好文成痴，除了日常行医外，读书不倦，下笔成文。1936年10月，他历尽艰辛完成了《唐荆川先生年谱》并付印。新中国成立前夕，他还参与并任主编完成了《毗陵唐氏家谱》的编撰。唐玉虬是现代著名的诗人，唐玉虬好诗，源于对国家对民族的深沉浓烈的感情，他选择了以笔为枪，以铮铮铁笔记录了近半个中国近代史；他一生苦好吟诗，著述极丰；唐夫人钱珊若说："四十年中作诗何啻六七千首。"这还只限于新中国成立前，新中国成立后，赋诗不下万首，著《入蜀稿》《国声集》《景杜集》《芳国咏》《五言楼诗草》《怀珊集》等诗集。其中《入蜀稿》《国声集》获民国三十一年度全国学术奖励文学类三等奖（只设三等奖），同获此奖者有王力、曹禺等五人。《珊若精选玉虬诗》乃唐玉虬夫人所选定，由南京中医学院及江城诗社油印线装刊出。他一生交游广阔，尤常与文人学者相交，他的《名人书札》记录了文化名人陈寅恪、商衍鎏、陈叔通、黄宾虹、熊十力、叶恭绰、马一浮、吴宓、张元济、汪辟疆、蒋维乔、周瘦鹃、丰子恺、唐圭璋、俞平伯等数十位名人的书函。李大钊曾手书一副对联：铁肩担道义，妙手着文章。1990年12月，著名诗人臧克家主编的《诗刊》曾刊登唐玉虬十余首遗作，并附上"编者按"，尊之为近现代"旧体诗大家"，并呼吁"诗歌史家、评论家和出版界朋友们共同关注这份难得的旧体诗遗产的研究和传播"。

**参考资料：**《常州历史名人大辞典》（上海辞书出版社，2015年）、《唐玉虬诗文集》（黄山书社，2014年）。

## 唐克明——治疗肝腹水有专长

**唐克明**（1915—1983），又名唐锡培，武进人。早年师从毛念焕，1935年考入镇江省立医政学院。抗战时期长期为新四军地下工作人员免费治疗，协助新四军运送枪支弹药和筹款。1950 年参加中国红十字会总会医疗队，参加治淮工程。1953 年任武进前黄卫生院院长、副主任中医师，武进人大代表，在晚期血吸虫病肝硬化腹水治疗有专长，带徒 10 余人。

参考资料：《武进卫生志》。

## 唐浩镇——募捐施赈良医

**唐浩镇**（1863—1921），字郛郑、武进人，洪培长子。光绪癸巳举人，历任工部、农部、邮传部郎中。幼秉庭训，常以行善为职志，兼习方书，故邃于医。张百熙、陆润庠创办五城施医局，延佐局务，遇有重症，必亲自切脉，施医施药，都人士交口诵之。其于各省水旱凶荒时，无不躬冒寒暑，募捐施赈。

参考资料：《常州卫生志》（1989 年）。

## 唐晋祺——擅长中医内外科

**唐晋祺**（生卒年不详），又名二耆，武进人，民国时期在武进鸣凰是较有名望的中医，擅长中医内外科。

参考资料：《鸣凰乡志》（1985 年）。

## 秦亮甫——杏林国手

**秦亮甫**（1924—2019），江苏武进人，出生于中医世家，自幼随父习医，9岁开始就诵读《药性赋》。1945 年，开始独立行医。1946 年参加了当时国民政府举办的第一届全国中医考试，成为第一批取得行医证书的中医，此后他一直在医馆行医。擅长针药并施、内外结合的治疗方法，他的病患来自全国各地，

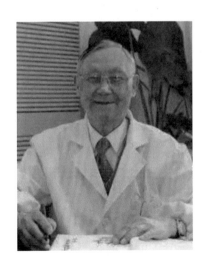

他的医术得到了患者们的肯定，从而积累了一定的名望。新中国成立后，开始了公私合营，1958 秦亮甫受仁济医院的邀请，调入仁济医院中医科，任中医学教授、主任医师，博士生导师，上海第二医科大学高级专业技术职务任职资格评审委员会委员兼中医学科组长，上海市高等学校教师高级职务评审委员会中医学科组长，中国针灸学会理事，上海市中医药学会理事，上海市针灸学会常务理事，上海中医药大学、上海市中医研究院专家委员会名誉委员。他潜心专研针刺麻醉技术，1972 年，作为针刺麻醉师亲自参与针刺麻醉体外循环心内直视手术，获 1989 年国家中医药管理局中医药科学技术进步一等奖。1995 年，被评为上海市名中医，系全国首批 500 名老中医之一，享受国务院政府特殊津贴，是国家人事部、卫生部、国家中医药管理局确认的第一、二、三、四届全国继承老中医药专家学术经验指导老师，被国家中医药管理局授予全国老中医药专家学术经验继承工作优秀指导老师。获中华中医药学会首届中医药传承特别贡献奖等多项国家和市级奖项，曾 9 次赴法国讲学，任法国路易斯巴斯德大学医学院客座教授，获"依堡卡特"奖章。两次赴澳洲讲学，为澳大利亚全国中国医药针灸联合会高级顾问和墨尔本皇家理工大学中医系高级顾问。他认为：中西医结合是必由之路，中医需要和西方医学进行有机的结合，才能发展得更好更快。他谈到，其实中医理论和哲学思想有着很深的联系，是一门"哲学医学"，讲究病机病理。而中医发展到今天，也需要不断地改革，创新。传承很重要，但不能故步自封，墨守成规。抱着老祖宗的东西不能解决全部的疾病，特别是现在有很多新的疾病的出现。学术上他强调脏腑辨证与经络辨证相结合的论点，重视奇经八脉的应用，推崇督脉理论；力倡从"肾"论治老年病，注重食疗辅助，擅长治疗各科疑难杂症。

**参考资料：**《上海中医药杂志》（1996 年第 10 期）《医溪絮语》（中国科学技术出版社，2019 年）。

## 凌洪发——擅长伤科

**凌洪发**（生卒年不详），常州人。清末民初，本邑伤骨科医生虽有数人，但医术高人者要算凌洪发（原任武进守备）医师。其受祖传秘术，曾在东门关帝庙弄 10 号设伤科诊所，后传于女儿张凌英，开业于本城双桂坊。

## 袁东——明代金坛名医

袁东（生卒年不详），字春庵，明代金坛人。善医，治病十常疗九。嘉靖壬戌（1562 年）疫大行，开局施药，全活甚众。后由巡按御史荐于朝，授太医院医士。

参考资料：《金坛县志》（乾隆）。

## 袁慰黎——东青名医

袁慰黎（1865—1941），字复堂，乳名心宝，常州青龙乡袁家塘人，是清末秀才。他中年时自学岐黄，长期生活在东青，是东青有名儒医。与常州钱名山是挚友，曾为钱名山治愈秋疾，药到病除，名山赠以"何以报德"匾额一块。他为人治病，遇有赤贫农民，从不计较报酬，有时还资助医药费。晚年在东青坐墅，招收门徒数人，传授医术。袁慰黎善诗文、工书法，他的遗作在抗战时期失散。

参考资料：《东青乡志》（1985 年）。

## 莫燕新——江苏名中医

莫燕新（1941—2013），常州武进人。1965 年南京中医学院毕业，任南京市中医院主任中医师、教授、博士生导师，江苏省名中医、全国第三、第四批名中医药专家师承指导老师，1984—1993 年担任副院长，擅长用消补兼施、扶正祛邪方法治疗消化系统、泌尿系统病症。其在治疗常见病、多发病的基础上，致力于肾病研究，确立了用益肾补肚、凉血止血治疗急性肾炎，益肾治络法治疗慢性肾炎，在慢性肾病治疗中采用补消结合、扶正化瘀、益肾活血的治疗方法，以补肝益肾诚浊法治疗慢性肾功能不全颇有心得，积累了丰富的临床经验，取得了较好的疗效；对脾胃病、肺系病和神经系统疾病疼痛，运用"柔肝法"，治疗胃炎、结肠炎、神经功能紊乱等方面效果显著，曾获得卫生部颁布的全国卫生文明先进工作工作者、国家级名中医称号。

**参考资料：**《南京卫生人物志》（1999 年）、《百年金陵中医》（南京出版社，2013 年）。

## 顾元交——本草学家

**顾元交**(生卒年不详)，字焉文，明末清初毗陵人。得名医周慎齐之传，尝云：治病必因其元气，而后伐其病根，不可以欲速计功利。长于本草，顺治庚子（1660 年）著《本草汇笺》十卷，存。刻有《慎柔五书》《慎齐三书》《脉学正传》《运气化机》及《医案》诸书行世。

**参考资料：**《中国历代医家传录》《图书集成》引《武进县志》（人民卫生出版社 1991 年）《江苏历代医人志》（江苏科学技术出版社，1985 年）《中华医史杂志》（2020 年第 1 期）。

## 谈逸安——武进国学会监事

谈逸安（年卒年不详），常州人。1907 年拜师马道生，是孟河马培之同辈马道生的弟子，擅长内科，编写内科学讲义。在市区化龙巷开设诊所，1933 年武进国学会成立当选为监事，他活跃在民国到解放后，子

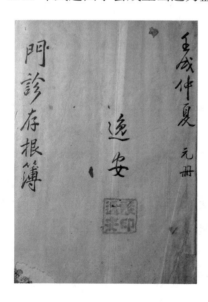
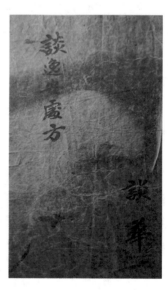

谈华传承其业。

参考资料:《常州地方史料选编》常州档案局 1983 年。

## 顾振声——武进医学会会长

顾振声（1903—1968），师从孟河派名医王道平，新中国成立后曾任武进医学会会长，在武进潘家桥卫生院退休。

参考资料:《孟河医派三百年》(学苑出版社，2010 年)。

## 陶鼎——金坛市名医

陶鼎，孟河名医巢渭芳之弟子，新中国成立后工作于金坛市中医院，擅长中医内科，培养多名学生，系金坛市名医。

参考资料:《孟河医派三百年》(学苑出版社，2010 年)。

## 陶弘景——南北朝名医

陶弘景（456—536），字通明，江宁人，著名医药家、炼丹家、养生家、道教思想家、文学家。史称陶弘景幼有异操，年四五岁乃好书，"恒以荻为笔，书灰中学字"。九岁开始读《礼记》《尚书》《周易》《春秋》《论语》等儒家经典。十岁得葛洪《神仙传》，"昼夜研寻，便有养生之志"。477 年萧道成发动兵变，建南齐王朝。齐高帝萧道成及其子萧赜在位时（477—493 年），陶弘景曾先后出任巴陵王、安成王、宜都王等诸王侍读，兼管诸王室牒疏章奏等文书事务的书记职务。由于官场的倾轧，仕途不利，

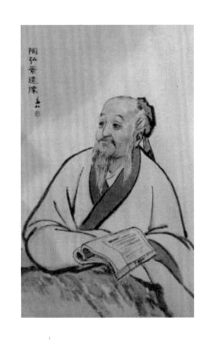

遂于齐永明十年（492年），上表辞官，挂朝服于神武门，退隐江苏茅山。他在茅山的中部建立了一处住宅，自号"华阳隐居"。梁武帝萧衍即位（502年）后，屡请不出。国家每有吉凶征讨大事，无不前以咨询，月中常有数信，时人谓之"山中宰相"，《南史》也有"山中宰相"之誉。

陶弘景祖上十分重视医术，有祖传秘方《范汪》。这部方书是范汪（309—373）编写的，又称为《范东阳方》，共105卷。陶家几代人都利用此书卫生保健或给人治病，这对陶弘景产生了深刻的影响。陶弘景在医药、炼丹、天文历算、地理、兵学、铸剑、经学、文学艺术、道教仪典等方面都有深入的研究，而以对药物学的贡献为最大，撰写了大量重要的著作，他曾整理了古代的《神农本草经》。《神农本草经》是我国古代药物学的经典之作，到梁代时手抄的版本较多，所载药物的品种和数量各不相同，"或五百九十五，或四百卅一，或三百一十九"，且错误很多，"或三品混糅，草石不分，虫兽不辨，且所主治，互有多少，医家不能备见"。陶弘景将其进行了归纳整理、增补修订，并增收魏晋间名医所用新药，著成《本草经集注》一书，共载药物730种，共七卷，首创按药物性质分类，改《神农本草经》的上、中、下三品分类，分为玉石、草木、虫兽、果、菜、米食、有名未用七类。该书对药物名称、来源、产地、形状、药性、鉴别、功用、炮制、保管等均加记述。另外，经过系统的归纳和总结，陶弘景还第一次提出了"诸病通用药"的概念，这是将药物的功用主治和疾病特点两个方面相结合进行的一种十分切合临床使用的归纳方法。比如：书中提到"治风"的通用药有防风、防己、秦艽、芎劳等；"治黄疸"的通用药有茵陈、栀子、紫草、白薇等，这种方法的创立为临床医学家提供了很大的方便。书中明确指出药物的产地、采制方法和药物的疗效有密切的关系，《本草经集注》问世以后，对后世医家的影响很大。到了唐代，我国第一部药典——《新修本草》，就是在此书的基础上进一步修订补充后完成的，对隋唐以后本草学的发展产生了重大影响，为我国药物学留下了珍贵的资料。

陶弘景特别精于阴阳五行，推崇道家养生思想，提倡调神、养性、保精、导引、按摩等养生方法。强调了益气，保精，养神是摄生大法，"养生之道莫久行，久坐，久卧，久视，久听，莫强饮食，莫大沉醉，莫大愁忧，莫大哀思，此所谓能中和，能中和者必久寿也。"在饮食调理方面，提出了"百病横夭多由饮食""故要节制饮食，食不欲过饱"等理论。据统计，全部作品达七八十种。惜多亡佚。至今尚存者有《肘后百一方》《本草集注》《陶隐居本草》《药总诀》《导引养生图》《养性延命录》《合丹药诸法节度》《集金丹黄白方》《太清诸丹集要》，以及《天文星算》《帝代年历》《华阳陶隐居集》等。

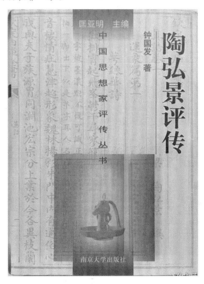

**参考资料:**《历代名医传略》（黑龙江科学技术出版社，1985 年）、《中国中医药报》《陶弘景丛考》（齐鲁书社，2003 年）、《金坛名人》（方志出版社，2005 年）、《陶弘景评传》（南京大学出版社，2011 年）。

## 柴金山——百姓传颂的走访郎中

**柴金山**（生卒年不详），是一位四川来的走访郎中，他不但医术高明，而且对穷人特别照应。其医术医德从道光年间以来为当地百姓传颂，平时受他恩惠的人自然感激不尽。然而他死后却一无所有，还是南京一位被他治好病的制台大人赠些银两才得以安葬，并立庙在魏村老街西北边祭供，当地称大河柴郎庙，赢得平民长年不息的香火，可见他在人们心中是何等的崇高难忘！令人感慨的是，眼前小庙，几间平房，一尊塑像，一匹白马，香烟缭绕，如此而已。据陈荣培先生讲，每年正月下旬前来做法事者却络绎不绝，影响周围县市，连远在法国的华侨恽女士也返乡来敬拜，还数次捐资修缮庙宇。

参考资料：《常州日报》（2013 年 9 月 3 日）。

## 奚子型——擅长幼科

**奚子型**（生卒年不详），清代武进戴溪桥人。龙泉之子，继承父业，擅长幼科，医名更著，求诊者络绎不绝。创制辰金丸以治风痰壅盛，宝金丸以治急惊风，多获良效。子咏裳继之（《上海中医药杂志》）。

参考资料：《中国历代医家传录·中》（人民卫生出版社，1991 年）。

## 奚升初——精研幼科擅长

**奚升初**（生卒年不详），阳湖戴溪桥人。继承家业，幼科擅长，1930 年 1 月开设诊所在东直街关帝庙弄 82 号。

参考资料：《常州卫生志》（1989 年）。

## 奚龙泉——著《儿科心得》

**奚龙泉**（生卒年不详），武进人。弃儒学医，受业于同郡许定甫（当时许氏儿科遐迩闻名），学成归里，悬壶应世，曾著《儿科心得》三卷，未及付梓而毁于兵燹。

参考资料：《戴溪乡志》（1986 年）。

## 奚伯初——名扬上海的儿科专家

**奚伯初**（1904—1979），字绍祖，系武进戴溪桥著名奚氏儿科四世传人，家学渊源。父泳裳公幼承庭训，好学不倦，对《内经》钻研尤深。1924 年在无锡行医，以儿科闻名。执业后声望日隆，病者慕名而来，门庭若市，远者来自浙江之长兴，安徽之广德，近者江苏溧阳、宜兴、常、锡一带，以致戴溪桥河内舟楫相接，民国二十四年（1935年）被公推为无锡市医师公会会长。1937年迁居沪上，设诊所于陕西北路，长期来诊务繁忙。1956年与金寿山等筹办江阴路联合诊所（现牡岭街道医院）任中医科主任，治疗小儿泄泻、温热杂病及扁桃体炎等有特长。参加上海市第一、二、三届中医带徒班及首届高年资西医师学习中医班的教学工作，编写有《中医儿科学》《内科学》《奚伯初儿科医案》等。奚氏因治学严谨，治病认真，起大病难症甚多，故医名大噪。

奚伯初儿科学术思想，主要受钱仲阳、朱丹溪、叶天士、吴鞠通诸家影响，因儿科温病重于伤寒，小儿纯阳之体，适用于辛凉者多，辛温者少。奚氏处方立法重在滋阴，用药多主寒凉，特别重视阴津的保养，认为留得一分津液，便存一分生机。奚氏认为叶天士、吴鞠通持论平正，立法精细，对外邪侵袭途经的阐述尤为明确。盖伤寒之邪由皮毛侵入，自表及里，始于足太阳经，足太阳属膀胱，属水，寒即水之气，故始病于此。温病之邪则由口鼻侵入，自上而下，鼻通于肺，故始入手太阴。寒温二邪必须分清，不可混淆。而人体之阴阳，更应辨明偏胜，凡有所偏即可为病。偏于火者病温病热，偏于水者病清病寒，此水火二门之辨不可不慎。从儿科而言，温病多于伤寒，热证多于寒证，故温病学说所用之方药更合儿童体质。奚伯初临床常用清热保津之法，治疗小儿发热病，投之多应手而效。奚伯初常言，用药如用兵，必知己知彼，方能百战百不殆，故有常亦有变，用药杂乱堆砌乃医之大忌。奚氏用药平稳精细，分量适中，每于平淡中见功力，药切病情，既能击中要害，又能照顾全面，颇有大将风度。

奚伯初对治疗乳蛾和泄泻有独到的经验。伯初对乳蛾治法有独到的见地，指出乳蛾一证，以形态而定名，状如乳头，或如蚕蛾，现代医学称为扁桃体炎。其病因是肺胃蕴热，郁结不化，由外来风热而诱发，邪热循经上炎咽喉。此症邪有深浅，发有轻重，轻者无热，乳蛾肿凸，微感肿痛，嬉戏如常，重则恶寒身热，亦有兼咳呛痰多者。发于一侧为之单蛾，发于两侧为之双蛾，且有颈核肿大，口气秽浊，吞咽不利。治法轻则疏风清热，宣化利咽，重则凉营解毒或清解阳明。如痰多便闭，可豁痰润下，即釜底抽薪之意，当随证施治。奚氏根据临床经验，认为对小儿泄泻观察粪便极为重要。溏便稀薄，势缓稠黏，色黄奇臭，此乃湿热挟积，交阻阳明，治当清腑化浊，导滞运消。鹜泄如鸭粪，乃肠中寒湿留滞，便色白微黄而不臭，治当健脾燥湿，温运脾阳。飧泄完谷不化，色白不黄，胃寒而脾阳衰微，运行输布失职，故水谷糟粕并趋而下，治宜温中扶阳，健脾益气。濡泄则粪若水，色淡黄而味腥臭，经云"湿胜则濡泄"，此症每见小便不利，治当燥湿健脾，分化利尿，若水谷分清，其泄自止，故治泻不利小便，非其治也。滑则大便不禁，随矢气流出，色黄微臭，此系脾虚气脱，久泄不止，肛门失其约束，气虚下陷所致，治当补中益气。奚氏认为治泄原则，不离以上诸法，故肉眼观察儿童粪便色质，有助于临床诊断。

**参考资料：**《上海卫生志·名中医》。

## 奚咏裳——名闻四方

**奚咏裳**（1869—1937），字名珂，小名阿金，武进戴溪桥人。家学渊源，幼承庭训，好学不倦，对《内经》钻研尤深。幼时随祖、父习医，主攻儿科，戴溪桥奚氏儿科，至咏裳已历经三世，执业后声望日隆，病者慕名而来，门庭若市，颇得病家信仰，求医者接踵而来，每日就诊的在百人以上，夏季秋季尤多。至清末民初，奚氏儿科名闻四方，近则常州、宜兴、无锡、溧阳，远到浙江长兴、安徽广德等地，就诊者终年不绝，以致戴溪桥河内舟楫相接。都传说：就医船一航到戴溪河，见到"奚氏屋脊"立即病轻三分。他医术精湛，力挽危疾，深受群众信仰。奚氏医德高尚，遇上贫穷的人求医，不仅"送诊"，而且免费给药，远地困难的还供给食宿。治病极奏效验，确是"着手成春"，乡人称他"金先生"。奚氏儿科，受仲阳、丹溪、天士、鞠通诸家影响较深，立法重在滋阴，用药多主寒凉，认为留得一分津液，便多一分生机。咏裳执儿医49年，辨证用药尤得力于仲阳、丹溪二家，对仲阳变仲景八味肾气为六味地黄及丹溪所论"阳常有余，阴常不足"之说，深有领会，是以临证多用清热保津之法。诚然，小儿也有伤阳及寒证者，凡有虚、寒、阳衰等见症，咏裳照投桂附，并不拘执寒凉。如治滞颐有寒热之分，治遗尿亦有阴阳之别，用药皆适成对照。咏裳在诊断上突出望色、辨舌，他在诊视时除切脉外，并用手指揉"虎口"，轻轻抚揉，审视筋的颜色。遇麻疹、慢惊等病，莫不以望色、辨舌为要招。他有几十个门徒，也都体会到："儿科一门，要得细心查视，详察全身，必得治病之因"。长子伯初继承父业，撰写《戴溪桥奚氏儿科经验简介》一文，收入上海中医学院主编的《近代中医流派经验选集》，丰富了祖国医学遗产。

参考资料：《近代中医流派经验选集》（上海科学技术出版社，1962 年）、《戴溪乡志》（1986 年）。

## 奚南熏——台湾卫生署中医委员会主任

**奚南薰**（1914—1975），名伯鑫，号墨荪，武进芙蓉圩塘湾村人。以书法和医学素养驰名书坛、中医界。祖父系晚清秀才，他随叔祖学医，推拿针灸，切脉处方，医道长进。又拜本邑儒医许鲁东为师，学成后先后在无锡、武进等地行医，先生医术精湛，求治患者不绝于门。1949 年去台，1956 年参加中医师特考，荣登榜首，在当地悬壶济世，活人无算。自幼学习书法，尝私淑同邑诗人钱名山，拜钱名山的大弟子杨霞锋为师，书法尤擅篆隶，所著《奚南熏篆书集》，曾获教育部文艺奖。曾任台湾中国书法学会理长，名扬日本、韩国。其书皆作悬腕，犹劲秀逸，兼而有之。先生之书与医，其学益进，名益盛，四方求书求医者，日不暇接。著有《马十驾》《我的由北而南》两部书法理论著作。

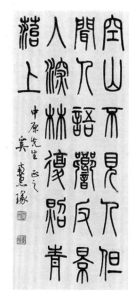

释文：空山不见人，但闻人语响，反景入深林，复照青苔上。说明：内容出自唐代王维五言绝句《鹿柴》。上款"中岳"即研究抗日战争印缅远征军战史专家、陆军少将邱中岳（1919—2009）。45 岁后专攻石鼓文、金文，并尝试以籀文法度作小篆，55 岁后则事专习汉篆。篆隶行楷，悉作悬腕。

参考资料：《武进文史资料》（1993 年第 15 辑）。

## 钱钧——创立武进医学研究会

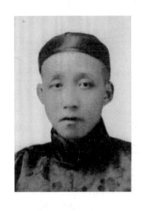

钱钧（1882—1924），字同增，常州人，别号幼幼馆主。常州钱氏中医儿科第十世，钱心荣长孙、钱祝唐长子，传承家学，一代良医。生平所起危症不可数计，侍郎恽彦彬女患痘倒靥，寒战势殆甚，一剂而起；孝廉沈保宜孙患天痘，元虚毒不化，浆清皮薄以大剂参芪进，浆足而愈；贡生呈云翰孙，亦患前证，攒簇焦陷，投犀羚而起；武进县知事姚津姪病温，诸医束手，投药即愈。热心公益，联合同道，创立武进医学研究会，加入全省联合会起而请愿，此为吾邑中医团体之始。亲友同道境遇不佳者，无不尽力周济，每岁冬季必祟米数石，捐入敦仁堂，以济贫黎，遗著有《小儿卫生要言》一卷，《幼幼馆讲学记》一卷，《医案》二十卷。

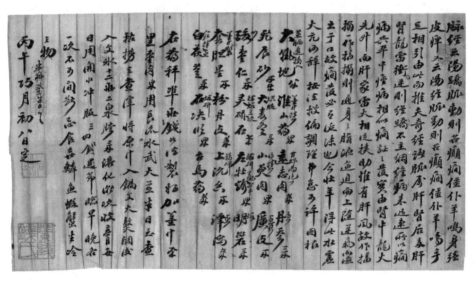

此为第十世钱同增处方手迹（清代）。

**参考资料**：《清代毗陵名人小传稿》《近代中医流派经验选集》（上海科学技术出版社）、《常州市卫生志》（1989 年）。

## 钱鉴——中央国医馆武进支馆馆长

钱鉴（1888—1967），字同高，常州人。为常州钱氏儿科第十世，继承家学，少侍父应诊，对外感热病的诊治，已露头角，又深究方书，医术日精，总结出了麻疹见形前的五大特征：上腭内疹，牙龈疹衣，眼部疹线，耳廓发凉，颈部腰际报标。在麻疹初期未出疹之前，即能知道患儿将要出疹，常令病家称奇。临证六十年，专擅儿科，对"痧、痘、惊、疳"等证的诊治尤有独到之处，时病引起高热惊风等，经其悉心施治，均能转危为

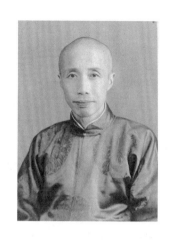

安，生平所起危诊无数，熔各派学术于一炉，而又有自己的创新。有感于"小儿热病最多者，以体属纯阳，六气着人，气血皆化为热"，治外感善用清法；脾胃疾病善用脏腑辨证，尤重脏腑气机之调畅；重视小儿"肝常有余"，多种儿病从肝论治。由于小儿不会讲述，古称儿科为"哑科"，故小儿辨证有"五难"之说，他十分重视对小儿望、问、闻、切之法有许多独到之处，四诊之中，又首重望诊，以病史症候舌象为先，脉象次之。如儿科发疹性疾病，是重要儿科的病种，其病有发展变化快，易并发，病风险变化大，而其初期表现都类似感冒，易误诊。钱同高以擅治痧疹（麻疹）而名闻常州，其他多种外感、内伤疾病，钱氏亦有很多类似的诊法，治法灵活多样，善抓主要矛盾，用药不是面面俱到，而是直达要害。独创的宣清降化法治疗外感咳喘，泻肝清肺法治疗百日咳，调气清化法治疗黄疸，疏和运化法治疗脾胃病，健脾滋肾分利法治疗肾病综合征，玉葛宁心汤治疗心律不齐，凉营消斑汤治疗紫癜，治热八法治疗发热等均有独到之处。在群众中声望很高，更是家喻户晓，一生为人和善诚恳，对困难病儿既代付药费又给路费，乐为服务，定期至长年医局、育婴堂等义诊。为武进国医学会、武进国医专科学校创始人之一，曾任中央国医馆武进支馆馆长，武进国医学会理事，武进国医专科学校名誉

校长,新中国成立后,任常州市中医学会理事,市政协委员,遗著有《儿病常用方歌括》《钱氏医案选辑》及医话医案若干。

**参考资料**:《常州卫生志》(1986 年)、《常州市志》(中国社会科学出版社,1995 年)。

## 钱心坦——晚清常州儿科名医

**钱心坦**(1822—1885),名屏万,后改育万,号三山,常州人,常州钱氏儿科第八代。天资卓越,早岁与伯兄象山(道光甲辰举人,选桐庐知县)有神童之誉,好读书,工词翰。长攻家学,融汇古今学说,对于疑难杂症,无不左右逢源,得心应手,尤擅幼科及湿温时病。其处方规则,群医咸奉为楷模,即邻县亦多取法者,名重一时,遗著有诗文、医稿及医案若干卷。晚清著名文人金武祥在《医津》序中写道:"毗陵素产名医,孟河费伯雄、马培之两君均以医闻于世,而郡中钱氏则祖孙相继,累世俱以医著一乡,虽妇人孺子莫不知,钱氏……"武进医界素分城乡两派,乡派多在孟河之滨,费、马、巢氏等家为著,城派则钱氏居首。迫至心坦,声名益盛,与从兄心广、胞弟心荣有钱氏三凤之称,且钱氏世世子孙能恪守家法。心坦对敬宗睦族,一本至诚,当洪杨之役,手录谱记以为稽考,其侄孙鉴所辑之西仓钱氏支谱,即以谱记为蓝本者。遗著有诗文、医稿及医案若干卷。自光绪五年常州创立第一家慈善机构长年医局起,常州钱氏先后有四代、共 15 位医生在长年医局、寿安医局、敦仁堂、育婴堂、崇华堂等慈善会所定期义诊,长达 70 余年。融汇古今学说,对于疑难杂症,得心应手,尤擅幼科及湿温时病,群医咸奉为楷模。

**参考资料**:《清代毗陵名人小传稿》。

## 钱心荣——晚清常州儿科名医

**钱心荣**(1824—1895),名雄万,号性山,常州人。为常州钱氏儿科第八世,继承家学,仪度冲和,粹然儒雅,擅长小儿专科,时城乡远近,襁负踵门而就诊者,恒日不暇给也。其治痧痘,尤称擅长,往往至危险时,奏奇功。尝谓:最棘手者,莫如痧痘并出,方书谓之"二虎蹲栏",

痘宜补不宜泻，泻则顶不峻；痧宜泻不宜补，补则发气喘，先当透解而继予清化助浆，则治十不失一。其性仁惠而尤勤敏，遇贫病者多不受馈。如病急要，虽夜分寒暑，必投袂而起，毫不稍迟。毕生治医术，不遑及他务，遗著有《医津》两卷。民国十三年，钱心荣由于医绩卓著和医德高尚而受大总统曹锟特赐题匾褒赞。

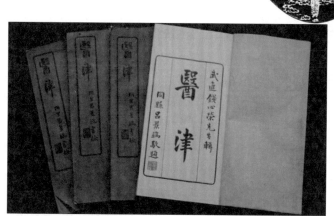

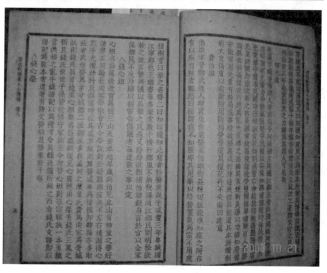

参考资料:《清代毗陵名人小传稿》。

## 钱以爵——清代早期内儿科名医

**钱以爵**（生卒年不详），字子禄，为常州清代儿科钱祥甫三世孙，生而敏慧，有大志，师常以大器目之。稍长力学，然试辄不售，即弃举业而习岐黄，秉承祖业。又师同郡叶君某，讲求医理，参酌时宜不少懈，及壮学成，名震遐迩，尝有粤来求治者，有扁鹊复生之称。

参考资料：《清代毗陵名人小传稿》。

## 钱方琦——为救治病人染疾而卒

**钱方琦**（1875—1901），字骏华。读书博通，作古文恢张雄厚，能为大言，以为桐城方姚、阳湖恽张皆不足学，语当世之务，动辄数千言，著《天爵斋文集》《庸言日记》。父恢廓大度，仕官有声绩。方琦回里，一意著述，不妄交游。尝学医于其舅孟河费氏，归而行其术，光绪辛丑冬，民患白喉，死者如麻，方琦视短，视人舌苔，以目逼近人口，竟染疾而卒，年二十六。

参考资料：《常州卫生志》（1986 年）。

## 钱今阳——著名中医儿科学家

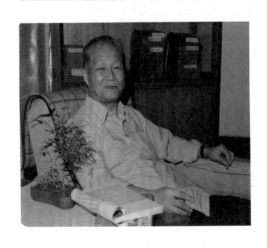

**钱今阳**（1915—1989），字鸿年，常州人，著名中医学家、教育家、中医儿科学家。他出生于常州钱氏中医儿科世家，为第十一代传承人。曾祖父钱心荣擅长小儿专科，祖父钱宗尧以痧痘幼科行世，名声籍盛，向疾者踵接，父亲钱钧生平所起危症不可数计。今阳继承家学，年轻时就读于上海中国医学院，后随叔父钱同高临证，1936 年 2 月钱今阳在西门西直街敦仁堂设分诊所，曾创办武进国医训练所（后更名武进国医专科学校）和上海国医训练所。抗战时期，钱今阳在上海，与陆渊雷、章次公等执教于上海新中国医学院、中国医学院、上海复兴中医专科学校等学校，曾任中央国医馆江苏分馆副馆长，中央国医馆推行处主任兼编审委员，武进国医学会理事，担任《神霄月刊》首席顾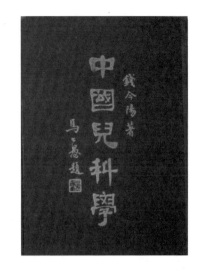问兼名誉总编辑，兼任北京《国医砥柱》杂志董事长兼总主理。编著出版《中国儿科学》，当时中医界对该书予高度评介，多所中医学校将该书选为儿科教材，该书曾多次再版。1945 年今阳与叔父钱同高共同筹建武进国医专科学校，经中央国医馆核准，武进县政府备案，是常州最早的中医专科学校。这所学校的前身是 1934 年创办的武进国医讲习所，学校位于局前街药皇庙弄北端，1937 年常州沦陷，校产荡然无存。新中国成立后，今阳先生应邀回沪，先后担任上海市卫生局中医咨询委员、上海市中医学会副主任、上海中医学院儿科教研室负责人，创办并主编了新中国成立后第一本中医杂志《新中医药》，1978 年后，任上海市中医门诊部主任中医师，被上海市命名为十大名老中医之一。

**参考资料**：《海派中医学术流派精粹》（上海交通大学出版社，2008 年）、《常州市非物质文化遗产集萃》（南京大学出版社，2011 年）、《近代国医名家珍藏传薪讲稿：儿科类》（上海科学技术出版社，2013 年）、《中国医学通史·近代中医临证医学的发展》。

## 钱仕元——常州府医学教谕

**钱仕元**（生卒年不详），明代吴县人，宋代名医钱乙之后。父钱元善为太医院医士，钱仕元为常州府医学教谕，世传小方脉，甚精其术。

**参考资料**：《吴中名医录》（江苏科学技术出版社，1993 年）。

## 钱玉英——针灸专家

**钱玉英**（1932—），金坛市人，出生中医世家，从小对父亲用针灸治病产生兴趣。1951 年参加部队医疗专业学习后，在苏北军区医院担任医疗护理工作。1957 年调到镇江市第一人民医院，任针灸科主任、副主任医师。临床针灸 30 多年，选穴讲究少而精，手法以"快速、轻巧、无痛"见长，被称为"钱氏手法"。医治患者近 30 万人次，对休克、面瘫、呃逆、尿闭、偏瘫等效佳。

**参考资料**：《镇江人物辞典》（南京大学出版社，1992 年）。

## 钱近贤——擅长妇科

**钱近贤**（1894—?），武进戴溪乡人。从岳父陆琴舫学习中医妇科，得力于《济阴纲目》，擅长妇科，1958 年被江苏省卫生厅确定为名老中医。

## 钱厚甫——中医内外科

**钱厚甫**（1865—1935），外号钱大麻子，武进安家舍人。早年拜师马培之，业中医内外科，弟子中著名者为王道平。

**参考资料**：《孟河医派三百年》（学苑出版社，2010 年）。

## 钱育寿——世代相传儿科名家

钱育寿（1923—2006），常州人，常州市中医院儿科主任、主任中医师、南京中医学院兼职教授、江苏省中医学会理事、江苏省中医药学会儿科专业委员会副主任、常州中医学会秘书长、江苏省名中医。钱育寿为常州钱氏儿科第十一代传人，系民国常州名医钱同高之子，他继承父业，早年去上海新中国医学院学习，继又随父习医，1943 年起独立应诊，1946 年被聘为武进国医专科学校教师，1953 年任常州卫生工作者协会中医分会主任。1979 年中医院复院，钱老牵头成立中医儿科，依托常州钱氏儿科的影响，中医儿科从无到有不断发展，1983 年建立的中医儿科病房更是全省市级中医院第一家，在"医、教、研"方面处于全省中医儿科的领先地位。20 世纪 80 年代初，全国各地中医儿科医生很少，许多中医院没有中医儿科，即使有也处于青黄不接之态，先生毅然担起培养年轻儿科医生的重任，先后受江苏省卫生厅和国家中医

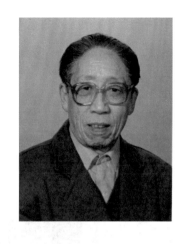

药管理局委托，主办江苏省中医儿科提高班两期，全国中医儿科进修七期，任班主任，亲自主讲和带教，学员遍布全国二十多个省、市、自治区。目前已有五人评为省级名中医，一人评为省级非物质文化遗产代表性传承人，多人担任省级中医儿科学会主任、副主任。2011 年常州钱氏中医儿科疗法列入江苏省非物质文化遗产。

　　钱育寿教授从医五十余年，擅长内儿科，对许多疑难沉疴，辨证精当。临诊尤其对温病论治，颇有心得，立方清晰，用药分明。他认为温热病立法施药，不外"进""退""守"三字。治湿温初起，化湿透浊；继则清化两用，使蕴热渐除，终则养阴清热，以收全功。认为湿温时症中温邪夹湿所感之气最复杂，化热化燥变化无定，湿多热多，治法迥异，见症施药最难。伤寒病必热化而入里，湿温病也是湿渐化热，然后传里；伤寒病传人三阴多属寒证，湿温病化热入里，多见血热伤阴等症。温病初起忌辛温燥烈之品，如麻桂等发汗峻剂。泄泻为小儿常见病，临床以湿热、食滞、脾虚所致诸证较多，其病理关键是脾虚肝旺，治法宜疏肝郁，健脾运，选方当以痛泻要方加味化裁。小儿皮肤黏膜淋巴结综合征，又称川崎病，1942 年由日本的川崎富作首先报告而得名，我国 20 世纪 70 年代末开始有报道后，钱育寿探索用中医药治疗，认为小儿皮肤黏膜淋巴结综合征病因尚不明确，但从整个病程观察，属于中医温热病范畴，提出川崎病为温热化为火毒，诊治当以卫气营血辨证为主要依据，治法以清营解毒为主，1987 年在上海中医药杂志发表的《治疗小儿皮肤黏膜淋巴结综合征的体会》是

中医治疗该病的最早报道之一，清营解毒也成为中医治疗该病的经典方法之一。手足口病是近年来新发现的一种儿童发疹性传染病，该病以手足皮疹、口腔黏膜疱疹或溃疡为主要临床特征，国外有反复流行的报道，国内自 1981 年起先后报道本病，并有过数次较大的流行，已成为儿童常见多发的一种传染病。钱育寿、金柳如自 20 世纪 80 年代起探索以中医药方法防治本病取得了较好的疗效，钱氏认为本病应属中医"温病"之范畴。属热证、实证，是内蕴湿热，外感时邪所致，病位在心、肺、脾、胃等脏，病邪多在气分及气营之间，宜采用卫气营血辨证及分期治疗。

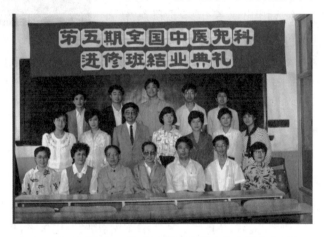

1989 年夏季"第五期全国中医儿科进修班结业典礼"

左三为钱育寿主任，右三为笔者

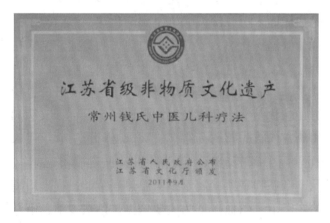

参考资料：《常州当代名中医传记》（凤凰出版社，2019 年）。

## 钱宝华——创办《中国女医》

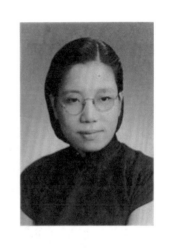

　　钱宝华（1912—1981），常州人，钱同增之女。20世纪20年代，当钱氏中医传至第十一代时，打破了当时中医家族传男不传女的传统。钱宝华十三岁慈父见背，她继述父志，攻岐黄之学，叔父钱同高见侄女之状，既心痛又高兴，于是打破传统，将钱氏的医术悉心传授给侄女。十七岁时随叔父同高到长年医局、敦仁堂等处开方，当时受聘于长年医局等处的医生均为常州的名家，这些老先生看到一个少女开方时一手漂亮的赵体行书大为称奇，数年之后宝华学乃大进，开始独立行医，擅长妇儿科。1927年悬壶常州、南京、上海等地，一次偶然，宝华在南京武进同乡会见到了国民党元老叶楚伧，当时叶一面讲话又不时咳嗽，在场的武进人朱文中、马元放等推荐宝华为其开中药方一试，叶对大家的热情不好推却，其实他也没有在意一个年轻女子的医术，但他拿到宝华为其开处方一看，飘逸的行书使他大加赞赏，回家则认认真真服了三天中药，咳嗽全好了，于是会同南京的一些知名人士洪兰友、王用宾、陈其采、彭养光等邀请宝华到南京行医，到南京后又治好了许多疑难病症，以致当时的南京白下地区仕人女士都知道钱宝华先生。至后宝华则来往于南京常州行医。20世纪30年代后期在上海行医，发起组织了当时罕见的女中医学术团体"中国女医学社"，创办并主编国内唯一的女中医杂志《中国女医》。在创刊号上钱宝华号召："吾国医学，始自岐黄，发明最早，而事事屈居外医之后，良深慨叹，争取男女平等，整理中医，复兴国粹，女医亦应同负其责，以往之中医团体及刊物，独无女医主办者，为促进女医思想学说，增进女医互助精神，提高女医地位，爰有组织中国女医学社，出版中国女医月刊——女同志们起来吧！"中国女医月刊的出版，在当时的中医界、妇女界引起了轰动，大家争相阅读，据1941年1月20日《申报》报道"这种妇女的力量和阵线，在宝华先生号令下，真正被纠集起来了，其势无可估量"。早年曾任"中央国医馆"名誉理事、武进县政府中医鉴定委员、武进国医学会理事。新中国成立后为上海市新城区第四联合诊所儿科主任兼总务主任，曾任上海中医学会理事。1959年起任新疆自治区中医院儿科主任，擅长治疗儿、妇、内科、慢性病、疑难病。医德高尚，很受新疆各族人民敬颂。

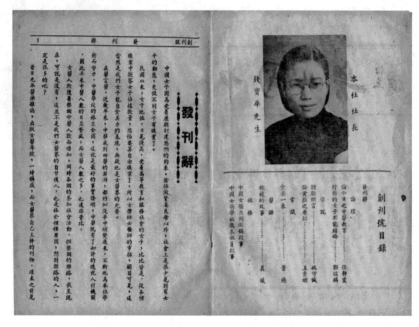

《中国女医》创刊号

参考资料：《江苏省非物质文化遗产——钱氏中医的传承和发展》（2011年）。

## 钱祝唐——治"痘"名家

钱祝唐，常州人。为常州钱氏儿科第九世，继承家学，为治"痘"名家。钱祝唐在其所著《痘疹选注》中明确把痘疹分为：发热三朝、报痘三朝、起胀三朝、灌浆三朝、结靥三朝共五期，每期中列有多种表现，各种表现的预后发展等都有详细描述。

参考资料：《清代毗陵名人小传》《常州地方志》。

## 钱祥甫——常州钱氏中医世家开创者

**钱祥甫**（生卒年不详），明末常州人，常州钱氏中医世家开创者。常州钱氏中医世家，自明末钱祥甫公起，聚族繁衍，擅长内儿科，明末清初行医于武进南夏墅，继而业务日盛，后迁至本城西郊开设诊所，子邦选，继家业，传承延续。钱氏世家"尽有医名，累世不替"，他们医术高超，医德高尚；悬壶济世，救死扶伤，惠民一方，涌现出一批名扬常州武进乃至江南地区的名医，事迹见于《光绪武进阳湖合志》《清代毗陵名人小传》《江苏艺文志》及《常州地方志》者7人。晚清著名文人金武祥在《医津》序中写道："郡中钱氏则祖孙相继，累世俱以医著一乡，虽妇人孺子莫不知，钱氏……"自光绪五年常州创立第一家慈善机构长年医局起，常州钱氏先后有四代、共15位医生在长年医局、寿安医局、敦仁堂、育婴堂、崇华堂等慈善会所定期义诊，长达70余年。

**参考资料:**《清代毗陵名人小传稿》《常州市非物质文化遗产集萃》（南京大学出版社，2011 年）、《江苏艺文志》《常州地方志》。

## 钱维岳——清代乾隆年间内儿科名医

**钱维岳**（生卒年不详），字清时，为常州清代儿科钱祥甫曾孙，承父业，声名益震。性颖悟，工词翰，不屑为制举业，尝得"读书所以明理，穷经所以致用，制艺为科第计耳，岂尽人科第哉，何必老死帖括中也"。于是专意内典素灵诸书，昕夕讲求，学有深造；遇贫乏者，不受谢，转赒之；有从学者，悉心训诲。念世多异疾，非一人见地所能到，且善宜与人同，乃集诸同道，设局小茅山，施诊给药，历岁不倦。乾隆五十年，郡中荐饥，清时在西仓煮粥赈饿人。秽气熏蒸，酿成疫疠，伊又亲往，遍为诊疗，赖以全活者甚众。子师仲，字五臻；孙凤吉、凤彩，俱以医世其家。

**参考资料:**《武进阳湖合志》（方志出版社，2010 年）、江苏省非物质文化遗产《常州市钱氏中医儿科疗法》（2011 年）。

## 倪林根——民间医生

倪林根（1884—1974），又名倪惠根，原籍武进县青龙乡勤丰张墅村人，后到常州市红梅乡卫星倪王村定居。14岁丧父，与母、弟3人种田度日，30岁在金坛唱滩时，遇到游医孙学能，便拜孙为师，向孙学医习道，孙授之并鼓励他多读医书，从此医术渐通。36岁时倪经人介绍到常州火车站煤台做工，并定居倪王村。一日，倪后对门的陆某之父，在家腹痛难受，倪林根用大号缝衣针，经消毒，针其腹部，腹痛即止，这事便在新丰街一带传开了，从此，倪就业余为群众业余看病。后来，倪调上海吴淞工作，路段长之妻一日突然发病，也被倪林根一针治好了，从此名声更震。倪林根来往于常沪两地，找他看病的人日益增多，其母便劝他在家行医，这时他年已50多岁了。

林根四乡行医，对病者不论是大人还是小孩，总是认真诊断，精心治疗，他主治伤寒、霍乱、脑膜炎、隔气病等，后因年事日高，不便外出，上门求医者渐以小儿为主，主治小儿痉挛、疳积和食积等肠胃疾病，凡来治病的小儿，基本上治一二次即可痊愈。他医术之高，深得群众欢迎，如：红梅乡红菱村一病妇，40多岁就患隔气病，已不能进食，林根在她舌下针灸。再用药物，经多次治疗，不久痊愈，一直活到70多岁，又如同村一个十多岁的少女，因病已死，家人已办后事，准备埋葬，但倪林根及时赶到，经针灸复活，此病妇现已近70岁，身体一直很好。又有同村一病人，原来患过脑膜炎，但经倪林根用手术小铜刀破皮治疗，病人立即哭出声来，恢复神志，现在社办厂工作。

1974年，倪林根去世，享年91岁，他主治小儿痉挛和疳积、食积等肠胃病的医术，已为其儿孙所继承，抱儿求医者，有时门庭若市，颇有影响。

**参考资料:**《常州卫生志》(1986年)。

## 徐生——明成化年间御医

**徐生**，字履初，号杏庄，常州人。明成化年御医，升太医院院判，加承德郎，使随北伐有功，赠官不受，仍供本职，进升院使。特敕命凡七道，封赠父祖如其官，弘治十三年卒于任，上嗟悼之，赠奉政大夫，赐御祭一坛、祭文一道，遣常州府知府连盛行礼致祭。御祭碑及杏林公（惠）敕命碑、履初公（生）敕命碑均立于"仲清公御祭坟"，坟在德泽乡，今已不存在，坟图存于谱，当年丧礼之隆重，极其荣耀，史所少见。

**参考资料**:《徐氏赐书堂宗谱续修简报》（常州，2011 年）。

## 徐遂——明宣德年间常州医学正科

徐遂，字宏道，常州人。明宣德间为常州医学正科，子辖，字文武，登探花及第，封承德郎、翰林院编修，礼部尚书胡忠安（濙）公为撰墓志铭

**参考资料**:《徐氏赐书堂宗谱续修简报》（2011 年）。

## 徐允升——清代常州名医

**徐允升**（生卒年不详），字南洲，国子生，善医。清代常州名医，医名动常州府 8 县。族孙傅扬，身面发胀，急火攻心，面目红赫，舌头胀大到无法说话。请许多医生看，都说是火气上扬所致，药石之下，不见好转。辗转求到徐允升门下，徐允升断定是阴虚所致。众人听后大笑，说火都上了脸面了，怎么会是阴虚呢？徐允升以熟地 8 两，肉桂二两煎汤灌下，一夕而瘳。众人不解，徐允升留下八个字："虚阳上浮，阴极似阳。"侄妇当产，角弓反张，诸医罔措，允升曰，此子癎症也，朝发夕死，夕发朝死，以次服羚羊角、川连、人参可活。初服羚羊角，手足渐舒，少顷舌出如蛇，旋转不已，以川连汁点之而止，既而胎下，急用参苏饮，遂愈。贺姓妇素不生育，服桂附后乃如坐坚冰，允升诊之曰，此胎气也，

305

然子死已久，口舌皆青，难治矣，容徐思之。投以淡豆豉二两，芸台子四两，大发战，下脓斗许，妇获安。其他奇效更仆不胜数，丙子春大疫，允升已病，曰，吾不食新谷矣，焉能济人，遂杜门谢客，众固求之，勉为一出，曰，今岁通病也，吾酌一方，立加减法，患者皆可服耳，凡活数十百人，后果于秋分前卒。

参考资料：《江苏历代医人志》（江苏科学技术出版社，1985 年）、《武进阳湖合志》（方志出版社，2010 年）。

## 徐丹初——民国时期武进名医

**徐丹初**（1896—1947），武进马杭人。自幼聪敏，好读书，尤强记忆，能诗善书，兼会丹青。自上海制造局附校辍学后，受业于孟河丁甘仁学医于上海，得丁氏之传。他重整《经穴图》，博得医界的赞美，丁氏为此赠轻裘。学成回原籍应诊，精内科大方脉，处方立说，挥毫成章，对贫病者不计报酬，求治者接踵其门，其难沉疴，药到病除，垂危病人治愈的屡见不鲜，既得病人之信赖，更为道中人颂敬。

参考资料：《马杭乡志》（1985 年）。

## 徐仲清——湖州路医学教授

徐仲清，常州人，养浩公三子，任湖州路医学教授，人称神医，名闻吴越。

参考资料：《徐氏赐书堂宗谱续修简报》（常州，2011 年）。

## 徐守贞（女）——通儒兼善医术

徐守贞，元代，常州人。养浩公女"神医"仲清之妹，通儒兼善医术，适常州路医学录胡祯。祯早逝，守节四十余年。因孙胡茨任礼部尚书、太子太傅，御赐一品夫人。

参考资料：《徐氏赐书堂宗谱续修简报》（常州，2011 年）。

## 徐述、徐迪、徐选——明代永乐年间兄弟三医家

徐述、徐迪、徐选（生卒年不详），字孟鲁、孟恂、孟伦，明代武进人。世医出身，且工天文，喜吟诗，以医世其家。徐述善诊，治病多验，决人生死旦夕岁月若神。在永乐年间，常州人陈济去编《永乐大典》的时候，帝召徐述至京进宫，召明文帝尝召见述，要把他留在身边当御医，欲官之，徐述不肯，说要回家著书，不果；赐袭衣，厚赐金帛以归，以高寿终。著《难以补注》一卷，已佚。徐迪，医善意，所治不尽效汤液醪醴，率以意为之，则砭法尤妙。兄弟俩都是神医，人称"徐神仙"，时称"二仙"。徐选尤精于针灸。徐述和弟徐迪、徐选三兄弟均有医名。

**参考资料:**《中国历代医家传录·上》（引《江南通志》《武进县志》，人民卫生出版社，1991 年）。

## 徐迪华——首创中医量化诊断理论

徐迪华（1924—2013），南京中医药大学兼职教授、主任中医师、常州市中西医结合学会副理事长、常州市中医药学会常务理事、江苏省名中医。出身于武进书香门第，祖父是位满腹经纶又善良儒雅的师塾先生。受家庭熏陶，从小聪颖好学，因仰慕治病救人的职业，1943 年拜孟河医派传人屠揆先为师习医 4 年。1946

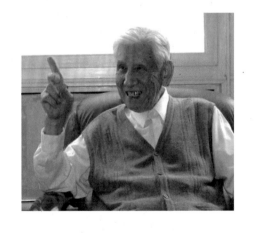

年，在常州东门水门桥畔开业行医，以内科、儿科为主业，对肺炎、伤寒、痢疾等积累较多经验，逐渐声名鹊起。新中国成立后组织水门桥中医联合诊所任所长，1952 年始参加中医专业进修学习四年，成为新中国培养的第一批中西医结合人才。同年任水门桥联合医院（后为天宁区医

院，即现在的儿童医院）副院长、大内科主任。"文化大革命"期间下放原籍武进就地行医，1978年到常州市中医医院，1980年担任常州市中医药研究所所长，先后开展"电脑证治慢性支气管炎""肥儿消化散""运用量级值概念，临界理论提高中青年医师辨证水平的研究"等项目，先后获得了省级和省局级的重大科技成果奖。1990年被人事部、卫生部、国家中医药管理局确定为首批全国500名老中医药专家学术经验继承工作指导老师之一，2010年作为常州市非物质遗产"孟河医派"代表性传承人，著有《中医量化诊断》《中华脉诊的奥秘——200幅脉图解析》等，发表《中医证的临界状态与动态诊断》《阴阳脉法》《四诊信息的从舍规律》等论文30余篇。

徐迪华教授的主要学术贡献是在国内中医领域率先开创了"中医量化诊断"，研究探索脉学原理与脉法奥秘，为提高中医临床诊疗水平提供客观指标和辨证依据。中医的辨证正确与否，是论治效果的基本前提，中医的证，由症候群、舌、苔、脉多层次的信息组成，各个层次信息的随机组合，可以使一个证出现千万种动态。疾病的全过程所包含的信息在量与质两方面随时发生着变异。在20世纪80年代初担任常州市中医院中医研究所所长，开展中医四诊和辨证方法学研究，发现中医证有动态性特点，证候的临床表现或典型，或不典型，亦有始终不典型者。运用量（级）值概念，识别四诊信息，并予综合分析、正确从舍，是传承发扬中医的一个关键点，借助多学科知识和某些实验手段，逐一研究了"中医临床的思维规律和哲学思辨""四诊信息的从舍规律""证候的临界状态与动态诊断""阴阳脉法"，取得理论成果，《论中医证的"临界状态"》分别在国家级杂志和全国学术会议发表，受到全国同道的赞许，对国内中医证候研究产生了积极的影响。徐迪华主持的"运用量（级）值概念、临界理论，提高中青年医师辨证水平研究"课题，被列为江苏省重大科研项目，1990年向全省推广，两次向全国推广，取得了社会效益。1991年起又用了三年时间，制定了望、问诊信息的量级标准，并用人机对照的方式采集了一大批脉图和舌图来揭示舌、脉的量级标准和形态特征，客观地展示中医三部九候的诊脉原理和诊察舌苔的原理，加深了量（级）值概念、临界理论、阴阳脉法等理论的研究深度，在此基础上编著《中医量化诊断》，于1996年正式出版。中医学脉诊,自古以来是中医诊病的重要方法之一,由于脉象是意象,"脉理深奥,指下难明"及夹有玄说的缘故,长期困扰着临床中医师对脉诊的运用和发挥,致后学者望而生畏而难入其门,往往使不少中医师在临床上诊脉流于形式。徐迪华先生从20世纪80年代起,就开始从事中医脉学研究,研究探索脉学原理与脉法奥秘,三部九候及十五候的诊法,通过脉象仪的临床应用研究,反复与传统诊法对比,采集了200余幅脉图样本,明确了22种病理脉象的形态及定性定量的方法,和80多种常见疾病脉的形态特征,制订出病理脉的定量(级)方法。先生于2004年推出大作《中华脉诊的奥秘——200幅脉图解析》,正式由江苏科学技术出版社出版。在2013年国家中医药管理局"十二五"国家科技支撑计划课题——"名老中医特色诊疗技术传承研究"的开展,徐迪华教授的弟子和传人,组成了课题组,临床病例的收集与分析,回顾性的收集与整理了徐老肺系病例328份,初步整理了肺系病23个证型的临界辨证与诊断。通过课题研究建立慢性支气管炎"临界辨证"方法的标准,为其他疾病"临界辨证"方法规范的制定提供借鉴。

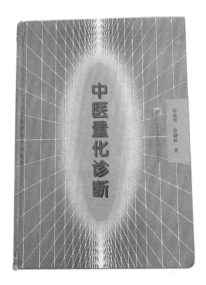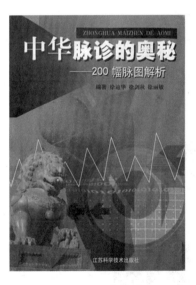

参考资料:《中医量化诊断》(江苏科学技术出版社,1997年)、《中华脉诊的奥秘——200幅脉图解析》(江苏科学技术出版社,2005年)、《孟河医派三百年》(学苑出版社,2010年)。

## 徐养浩——医学教谕

徐养浩，号颐斋，元代常州人。烨公长子，其父为元兵掠至燕，后被任命为常州织染局官。养浩为长子，业儒精医，乃无锡州医学教谕。浩生三子，述、迪、选，另有传。有谓："徐氏医名，东南代不乏人，实颐斋始也。"

参考资料：《武进阳湖县志》（光绪）、《徐氏赐书堂宗谱续修简报》（常州，2011 年）。

## 徐养源——元代医家

徐养源，号渊斋，元代常州人。烨公次子，原居常，后迁横林行医，凡遇疾病寒馁者，或药或资，施济不已。至元延祐元年甲寅（1314 年），遂析居焉。子仲广、仲衡皆擅医。

参考资料：《徐氏赐书堂宗谱续修简报》（常州，2011 年）。

## 徐相任——以善疗霍乱及温热病证著称

**徐相任**（1881—1959），名尚志，原字相宸，后改相任，晚号无私老人，民国时期上海名医。早年随孟河派名医费绳甫习医，并娶费绳甫的女儿，

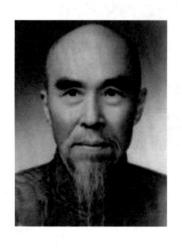

被吸收进了费氏医学家族，他跟随丈人学习医术并去上海建立了自己的事业。他以中医药治疗霍乱及温热病证著称，并在霍乱流行的 1908 年被任命为上海红十字传染病医院（附设时疫医院）的顾问，1914 年辑《费绳甫医案》。在 1920 和 1930 年代，徐积极参加中医政治，成为中医代表大会（神州医药总会）管理委员会的成员，并是其期刊多产的投稿者。新中国成立后任职于上海市中医文献馆，善治内伤杂病，对

外感及时疫常用温燥与芳香之药，多见良效。著有《徐氏霍乱论》（又名《脱疫证治》）、《急性险疫证治》《在医言医》《中华医圣论》及《中华国医科目暨各科系统表草案》等。徐相任出版了他丈人和费子彬医案集，编辑和再次发行了费伯雄注解的程国彭的《医学心悟》，并在1933年出版的《孟河费氏医学之解剖》中重申了费氏医家本身和对外界的持续的活力。两个儿子徐福民和徐利民继续家族的医学，徐福民较有成就，为龙华中医院的资深医师。

参考资料：《孟河医派三百年》（学苑出版社，2010年）。

## 徐湘亭——《江苏中医药》杂志副总编辑

**徐湘亭**（1905—1986），字玉成，号寄鸥，常州市人。1928年毕业于无锡国专中文系，曾任中学文史教员。教学之暇，尝涉猎医籍，私淑于铁樵先生，潜心研究岐黄之术。新中国成立后在无锡中医院内科行医。1960年至1974年在江苏中医药杂志任副总编辑，江苏省中医药学会常务理事，发表论文50多篇，幼子新翼，继承父业。

参考资料：《江苏中医杂志》（1986年第四期）。

## 徐雅亭——横林名医

**徐雅亭**（1874—1957），孟墅村小桥头人，出生在一个贫苦农民家庭，童年时只读三年私塾，年轻时跟观音堂村吴晓峰学中医，勤奋好学，而后长期在横林开设徐雅亭诊所行医，能救济穷人，奉行"有修涵随无人见，存心自有天知"的良好医德。徐雅亭是位严师，在给徒弟传授医术时一丝不苟，丝毫不保留地把中医技术传授给门人，从而培养了一批有一定水平的中医。

参考文献：《横林镇志》（1986年）

## 徐衡之——中医治疗血液病的先驱

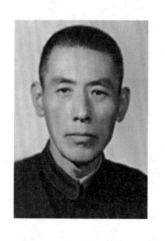

　　徐衡之（1903—1968），名铨，常州人，生于常州青果巷。徐衡之初涉医界之时，师从几位师长，均为医林高手与维护中医事业的前沿人士。最早的是上海中医专门学校的校长丁甘仁，16岁进入学校学习3年，扎实了中医药基础。又师从名医恽铁樵习业，他在习医3年之后便获准在师门开业行医，并在恽师所办函授学校任教授事宜。同时问医于国学大师章太炎，这位国学大师深谙中医学。徐衡之追随恽、章二师经年，其学术思想与临床经验不断得到提高。1928年，徐衡之和陆渊雷、章次公等几位志同道合的好友合力办起一所新的学校——上海国医学院（位于上海霞飞路，今淮海路雁荡路口）。他首先得到父亲徐德成鼎力支持，承担了全部的开办费用。他在《本院创办缘起》一文宣告，创设这所学院"期在发皇古义，融会新知，为一有主义之中医学校"，进而"发皇古义，融会新知"被明确定为办学宗旨与学院校训，建起了新的一所具有现代教育特色的中医学校，一时名噪沪上。中医学说是学习的主体，学制4年，主要课程一共25门，选修课8门，同时兼有西医的课程，学院强调学习古文是精通中医经典、发皇古义的基础。上海国医学院还将教学与临床、研究结合起来，使整个办学过程成为师生共同研究、探讨中医学说与经验的过程。学院出版的《上海国医学院院刊》和《自强国医月刊》，均为当时质量较高的中医学术刊物，上海国医学院办得有声有色，有"创中医学校之典型"之誉。他曾担任全国中医药联合会执行委员、中国国医馆名誉理事及上海分馆董事。1932年日本帝国主义进攻上海，无奈忍痛停办。徐衡之返回家乡常州行医，1938年在上海红十字会医院任中医主任，他发挥中医辨证论治的优长，又注意取人之长，补己之短。1942年又回家乡常州行医，诊所开设于青果巷天井巷口，有"江南名医"之称。笔者 2009 年在陪同徐衡之的大儿子徐和来常州青果巷实地探访，故居依旧仍在，前面由原常州中医院痔科医生居住，发现电表上的户主名字仍然是徐衡之，后面由其亲属居住。他与姚若琴合作，1934 年编著出版了《宋元明清名医类案》，新中国成立以后还曾两次重印，至今仍为医家和教学的参考书。先生精通中药，并且很有研究，著有《考证丸散膏丹配制法》。1951 年去北京，协同赵燏黄教授（常州人，1880—1965）进行中药材研究工作，1954 年受聘去中央人民医院（后改北京医学院附属人民医院、今北京大学附属人民医院）任中医科主任、北京医学院院务委员会委员、学术委员会委员，是全国第一批进入西医综合医院的中医专家之一。他治疗大量疾病，尤其多种疑难病症取得良效，享有很好的口碑。特别突出的是在全国首先治愈时为不治之症的再生障碍性贫血，以补肾为主治疗再生障碍性贫血的学术思想和中医治疗原则得到中西同行认可与推崇，至今仍被广泛采用，被誉为中医治疗血液病的先驱。他带领中医科编写了《中医学概论》教材，为北医开设中医课程，中医学科从此进入西医高校的课堂，有效推进了高等院校和在职西医学习中医的活动，以及大型综合医院的中西医结合。在用现代科学知识阐释中医的疗法时也认识到，其"可解者十之三四，未解者有十之六七。为何未解的部分多，似乎有两个缘故，一是我们的科学程度太浅；二因科学自身的程度亦未彻底"。对未解部分，他没有牵强地去解释，也没有因不能解释而对中医学理、疗法简单否定。对中西医结合，他有独到的看法："振兴中医之道，贵在自知之明。要打好中医学根底，才能提高吸收、利用现代科技成就的能力。"作为中医既要了解西医的诊疗思想及指标体系、各种数据，又要不为其所限制，要充分发挥中医从整体出发、辨证施治的优势，实行"双重诊断、双重治疗、共同观察"的模式，得到了西医同道的理解与认可，治愈了许多疑难病症。如以中医为主，治疗流行性乙型脑炎、再生障碍性贫血、门脉性肝硬变、肾炎等疾病，都取得了较好的疗效。其中最为突出的是对再障的治疗，1955 年一例再生障碍性贫血患者，请徐衡之教授治疗，应用中医治疗 6 个月直到痊愈，开创了中医治愈这一"不治之症"的纪录，《健康报》发表长篇报道和评论。1957 年医院成立了中西医结合的血液病专科门诊和专科病房，徐衡之被任命为中医顾问，负责中医的治疗。徐衡之通过实践探索，发现此病的临床表现多属肾虚症状，认识到再障在中医应属"虚劳"范畴，因而本病治疗尤应着重在肾，应用温养肾阳、滋补肾阴、补气补血、凉血止血等的方法，临床疗效明显。1960 年 7 月在卫生部召开的全国中西医结合研究工作经验交流会上介绍了徐衡之治疗"再障"的经验，1961 年《中华内科杂志》论文《再生障碍性贫血 104 例临床分析及治疗问题的探讨》重点介绍了徐衡之补肾为主的治疗方法。1964 年召开的全国血液学学术会议，卓有威望的血液病学权威、西医专家邓家栋院士热情肯定中医补肾的疗效，我们国家采用中西医结合治疗再生障碍性贫血，其完全缓解率和病人成活率均高于国外，而且中医治疗的远期疗效较之西医治疗更为持久。多年后在他 98 岁高龄之际，回忆起 20 世纪五六十年代中西医合作治疗"再障"的情景时，称道徐衡之是"中医治疗血液病的先驱"。

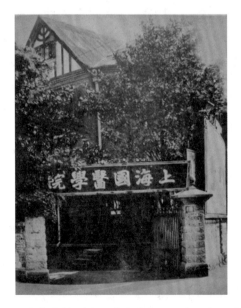
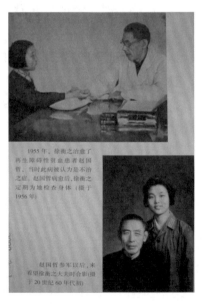

1955 年，徐衡之治愈了再生障碍性贫血患者赵国哲，当时此病被认为是不治之症。赵国哲病愈后，徐衡之定期为地检查身体（摄于1956年）

赵国哲参军以后，来看望徐衡之大夫时合影（摄于 20 世纪 60 年代初）

**参考资料:**《中医学家徐衡之百岁诞生纪念文集》（宁夏人民出版社，2004 年）、《江南名医徐衡之》（《龙城春秋》2010 年第 1 期）。

## 徐鼎汾——擅长内科

**徐鼎汾**（生卒年不详），常州人。丹阳名医贺季衡的门人，1935 年在常州市东直街号开业，长于中医内外科。后去上海，在北京西路 260号设诊所，并加入上海中医师公会。

**参考资料：**《孟河医派三百年》（学苑出版社，2010 年）、《中吴》（2018 年第 3 期）。

## 章育正——著《祖国医学与免疫》

**章育正**（1922—?），常州人，上海中医药大学教授。原居常州市大树头。1949 年毕业于南京中央大学，历任上海中医药大学微生物学教研室主任和上海市免疫学会理事、免疫学教授，《上海免疫学》杂志编委、中西医结合硕士研究生导师，长期从事微生物学与免疫学教学、科研工作。早期编写了《祖国医学与免疫》，将中医与免疫学的有关理论和实际编入中医药大学教科书中，并开创免疫学方面的中西医结合途径，抗衰老方药——固真方、葆贞方，曾数次主编全国性中医药大学的《微生物学与免疫学》教科书，获国家中医药管理局优秀教材奖。并获国家教委、国家中医药管理局和上海市科研成果奖，享受政府津贴。

**参考资料：**《上海中医药杂志》（1965 年第 10 期）、《上海中医药杂志》（1991 年第 3 期）。

## 曹禾——清代医学家

**曹禾**（1800—1861），字颂嘉、青岩，号畸庵、未庵，又号峨眉，清代道、咸间医家。其先祖为安徽含山人，大父迁常州。常州市区人，性倔强，赪面长身，状貌伟岸。曹禾自幼好读书，博学多闻，擅文工诗。初习金元刘、张、李、朱、损庵、东璧之学，久悟其非，乃转求医经之方、伤寒本草。精于医术，尤擅治外科疮疡、儿科痘疹与伤寒，治病有奇验。行医之暇，一生广搜博览，专力著书，所著甚丰。曾取所藏医书，研求大旨，作读书志 99 篇，成《医学读书志》，咸丰二年（1852 年）自刊发行。著有《痘疹索隐》一卷,《自序》略曰:今之小儿医,尤重治疗痘,称为专家。实不知痘之原始,治痘之法,出于晋唐,至宋始备,其神明变化,原不滞于规矩,而规矩以生,故精言要旨,莫不与经方适合。后医撰为诞谩不经之说,概不以病就方,惟喜破坏成法。赤子何辜,窃愍焉。爰辑痘家精言,理繁归易,务必实际。著《痬医雅言》13 卷,述古五十七候,释义七章,曰痬疽上篇。集古二十九方,附药十类,疏其大法;曰痬疽下篇。治痬之法,于兹大备。另著有《痘法述原》《外科五书》《痬医蛾术录》《未庵初集》4 卷。1860—1861 年,常州城陷死。

参考资料:《中国历代医家传录·中》(人民卫生出版社,1991 年)、《常州历史名人大辞典》(上海辞书出版社,2015 年)。

## 曹云章——擅长幼科

曹云章(1905—?),武进戴溪前龚村界沟桥人,系戴溪桥奚升初门生,小儿科医术较有名,闻名于潘家、胡埭、陆区等地。

参考资料:《戴溪乡志》(1986 年)。

## 曹鉴初——民国初期种痘预防天花专家

曹鉴初(1879—1942),宜兴丁蜀镇人,自幼受以种痘为业的父亲的耳濡目染,学会了用生过天花病孩的脓浆,传种给健康孩童以预防天花。1893 年随父亲举家迁来常州,在西横街定居,父子俩用传浆法为广大儿童种痘。曹家种痘医术名闻遐迩,引得周边许多县市如宜兴、溧阳、金坛、江阴、丹阳等地的求医者纷至沓来。1921 年,由曹鉴初发起,与地方名流吴镜渊、吴近安、屠士初、屠贡先、冯晓春、金子纯等筹资创办了存仁药社,成为民国初期常州城内与童宁远、老丰裕、东丰裕齐名的四大中药店之一。抗战前曹曾担

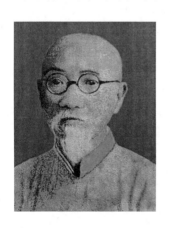

任过常州市中医药会会长（后改设主席），1936 年 11 月 8 日，在花椒园召开第六届会员大会，有 128 人出席，选举出屠上初、曹鉴初、杨浩春、须文卿、谈逸安、王道平、朱安谷、高伯英、张达方、吴紫绶、巢铭山等人为执委，并推举须文卿为主席。不久，常州沦陷，邑地与苏北等地疫情严重，医药奇缺。曹鉴初在西横街 23 号办了个中医夏令施诊所，邀请屠士初、屠揆先、谢景安、沈伯藩、金奎伯、钱同高等常州名中医参加义诊，共赴国难，免费为劳苦大众施诊赠药。特别是对苏北贫困地区，他雪中送炭，无偿支援了许多批成药，解了燃眉之急。过去，中医要了解病人是否发烧，是凭手感和目测，以医生自己的体温与患者对比来判断的，根本没有量体温的概念。鉴曹初紧跟医药科学技术发展的步伐，在常州第一个使用体温表帮助病人测量体温，并自己花钱买了一大批体温表，发给市内每一位中医，这在当年是个了不起且引起轰动的创举。曹鉴初热衷于公益慈善事业，早在 20 世纪 20 年代初，他就与常州绅士吴镜渊（上海中华书局老板、全国政协副主席刘靖基的岳父，全国人大常委会副委员长吴阶平的大伯）、龚瑞朋等发起，并联络市内各界实业家，在东横街创办了"育婴堂"，收养弃婴孤儿。大家纷纷慷慨解囊，或赞助，或募捐，将真金白银献给育婴堂作为慈善经费。曹鉴初每年春秋两季，都要到育婴堂亲自为孩子们义诊种痘。曹鉴初还自筹资金，别出心裁地办了一个"借材会"。材，即"棺材"。那时候，穷苦人家死了人，没有能力买棺材为死者入殓，可以到此借一口棺材办丧事，日后经济条件许可再还棺材钱。这个义举，受到了市民的热议。大年初一也会死人，有人会披麻戴孝来办"借材"手续。对这种避之不及的丧事，多数人认为不吉利，而有一颗慈善心的曹鉴初却百无禁忌，热心去办。对于寒冬腊月冻死在街头的乞丐，或无亲属的死者，他会特批一口棺材，并组织人去安葬，让死者入土为安。曹鉴初于 1942 年与世长辞，享年仅 63 岁。整整 70 年后的今天，老辈每每忆起他，依然会钦羡他精湛的医术，崇敬他高尚的医德，赞叹他传奇的人生。

参考资料:《常州日报》（2011 年 9 月 20 日 B3 版）。

## 曹秉铉——明代医家

**曹秉铉**（生卒年不详），字公辅，明代武进人，祖籍丹徒。喜读书，有济世志。因父病，遂学医，曰：吾姑寿此一方，以延亲寿。庚申、辛酉两年遇大疫，秉铉不避危险治之，一心赴救，不取值，赖全活者甚众。著《杏圆医案》行世。

参考资料：《丹徒志》（光绪）、《江苏历代医人志》（江苏科学技术出版社，1985 年）、《武进阳湖合志》（方志出版社，2010 年）。

## 萧吉——隋代养生家

**萧吉**（约 525—606），字文休，隋代武进人，隋代养生家，本传见于《北史》卷八九《艺术》上、《隋书》卷七八《艺术》和《通志》卷一八三《艺术》三。萧吉出身齐梁宗室，祖父是梁武帝萧衍之兄、长沙宣武王萧懿。萧吉博学多才，尤精阴阳、历算、养生术，曾任太府少卿，著《养生要方》二卷，《相经要录》，均佚。传称萧吉的一生，身经四朝十五帝，有着罕见的丰富阅历，青年时昂首为齐梁宗室子弟；中年易帜入仕北朝，锋芒不减，老年时成了隋帝的忠臣与弄臣。

参考资料：《武进阳湖县志》（光绪）、中国历史网、《江苏历代医人志》（江苏科学技术出版社，1985 年）。

## 萧衍——梁朝皇帝医家

**萧衍**（464—549），字叔达，小字练儿，南兰陵人，南齐高帝萧道成族弟。502 年，建立梁朝，史称梁武帝，在位 48 年。性格淳朴孝顺，年幼时好学，成年后仍然手不释卷，常常看到深夜，撰写通史六百卷，周易讲疏，六十四卦，中庸讲疏，在位期间大力修缮学校，立国学，振兴教育，提倡佛教。萧衍儒雅，喜收天下群书，原来在民间流传的医书，被正式列入皇家文库。萧衍自己不但收集医书，还钩沉稽古，著《坐右方》十卷《如意方》一卷《大略丸》五卷等医学著作。经常为病人治疾，曾经亲自为儿子萧绎治疗眼疾，规定太医用药禁取虫畜。

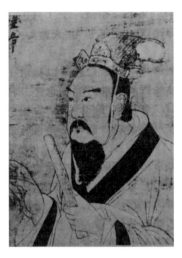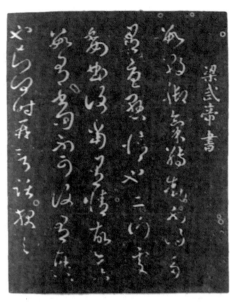

参考资料：《中国历代帝王秘史·第二卷》（蓝天出版社，1993年）、《中国历代帝王录》（上海文化出版社，1980年）。

## 萧绎——著《灵寿杂方》

萧绎（508—554），字世诚，小字七符，自号金楼子，梁代南兰陵人（今常州市西北）。梁武帝萧衍第七子，梁简文帝萧纲之弟。萧绎聪明有悟性，专心好学，博览群书，与才华横溢的人结成布衣之交。曾做过将军、太守、刺史等官职，552年登基做了皇帝，称梁元帝。萧绎博学多才，是一位十分出色的文学家、收藏家，而且还完成了大量学术著作，如《孝德传》三十卷、《周易讲疏》十卷、《老子讲疏》四卷、《内典博要》百卷《注汉书》，以及著有《杂药方》

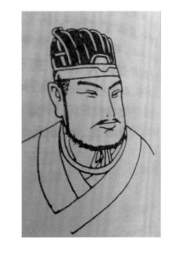

一卷、《灵寿杂方》二卷医药书籍。《梁书·元帝本记》称赞他："博览群书，下笔成章，出言为论，才思敏捷，无人能和他相比。"藏书十四万卷，于江陵城破时自己烧毁。生平著述甚富，凡二十种，四百余卷，今仅存《金楼子》。

**参考资料：**《武进阳湖县志》（光绪）、《中国历代帝王录》（上海文化出版社，1980 年）、《中国历代帝王秘史·第二卷》（蓝天出版社，1993 年）、《常州日报》（2009 年 3 月 10 日）。

## 黄谷梅——秀才儒医

**黄谷梅**（生卒年不详），武进人。清末秀才，儒医，对中医中药很有研究，颇有名望。

**参考资料：**《三河口乡志》（1985 年）。

## 黄述曾——治疫立效

**黄述曾**（生卒年不详），字颖夫，清代内科医家。道光元年（1821 年），邑大疫，述曾治之，立效。不取值，竟以劳瘁卒（《武扬县志》）。

**参考资料：**《中国历代医家传录·中》（人民卫生出版社，1991 年）。

## 黄德嘉——治疗痼疾神效

**黄德嘉**（生卒年不详），字瑞峰，清代武进人。清代内科医家，能文章，通骑击，尤精于医，遇痼疾，往往能起之，人皆服其神。著有《先天后天论》一卷、《医经允中》十二卷、《伤寒准绳辑要》《纲目类方》四卷，行世（《武进阳湖县合志》）。

**参考资料：**《中国历代医家传录·中》（人民卫生出版社，1991 年）。

## 戚子耀——精推拿术且善治小儿杂症

**戚子耀**（1889—1968），武进人。随父学医 12 年，一度出家为僧，法名远济。1932 年去沪设诊行医，精推拿术，善治小儿杂症，对麻疹、疳积、腹泻、哮喘、斜颈等有显效，闻名于时。1958年与叶大密、戴祖纯筹组黄浦区推拿门诊部，忙于诊务，热忱培育后人，受人敬仰。

参考资料:《上海卫生志·名中医》。

## 盛有恒——擅长治疗温病

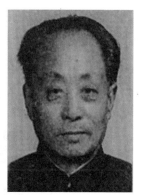

盛有恒（1921—1999），字兴洪，武进人。1937年从师于陈乾初学习中医五年，1956年江苏省中医进修学校结业，常州市第三人民医院中医师，擅长治疗温病，曾经应用"紫金散"治疗三岁麻疹肺炎合并走马牙疳，本方见效之速，真出人意料。

参考资料:《医海拾贝》（江苏科学技术出版社，1992年）。

## 屠绅——开创常州屠氏世医

屠绅（1845—?），字厚之，常州人。先父屠明安为常郡，为开木行最早的大户人家，屠氏世代都以经营木行为主，原址在青山桥沟巷弄（现改名斗巷弄）。太平天国时期，咸丰庚申十年（1860年），发生"洪拘"战乱，厚之郡避居常州北乡孟河。乃将秀女许配与费家结为姻亲，并弃商为医，师从姻亲费伯雄名医。至清朝曾国藩平定收复江南后，屠绅再从孟河镇返回故里斗巷弄继续行医，开创了常州屠氏医家。屠绅擅长内、儿科，以善治伤寒疑难症而闻名本邑，所开诊所每天求医者络绎不绝，午夜有人候诊，石库门槛都被磨光了，晚上还要坐轿出诊。屠绅的长子屠士初，长孙屠贡先均随屠学医，乃博其学。

参考资料:《孟河医派三百年》（学苑出版社，2010年）。

## 屠士初——创立常州中医团体之始者

屠士初（1878—?），常州人，为孟河医派继承人屠厚之侄子。继承家学后在常武地区行医，中医内科诊所开设在大北门斗巷内，是一位有现代思想的开明医家，主张古今学说不宜偏废，中西医理论应相互参照，为民国时期常州名医。新中国成立后行医于上海，名扬江、浙、沪一带。1922年，联合同道常州儿科世医钱同增等人创立武进医学研究会，是常州中医团体之始。1931年，武进中医学会遵照当时政府所颁人们团体组织法规，将学术团休中医学会改组成自由职业团休"武进中医公会"，于同年6月14日正式成立，朱履安任常务主任，屠士初任监察常务委员，会址设在花椒园。按会章规定，每年召开会员大会一次，不定期召开学术研究会。子贡先承其家学，侄屠揆先承其家学。

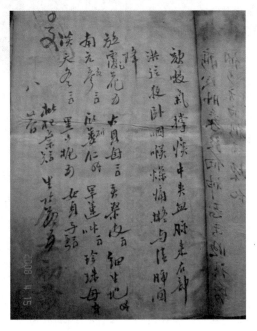

参考资料：《孟河医派三百年》（学苑出版社，2010年）。

## 屠贡先——民国名医

**屠贡先**（1910—），常州人。父亲屠士初是清末常州名医，屠贡先继承家业，在常武地区行医，中医内科诊所开设在人北门斗巷内，后去上海开业行医，业务兴旺。是一位有现代思想的开明医家，主张古今学说，不宜偏废，中西医两方面之理论相互参照。他说："古训必须勤求，新知亦应吸收；古代医籍要多读，近人著述勿忽视；经方极叮贵，时方有妙用；现代西方医学知识，亦应有所了解。"

参考资料：《孟河医派三百年》（学苑出版社，2010 年）。

## 屠济宽——常州名中医

**屠济宽**（1916—1982），常州人，世居常州市区西庙沟，为屠厚之后裔，为名医屠博渊之子。继承家学，19 岁能独立应诊，初任武进中医公会驻会医生。抗日战争时期在上海广益中医院任职，抗日战争后期归里，与名医谢景安、高伯英等重振中医公会，任常务理事。民国时期为常州画家、名中医。20 世纪 40 年代和陈士青、卞伯岐共同主持常州中医学会日常事务工作，是常州中医学会的理事，西风音乐研究会的名誉会长。1956 年进入常州市红十字会医院，1958 年在常州医专讲授中医，主讲医学史，1964 年后在戚墅堰机车厂铁路医院工作。子执中继承家学，1990 年后又师从颜德馨教授。

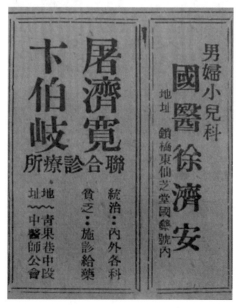

参考资料：《孟河医派三百年》（学苑出版社，2010 年）。

## 屠博渊——长年医局内科首席

屠博渊（1889—1938），又名春霖，世居常州市区西庙沟，中医大方脉。受业于常州儒医张兆嘉，后又师事无锡邓羹和，学成归里后经名医金子绳推荐，住"寿安""长年"药局施诊，列席内科首席"仁"字座号，同道中盛赞其为"少年辈之佼佼者"。医名渐震，自设诊所于西庙沟敬节堂口，就诊者众多，与屠士初并称为"南屠北屠"。

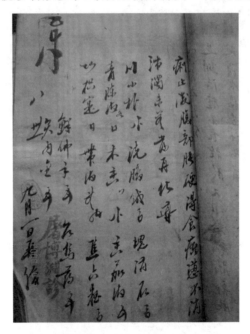

参考资料：《常州地方史科选编第五辑》（1983 年）。

## 屠揆先——号称"半仙"

屠揆先（1916—2003），常州市人，主任中医师，常州市中医院创始人。屠揆先私塾十年，自幼随叔父屠士初、堂兄屠贡先（上海）习医，十六岁即悬壶济世，在年轻时就名重常州地区，抗战前遵照孟河派"济困扶危"的原则，非常注重医德医风，他废除了按照家产多少定出诊先后的旧规，一律排队看病，收费比同行低一半，对生活困难的灾民一概不收诊费，对待病人一视同仁。医术高明，深受本地与外乡及金坛、溧阳、宜兴、奔牛、丹阳等地病人的信任和厚爱，称其为"屠半仙"，香港和日本的朋友亦多次邀请他前往讲学和会诊。20 世纪 40 年代常州中医师公会理事，新中国成立后组织中医联合诊所，是常州市中医院创办人之一，1958 年被江苏省卫生厅评定为

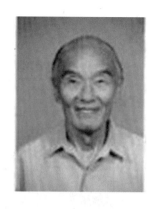

首批省名老中医、中国中医药学会理事，1962 年江苏省中医药学会理事、1986 年常务理事、《江苏中医》编委，1981 年常州市中医药学会第三届理事会会长，并先后任省政协常委、市政协副主席、常州中医院副院长及高级技术顾问。

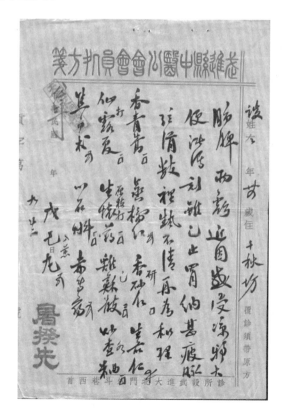

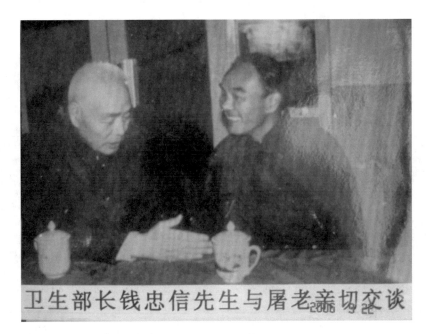

卫生部长钱忠信先生与屠老亲切交谈

参考资料:《孟河医派三百年》(学苑出版社,2010 年)。

## 巢浚——晚清上海名医

巢浚(1869—1916),字松亭,武进孟河人。弱冠通古文词,先业儒,后从伯父巢崇山学,精内科,于外科亦有独到处。自 1895 年在上海开业以来,病者盈门。先生又擅长拳术,时有浦东农民,于清晨叩门而入,长跪乞救,谓其子病危,乞渡江一诊,先生慨然应允,往返十余次,卒将其子病治愈,且不受酬也。后加入中国红十字会,并于 1912 年肩负使命,放赈徐州,终因辛劳成疾而亡。子雨春,世其业。

参考资料:《中国历代医史》(上海中医学院附属中医文献研究馆,1959 年)。

## 巢少芳——孟河名医

巢少芳（1896—1950），常州孟河人，巢渭芳之子。继承家学，25 岁临证，前后 29 年，亦很有声望，为孟河名医。带教的弟子有多人，比较著名的有巢念祖（1918—1991，20 世纪 50 年代在孟河医院任院长）、朱彦彬（1918—1990，武进人民医院院长）。

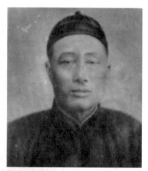

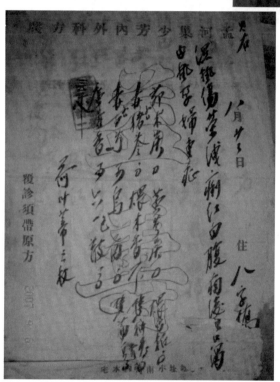

参考资料：《孟河医派三百年》（学苑出版社，2010 年）。

327

## 巢伯舫——孟河医派传承人

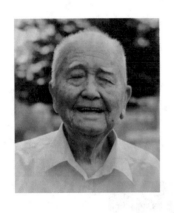

巢伯舫（1921—2012），常州人，1942年毕业于上海中医学院（第二十二届），再从师丁济万习医4年，回常州开业。1952年参加广化中医联合诊所，1956年进常州市第一人民医院任中医师及中医科负责人，1969年调常州市第二人民医院任中医师及中医科负责人，并兼任常州医专中医老师，担任内科、妇科、诊断学、医学史、名家学说等教学工作。在继承孟河丁氏"融经方与时方于一炉"的基础上，他收集秘方、验方与单方应用于临床，善于辨证施治，擅长应用中医特色。从医以内科以及妇科为主，擅治热病，对疑难杂症，每多获得良效。1981年晋升为中医副主任中医师，1987年晋升为中医主任医师，常州市中医药学会理事，常州新北区民间孟河医派传承学会副会长、顾问。

**参考资料：**《孟河医派三百年》（学苑出版社，2010年）、《常州当代名中医传记》（凤凰出版社，2019年）。

## 巢伯康——精针灸之术

巢伯康（1905—1977），又名鹤亭，武进万绥人。少时习药，后又从医，通《内》《难》之旨，精针灸之术。于丹阳、武进、丹徒一带享有盛誉。

## 巢沛三——孟河世医

巢沛三（生卒年不详），清代嘉庆年间常州孟河人。明清时期巢氏为孟河名门望族，世代业医，擅长外科，开创孟河医派的早期代表医家之一。孟河医学鼎盛时，巢家能行火针穿刺治内痈，在道光、咸丰、同治间，名重于时者。孟河派名医余听鸿在其《诊余集》中曾记载孟河巢沛三治疗流痰一病例，久溃不愈，无脓流水，肌肉皆削，胃气索然，看其病情，系多服寒凉，气血凝结所致，投以金匮肾气汤，一方服 60 余剂，同时不再戒口，开荤食补，胃日健旺，疮平肌复。

巢沛山的二子巢传九，孙子巢克成继承家业，都在孟河行医。巢沛山是孟河医派最早走向上海发展的代表之一，其子孙也先后迁移上海发展。

参考资料：《孟河医派源流论》（中文版，中国中医药出版社，2016 年）。

## 巢雨春——上海名医

**巢雨春**（1904—1971），常州孟河人。孟河名医巢崇山之孙，巢松亭的儿子，继承家业，后又师从孟河派上海名医丁甘仁，设诊所在上海威海卫路，上海名医。

参考资料：《孟河医派三百年》（学苑出版社，2010 年）。

## 巢崇山——刀圭之术尤为独到

**巢崇山**（1843—1909），名峻，晚号卧猿老人，常州市孟河人，是孟河医派的主要代表人物之一。世医家庭，从小继承祖业，家学渊源，初执医乡里，清同治、光绪年间在上海行医。学验两富，擅长内外两科，尤以外科为精，刀圭之术尤为独到，以刀针手法治疗肠痈，多应验如神。医治外科各疾症，往往出手不凡，药到病除。医治喉痧也是他的特长，用"清透疫邪"的治疗方法，有奇效而闻名上海。其间又极力推荐晚出道的同乡丁甘仁从苏州到上海立足行医，丁甘仁初至上海，就靠他提携和传授医术，才逐步名扬沪上，后来竟医名冠于申城，所以世人有"甘仁至申，崇山实为之介"之说。了凤初，侄松亭，亦世其业。巢崇山临床注重调理脾胃，并且注重养胃阴，养护胃布于肺。他指出：泄于肾，为乳汁，为月水。患者素体肝脾不调，不能为胃行其津液，脾胃不能容纳后阴。推崇并善于运用喻嘉言学说指导临床实践，认为生胃中津液，自然天沾之气，制水谷而化精微。巢氏治以养肝和肝莫如清金，宁心急须和胃，即液生津回，培胃益气，气生津，脾土以统摄诸经之法。以膏代煎，缓缓图治。他指出：然平火泄，枢机已坏，纵其不化不生，有良工，何能济？是故脾胃之重要性显而易见矣。治内伤杂病注重益气养阴，辛凉清解，甘寒以救气阴为治，期常从养液和阴以清燥金平肝木立法。崇山在医术上，擅长内外两科和刀针手法，尤以外科更精，能以刀针手法治肠痈，凡经他医治者，大多痊愈。兹举先生当年治疗的两例重症病例，可以反映巢崇山先生诊治危重病症的水平与经验。《玉壶仙馆外科医案》是孟河巢崇山在上海开业时的外科部分门诊实录，载有流注、鹤膝风等常见外科病案40余种，有按语简洁、用药精当的特点。《千金珍秘》抄本一卷，巢崇山生前所纂，并由子元瑞、孙巢念修续纂校辑，虽已成稿，但未付刊。全书共收集丸散秘验方600余条，其中有传统常用成方，亦有民间单验方，并有徐洞溪、聂、朱、须、席等氏珍藏的秘验方。洞天酥香膏，常贴脐上或命门，能通十二经血脉，固本全形，并治五劳七伤淋泻痨证，元虚气喘，瘫痪等症，该膏制作比较特殊，此膏即《中国医学大字典》中洞天毓真膏加上十一味而来。化毒膏（即神效奇方）：专治湿热无名肿毒、痈疽发背及久年瘰疬梅毒，奇效如神。阳和至宝膏（又名痰块膏），本膏不治火毒疮痒，专治痰毒痰核、瘰疬乳疖、阴毒流注，以及外证之色不红者，并皮肉所结之痰块皆治。六味消风痰散，专消风痰结核。

　　巢氏平生忙于医务，著述不多，撰有《巢崇山医案》一册，《玉壶

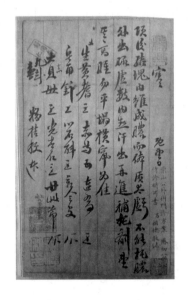

仙馆外科医案》一册，《千诊金秘方选》一册，以上三书，都收入1985年江苏科学技术出版社出版的《孟河四医家集》。书中记录有治疗头部、五官等外科病例43种、84案，总结了医治外科融贯温热家言的临床经验，其中部分医案被收入《清代名医医案精华》，秦伯未在《清代名医医案精华》中称其"家学渊源，学验两深"。他培养了很多门徒，尤以贝颂美、陶佐卿、汪剑秋、刘俊丞、黄晓和最为著称。

**参考资料:**《常州市卫生志》(1989年)、《孟河四家医集》(东南大学出版社,2006年)、《孟河医派三百年》(学苑出版社，2010年)。

## 巢重庆——孟河名医

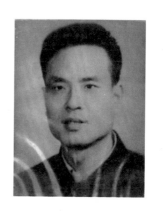

**巢重庆**(1945—1995)，常州孟河人。曾祖、祖父、父亲均为孟河名医，重庆传承家业，擅长内科、妇科、儿科，深得患者信赖。技术精湛，业务繁忙，为孟河地区名医，孟河医院院长，主治中医师。

**参考资料:**《孟河医派三百年》(学苑出版社,2010年)。

## 巢渭芳——孟河医派四大家之一

**巢渭芳**（1869—1929），名大洪，常州孟河人，为孟河医派巢氏另外一支（另一支是巢崇山），巢姓在孟河是大姓，称为"巢半城"，至今在孟河当地仍然是主要姓氏。渭芳从小即丧父，先在孟河镇中药店学徒，为马培之寄子，得马培之亲授，医术得马培之真传，先药业而后医。擅长内、外、妇、儿各科，尤长于时病，对时病急症有独到之功，治伤寒有特长；精于应用火针治肠痈和化脓性外科疾病，妇科上在治疗难产、不孕等病症上，有一定造诣，深得患者信服，清末光绪至民国初期孟河最有医名者。渭芳行医二十六年，业务兴盛，就诊者西起镇江，东至江阴，南抵奔牛，北达扬中、两泰，有时还应聘远涉浙江。巢渭芳先生一生留居孟河，业务兴旺，名重乡里，为孟河医生留居本地之佼佼者，诊务与马伯藩（亦是马培之门徒）齐名。孟河医派以费、马、巢、丁四大家为代表，唯有巢渭芳一家前后四代均在孟河行医，巢渭芳儿子巢少芳，孙子巢念祖，曾孙巢重庆，都秉承祖业。渭芳子巢少芳（1896—1950），继承家学，25 岁临证，前后 29 年，亦很有声望，为孟河名医。少芳子巢念祖（1918—1991），20 世纪 50 年代在孟河医院任院长，为武进名医。念祖子巢重庆（1944—1995），继承家业，先后在万绥、孟河医院任业务院长，皆为武进和孟河当地名医，为当地老百姓服务，家有病家赠予的"愿为良医，不做良相"等匾额。巢渭芳先生一生带教弟子多人，遍及苏南苏北，得意门生有武进朱彦彬，金坛雷周绪、贡肇基等人，均有医名。著有《巢渭芳医话》传世，是他一生诊疾治病的经验总结。

巢渭芳先生发扬孟河医派学术不遗余力，兢兢业业，不图虚名，临床经验丰富，内外妇儿喉各科皆精，临床治疗用药以传承孟河费、马两家特色为要，一般疾病以平淡轻巧为主要，外科以传承马培之外科心法，内外针刀并治。先生临证非常重视舌苔变化和辨证，他指出："如见症舌苔白干，绝勿是伤寒传经之苔理，循阶级次第而进。温邪一现，即白苔粗糙，又有光剥而绛者，危在朝夕险象，最恶辛凉，宜甘寒大剂救阴，否则长不胜消，迁延时日，内风旋动，痉厥者有之，气闭火郁津亡而殒者不少，所以于温病之苔，大多如是，其临证入微，在存乎其人也已！惟白苔最难明晰者，言伤寒湿邪之苔，与虚弱之症不得同日语耳。盖白苔有病进之晕暗干白，有病退之豆渣浮白，根蒂已松。或白如布，或如伏邪久郁之粉白者，极险。尚有粗白、细白之苔，症见壮热汗多者，均白虎症也。又有白如垒，始终厚刺，不变黄黑，乃痰火内蒙所致，所以痰多之辈，苔最难化。而久病风湿之症，苔底光薄，上罩如白粉，散如星点。亦有白如雾露之浮地面者，为气阴并伤之症。"先生善治疑难危重病症,遇到疑难重症敢于下猛药重剂，认为所谓用药如用兵，一令既出，事被掣肘，不败者几稀矣。他认为诊治急症，务在辨证明确，须审证求因，贵在不失时机，必须药有专任，不得面面俱到，不能片面求稳，求稳每致贻误，顾全反觉掣肘。意思是说用药不能面面俱到，也不要片面求稳，在关键时刻，须审证求因，针对性地用药，才能起到良好效果。头痛善于从风论治，认为风邪久郁，内风上潜，散补不效，改以走窜蠕动之品，使其直透病所。认为温热时病，盖冬不藏精，其人非特操持过度，即阴液又不足，心火炎上，痰气内阻，因气未大馁，渐渐深入，当其时一触不发耳，势必至春，阳气宣泄，卫气外薄，传结伏邪而发病。对于咳吐之血，古人论之不一，有阳络伤而见，有肝火抑郁迫血妄行从上而溢，莫衷一是。先生认为大凡咯血，陡然上涌，由肺胃者实有之；日久渐止渐吐者，以络血瘀凝又有之，治疗失当，血从阳络巨口上溢者更有之。历观前贤论治，讥彼是非，纷纷难据。渭芳自称，经30年中所闻见过者，以相火煎迫，载血逆行，当大剂甘凉咸寒，兼以镇逆化瘀，珀末、桃仁最佳，惟先吐血而后咳嗽及痰中带血者，最难治，且易成损症，岂可不加注意哉！对于发背者，指出初则平坦微肿，渐生红白点粒，按之始知痛，溃烂无正脓，甚则腐近背骨，腐肉层层而揭，为外科之重症也。背痈则不然，可以刀溃出脓，过背者仅少见，以其为阴中之阳证耳，治之较易。巢渭芳先生危重症和疑难病案，体现了其辨证精细，根据病情虚实，先急后缓，内服外敷，用药大胆的水平，不愧为内外科皆精的高手。凡用承气汤，必需脉实证实，方能泻之，通因通用，中病即止，否则虚羔丛生，变端百出，后期须加意调养收功。

参考资料：《常州市卫生志》（1989年）、《孟河四家医集》（东南大学出版社，2006年）、《孟河医派三百年》（学苑出版社，2010年）。

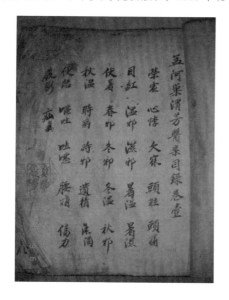

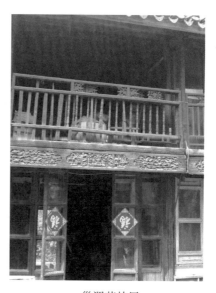

巢渭芳故居

## 谢大章——妇科名家

**谢大章**（生卒年不详），马培之的门人，擅长妇科，为妇科名家，著名弟子有沈佛如、沈伯藩。

参考资料：《孟河医派三百年》（学苑出版社，2010年）。

## 童广儒——清代眼科专家

**童广儒**（生卒年不详），溧阳人。世居南门，是所谓书香门第。清人入关后，历代先祖，即不求仕进，大都设馆课读。在封建社会里，广大人民没有条件讲卫生，每遇疾疫流行，则更缺医少药，死亡甚多。在三百年前，童广儒有鉴于此，广儒矢志不为良相，愿为良医，博览历代医学经典文献，广博收集先贤方书，悉心钻研，融会贯通。后乃停馆而改事悬壶，以儒医问世。康熙年间，就以中医中药，在溧阳南门大街。广儒公对眼科尤为擅长，创建了眼科为基业，专治眼科，治眼疾以"辨证析明，方剂求证，选药认真，配制维勤"十六字为准则，自制眼药有聚光珍珠散、去腐解毒珠黄散、祛瘀生新推云散、消瑿除障摩蜡丸等，均驰名京沪各地，甚至远销南洋，1921年曾参加南洋华侨举办的劝业会展览并获奖。童氏代代相传，迄今已延续至第十代。抗战中，童氏家族多奔避于外地，抗战胜利后，虽相继归来，重操旧业，在反动统治者的崇洋媚外思想，祖国医学横遭歧视，童氏眼科渐趋衰落。

新中国成立后，在党的中医政策鼓舞下，童氏眼科得到新生，1958年，建江苏省中医院于南京市区，家兄童葆麟被任命为省中医眼科主治医生，祖传三百年之童氏眼药，由政府大力推广应用，殊堪庆幸。

参考文献：《常州历史名人大辞典》（上海辞书出版社，2015年）

## 谢观——近代著名中医临床家、教育家

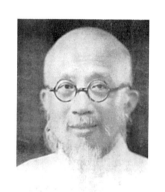

　　谢观（1880—1950），字利恒，晚号澄斋，常州罗墅湾人，为近代著名中医教育家。谢氏一门为当地的名门望族，医学世家，伯祖和祖父均为武进有名的儒医，祖父谢葆初更为医界名宿。谢氏幼承家学，熟诵《内经》《难经》《伤寒论》等方书及本草。又工古文辞，精究经书、历史舆地之学。21岁肄业于苏州东吴大学，嗣后到广州教授地理，3年后辞归上海。两度入商务印书馆供职，在商务印书馆所主编的《辞源》中，其医学及地理部分的词条，均系谢利恒先生主持设置并审定，并编辑地理书籍多种。谢氏曾任上海澄衷中学校长，以管理有方颇有威望。后专事医学，兼通内外妇儿各科，对温病之诊治与杂病之调理尤为

擅长，立法处方每有独到，故常获良效，远近慕名求诊者甚众，声举卓著。临证中治杂病重在调理脾胃，谢氏在脾胃为后天之本的理论指导下，临证多能结合具体病情，运用醒脾、开胃、理气、宣化诸法灵活处之，而不偏执东垣补中益气之方。无论对慢性病的治疗，还是急性病的病后调理，均十分重视养生和气功疗法。治时病突出湿邪，谢氏以为沪地滨海，疾病挟湿者居多。治疗固以开泄腠理，通畅大便为要。但湿为阴邪，若纠缠于气分，则常不为汗衰，不为下解。经验是兼表则宜轻宣，小便不利则宜淡渗，胃纳不馨则宜芳香化湿，脾为湿困则宜辛温燥湿。又鉴于湿与痰关系密切，湿滞过甚，可化为浊饮，而浊饮又可化为顽痰，故痰饮必自湿邪，化湿方中必须化痰。治妇人重视调肝，可收事半功倍之效，多以疏肝气、养肝阴为要，且每以二法配合应用，相得益彰。1917年丁甘仁兴办中医教育，应聘出任上海中医专门学校第一任校长。谢氏参与这所早期中医教育机构的筹划，首创课程，并亲自编写教材和授课，1924年再创上海中医大学。谢氏又应商务印书馆之约，主持编写三百五十万字的巨著《中国医学大辞典》，这是我国自近代以来的一部全面总结、阐述和介绍中国医学的大型工具书，到新中国成立初时已先后印刷了32版，又著《中国医学源流论》。谢氏热心于中医团体等社会公益事务，德高望重，1929年，第一届"中央卫生委员会"通过了余云岫等人提出的废止中医案，医界鼎沸，迅即在上海召开全国医药团体代表大会，谢氏受广大中医药界的委托，以首席代表身份率五人亲赴南京抗争请愿，为维持中医事业不辞劳苦奔走呼吁，历时数月之久，此后还一度出任过中央国医馆常务理事。谢氏兴办近代中医教育，参加维护中医的抗争，整理中医文献，以保存国粹，毕生奉献予中医事业。谢氏弟子众多，其弟子如严苍山、程门雪、章次公、虞舜臣、余鸿孙、张赞臣诸人均为中医名家。谢氏编有医案、医话、集验方多种，惜未付梓。

参考资料:《常州市卫生志》(1989年)、《孟河医派三百年》(学苑出版社，2010年)。

## 谢润——著《医林纂要》

**谢润**（1831—1892），字葆初，武进人，清代医学家。县学生，弃举业，专攻医学。因父精医学，得传授，又问业于孟河马氏，博览各派学说。施济贫病，乐而不倦，著有《医林纂要》数十卷。后其孙子谢利恒增减成《中国医学大辞典》，达300万字，民国时风行海内。

参考资料：《常州历史名人大辞典》（上海辞书出版社，2015年）。

## 谢应材——尤擅外科

谢应材（生卒年不详），字邃乔，清代武进人。初业儒，后习医，通内外科，尤擅外科，多所阐发。尝为人治发背对口诸证，以古人法投之多不效；自是凡治此证，必辨其位之左右、上下、色之赤白深浅，脉之浮沉迟速，以审其经络、脏腑、窍穴之所系，与夫阴阳虚实，淫郁燥湿之所归，而复参之天进，相其地宜，以制五行生克之用，即取古人之法，损益变化以通之，故所治无不效。著有《发背对口治诀》（1840年）、《外科秘法》，均存。

参考资料：《江苏历代医人志》（江苏科学技术出版社，1985年）。

## 谢金声——精医

谢金声（生卒年不详），字也农，民国武进县人，精医。后至沪，复从丁仲英学。因辨证详尽，用药精审，大有青出于蓝之誉。曾与张汝伟合编《医学指导录周刊》，其著述多散见于当时《康健报》，年四十二病故。

参考资料：《中国历代医史》（上海中医学院附属中医文献研究馆，1959年）。

## 谢栋忱——民国名医

谢栋忱（生卒年不详），常州新北区罗溪镇人。谢遂畅之子，民国初，应总统府秘书长刘春林举荐，谢遂畅数次赴京师偕谢义忱、谢栋忱为徐世昌、黎元洪、曹锟等民国总统及政府大员诊医，均功成载誉而返。

参考资料：《中吴》（2018年第4期）。

## 谢亮忱——乡间名医

谢亮忱（生卒年不详），常州新北区罗溪镇人。谢遂畅之子，20 世纪 30 年代中，遂畅带儿子潘忱，亮忱来常州西横街开业行医，刚有起色，诊者渐多，忽然抗战暴发倭寇侵华，天下大乱，无奈又回家乡，开业行医，业务兴旺。

参考资料：《中吴》（2018 年第 4 期）。

## 谢直斋——精内科

谢直斋（生卒年不详），民国初金坛人，精内科。

## 谢炳耀——专长内科

谢炳耀（1863—1960），字彬如，武进人。专长内科，1956 年被聘为上海市中医文献研究馆馆员，著有《医存二十卷》《续医存》，均存。

参考资料：《江苏历代医人志》（江苏科学技术出版社，1985 年）。

## 谢景安——民国时期常州名医

谢景安（1899—约 1960），字约，常州人，民国常州名医。其世表中记载："约，书俭长子，名景安，字傲盦，署号味莲、词客。光绪二十五年己亥（1899 年）正月十九生，以亲老不入仕途。工书知医，淡泊名利。"

谢景安自知没有良相之才医世道，由此立志以岐黄之术医世人。经过八九年钻研，谢景安约三十岁时，在周线巷开设自己的医堂，正式挂牌，坐堂行医，以内科、妇科见长，旁科也有兼修，是长年医局聘请的内科医师之一。其一专多能，多才多艺，常州"马复兴饭店"等著名招牌就是出十其手。民国后期，谢景安因为领导能力出众，被推选担任武进县国医公会理事长；1949 年 11 月，其任常州市中医师协进会常务理事兼

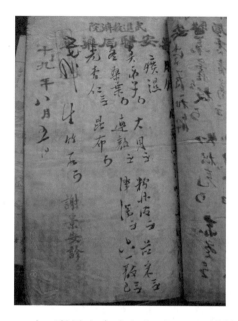

社会福利组组长。1951年，谢景安率先组织成立了"钟楼中医联合诊所"，担任所长，所址设在甘棠桥（北大街）附近。谢景安坐堂问诊立足实践，根据实践总结著书是医论，故其既有实践又有医论，在悬壶济世之余，著有《蘧庐医话》《本草简述》。谢景安这位集史家、词家、书家、谱家为一的跨界医师，高名盛誉，足可传世。

参考资料：《常州地方史料选编第八辑》（常州档案局，1983年）。

## 谢遂畅——民国初期御医

谢昌（1879—1942），字苍龙，号遂畅，武进罗墅湾人，现为常州新北区罗溪镇。谢家世代悬壶济世，乾隆年间名医谢鹤园，咸丰光绪年间名医谢安溪，安溪公又将医术传于谢需和遂畅。谢需（1874—1940），字作霖，为清末甲辰1904年进士。遂畅从小聪慧，家中排行第三，稍大即随长兄需公、二兄阳公同塾受教，得益二位兄长，经史底蕴厚实，颜体书法亦称颂于当时。因长兄谢需科举进士任职京师，二兄谢阳在京师国立艺校任教授，故尔谢家世传数百年岐黄之医术由太祖父安溪公尽授于遂畅一人。遂畅诊脉之余，潜心研读上辈所遗配方，并融汇于别医派之验方、脉理、药理理论，特别喜欢研究孟河御医马培之的处方。又从清末医家顾兆麟游，顾是武进人，居孟河，从清代名医陆九芝习医，得其传，主张辨证重精，用药贵轻，兼工诗，勤于著述，撰有《金针集》。顾兆麟的侄子顾渭川（1885—1966），从叔父顾兆麟亲授，学本家传，顾渭川誉为江南医杰。故尔医术大进，名重当时。民国初，应总统府秘书长刘春林举荐，谢遂畅数次赴京师偕谢羲忱、谢栋忱为徐世昌、黎元洪、曹锟等民国总统及政府大员诊医，均功成载誉而返。黎元洪送"仁心神术"匾额一块，悬挂厅上，浩劫年被毁。曹锟送中药脑沙二瓶、羚羊角一支、对联一副，上有大医师谢遂畅、大医师谢栋忱名款，以褒奖罗墅湾谢家安顺堂精湛医术。

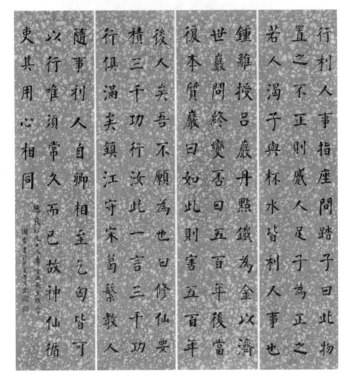

谢霈 丁丑（1937）年作 楷

遂畅性平和善良，恪守儒家齐家礼法，不苟言笑，内严外宽。太祖父安溪公仙去，二位兄长在外，遂畅公一人主持家务，遵祖训，家以读书为本，杏林悬壶为业。教子侄、成家业。助寡弟媳，至天年，日常以悬壶诊金收入及二位兄长邮寄款开支家用。可贵的是谢家有"贫病不欺、诊药免贫"之祖训，遂畅秉承祖训率子侄诊医，凡贫有病者，遂畅公或侄一样用心诊医开方，方上注明药钱由谢家给付，对贫病家分文不收，善名、医德远播，恩泽乡里。20世纪30年代中，遂畅带儿子藩忱，亮忱来常州西横街开业行医，刚有起色，诊者渐多，忽然抗战暴发倭寇侵华，天下大乱，无奈又回家乡。1940年，在上海江苏路开医馆，业务甚佳，藏书亦富，因参与族侄谢观等编辑《中国医学大辞典》，更享盛名。

据考证，罗溪进士第为谢霈中进士后回乡所建，在花园巷的进士第，有4进，几十间屋子，后为兄弟侄儿辈居住，厅堂曾挂"孝友可风"匾额，现存老屋两进七开间。

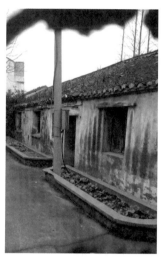

参考资料:《中吴》(2018年第4期)。

## 谢藩忱——抗战时期在上海开医馆

谢藩忱(生卒年不详)，常州新北区罗溪镇人。谢遂畅之子，继承父业。20世纪30年代中，父亲遂畅带儿子藩忱、亮忱来常州西横街开业行医，刚有起色，诊者渐多，忽然倭寇侵华，天下大乱，无奈又回家乡。1940年，去上海江苏路开医馆。

参考资料:《中吴》(2018年第4期)。

## 谢羲忱——民国名医

**谢羲忱**（生卒年不详），常州新北区罗溪镇人。谢遂畅之子，民国初，应总统府秘书长刘春林举荐，谢遂畅数次赴京师偕谢羲忱、谢栋忱为徐世昌、黎元洪、曹锟等民国总统及政府大员诊医，均功成载誉而返。

参考资料：《中吴》（2018 年第 4 期）。

## 普照——万历年间金坛精医

**普照**（生卒年不详），明代人，万历己未年（1619 年）至金坛。精医，多秘方，治疮疡汤火诸患立效，不责报，年八十余卒。

参考资料：《扬州府志》（康熙）。

## 彭伯礼——溧阳名医

彭伯礼（生卒年不详），字启运，溧阳人。马培之的门生，精研中医典籍，尤其对《伤寒论》熟读成诵，深有造诣。民国初年开始行医，擅治伤寒、湿温、肺痨等症，疗效显著。医德高尚，不问病家远近，弃轿步行，以减轻病家负担；对贫困病家不收医金；对无力买药的病家还资助药金。开设学馆教授生徒，从学者有狄进堂、王赞廷、宋道援、林汝楷、史济生等，后来都成为著名中医师。彭师好读书，勤记笔记，著述除大量医案均已散失外，连编纂的《疡科辑要》稿也下落不明，仅亲笔书写的《彭氏外科书》5 册尚存于世。另有《病科辑要》一册，不下十万余言，乃先生数十年搜集博采，褒集而成者，恭楷书写，已易数稿。可惜在"文化大革命"中，为红卫兵抄家时全部焚毁了。

参考资料：《常州名人大辞典》（上海辞书出版社，2015 年）。

## 喜良臣——以幼科名

**喜良臣**（生卒年不详），字养心，明代金坛人，原籍镇江，以幼科擅名，年八十余卒。子颖，字存养，世其术。

参考资料：《江苏历代医人志》（江苏科学技术出版社，1985年）。

## 蒋恒——医药专家

**蒋恒**（生卒年不详），字德常，别号函云，明代溧阳人，明代弘治与正德年间医药专家。年轻时精研医籍，被地方官吏推荐入京。弘治十四年（1501年）朝廷用兵边疆，随提督军务都御史史某奏请派遣其从行。时疫瘟大作，幸得其悉心治疗，救活多人，辞赏不受。次年调入内廷供事，负责修合御药。癸亥（1503年）十六年命入太医院。赏给琼玉膏、白金等物，敕令纂修《本草》。正德年间赐归田里。

参考资料：《中国历代医家传录》（人民卫生出版社，1991年）。

## 蒋斌——决死生多奇验

**蒋斌**（生卒年不详），字良佐。清代武进人，国学生。善医，决死生多奇验。徽贾某以微疴就诊，曰二十日后不起矣，速归，可与家人相见，卒如所言。

参考资料：《武进阳湖合志》（方志出版社，2010年）。

## 蒋广生——溧阳骨科名医

**蒋广生**（1811—?），溧阳人，清名医，对接骨入髓技术深得奥秘。曾在太平天国时期为侍王府某将领治愈创伤，被准许正式开业行医。对贫苦病人，减收或不收医疗费，获得好评。对开放性骨折病人，能以手法复位，夹板固定，内服及外敷药物等法，百日治愈，无后遗症。广生先生行医多年，已有名声。其三子润三，得到家传秘授，继承父业。精心从事，不怠不懈。润三先生壮年，家道中兴，乐善行仁，名声日高。润三先生将伤科医术传授其次子啸潮及长孙，有下辈炳珍开业行医。延庆、炳珍之后，有自胜、国成、忠义登继业。蒋忠义医师是炳珍先生次子，年轻读书时，对伤科医学很感兴趣。他白天上学，晚上就跟父亲学医，边学边实践，长年累月，取得了一定的医治伤科的经验。1944年，他父亲去世后，他就开始独立行医。初露头角，强爷胜祖。新昌蒋氏伤科，是属家传秘授，一脉相承，为民治伤，特具功效。

参考资料：《江苏历代医人志》（江苏科学技术出版社，1985年）。

## 蒋文芳——民国时期全国医药团体总联合会秘书长

蒋文芳（1898—1961），常州武进人，为孟河蒋氏八世医。幼年随父迁居上海江湾镇，继家学而益渊博。擅长内妇科，主编《长寿医刊》，颇有医名。曾任上海国医学会主任、中国医学院教务长、神州医药总会委员及全国医药团体总联合会秘书长等职。1929年，国民党卫生部通过废止中医案，全国中医界在上海召开代表大会进行抗争，蒋氏为组织者及请愿团五代表之一。新中国成立后，参与筹建上海中医学院。

参考资料：《近代中西医论争史》（赵洪均，安徽科学技术出版社，1989年）、《孟河医派三百年》（学苑出版社，2010年）。

## 蒋玉亭——武进名医

蒋玉亭（1901—1957），字汉文，名中医。生于阳湖县（今常州市武进区）丁舍西塘村，后入赘南夏墅乡河东路家村。他先后拜名医赵永熙、承槐卿为师，学成回家开业，因医术高明，受到当地各界器重。1949年在南夏墅挂匾行医，四方宾朋都来祝贺，为时5天不散，名闻于常武宜北之地。中华人民共和国建立后，与周仲友等组办南夏墅首家联合诊所，是南夏墅卫生院的创始人之一，1957年5月病故。由于他医治严谨，名噪一方，在他死后的一个多月中，还有不少远客慕名前来就医。曾寄存不少珍贵中医脉案，可惜在"文化大革命"中被毁。

参考资料：《武进人物》（南京大学出版社，2016 年）。

## 蒋同善——喉科世医

**蒋同善**（生卒年不详），常州人。常州喉科世医，传承家业，民国时期诊所开设在金鱼弄，在常州城区有一定名望。

参考资料：《常州广化区志》（1986 年）。

## 蒋达善——元朝时期的常州名医

**蒋达善**（生卒年不详），元朝时期的常州名医，声名满于吴越之间，著有《医镜》20 卷。子宗武亦以医名，天顺间（1457—1464 年）以名医征入供奉，授太医院御医。

参考资料：《常州历史名人大辞典》（上海辞书出版社，2015 年）。

## 蒋旭初——以喉科闻名

**蒋旭初**（1885—1946），名梅牲，武进泰村乡前河人。三代世医，家学渊源，受祖父国英庭训，秉承家学，成年后在乡行医，以喉科闻名。对祖传秘方不断摸索创新，有秘制吹口药、丸药等为当时蒋氏喉科之精华，疗效显著，名闻遐迩，至今仍被沿用于临床，有良好效果。其诊治喉疾取内外兼治方法，深博群众信赖。民国初期，金坛县冯探花母患喉疾危重，慕名求诊，一剂转安，三剂病愈，悬匾致谢，于是名声更大，门庭若市。第四代子女均承医业，蒋同善、蒋伯成、蒋仲兄弟 3 人分别在常州，武进一带行医，尚有名望。

参考资料：《武进人物》（南京大学出版社，2016 年）。

## 蒋国英——擅长喉科

**蒋国英**（生卒年不详），常州人。咸丰四时拜师喉科名医姜邦俊，在西郊悬壶济世，名噪四乡，医术传予其子忠泽，孙旭初。其中医技精湛者蒋旭初。

参考资料：《常州卫生志》（1986年）。

## 蒋宗武——明代天顺年间御医

**蒋宗武**（生卒年不详），字季文，明代武进人。家世业医，承家学，宗武亦以医名。曾祖达善为吴越名医，另有传。天顺间（1457—1464年）以名医征入供奉，授太医院御医，周太后、英宗病，经治皆获良效。累升院使，后晋升为礼部左侍郎，进通政司左通政。因忤汪直，下狱。归里后，贫病求治，无不尽心。其提倡保身养气之道，谓保身莫若寡欲，养气莫若省心，有一定影响。著有《医录》一书，已佚。后子孙业儒。

参考资料：《武进阳湖合志》（方志出版社，2010年）。

## 蒋趾真——诊脉之神

**蒋趾真**（生卒年不详），清乾嘉年间，常州人，为清中期常州世医，有脉决传世，辑《医法指要》上、下二卷。费伯雄先生得其真传，成为孟河医派奠基人。丁甘仁先生《脉学辑要》自序中说："吾乡费晋卿（注：伯雄）先生，兴于嘉道咸同间，名震大江南北，至其诊脉之神，出类拔萃，决断生死，历历不爽，盖深得蒋趾真先生之秘传脉决者也。"在旧方志中说："在毗陵以医籍姓者，称徐、蒋、汤、丁云。"本书下卷补法一节之后说："余家世业医……"据之蒋趾真先生当《医法指要》红栏精抄，查无著录，当属孤抄本，有较高的版本价值。它以内经、脏腑、经络学说为基础，汇集各家学说，对临床诊断、辨证、治疗仍有现实的指导意义和参考价值。

参考资料：《孟河医派研究文集》（2005年）。

## 蒋理正——危症高手

**蒋理正**（生卒年不详），字紫真，武进人。少孤，以孝行闻，与丹徒张九征同学，遂补丹阳学生。常依外家荆氏，尽发其所藏书读之。后客居昆山，徐氏传是楼，翻阅殆遍。究心理学，自汉魏以迄宋元明，靡不搜讨，随笔抄录，时有心得。尤邃于医，年逾七十疽发于背，导气纳养，数月复出，远近争相延致，遇危症诸医束手，每别出新意，治之立愈。尝应巡抚聘，得数百金，出而访友，友方死，贫不能殓，即出金经纪之。著有《紫真诊案》二卷、《脉学》一卷。晚岁益洒落，年九十五卒。孙良字秋泉，以祖籍补丹阳学生，性恬静，能诗文书画。

参考资料:《武进阳湖县志》(光绪)、《清代毗陵名人小传稿》(凤凰出版社，2017 年)。

## 蒋维乔——气功学家

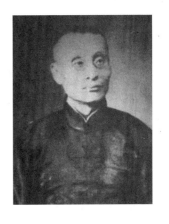

**蒋维乔**（1873—1958），字竹庄，别号是因子，法名显觉，常州人。廪生，近代教育家、哲学学者，也是研究佛学颇有成绩的大居士，民国时期气功学家，与吕思勉并称常州二先生。7 岁入私塾，习读经书，20 岁中秀才，继入江阴南菁书院（在南菁书院与丁福保、曹颖甫是同学）、常州致用精舍攻读 6 年。1903 年进入上海商务印书馆编译所编译，从事小学教材的编写，并主持小学师范讲习所，创设商业补习学校、工人夜校。1912 年应蔡元培的邀请，参加民国临时政府教育部的筹建工作，任秘书长、参事。1913 年蒋氏辞职返沪，仍入商务印书馆，主持编辑中学及师范学校教材。1922 年出任江苏省教育厅厅长，1925 年出任东南大学校长。

蒋氏幼年多病，15 岁左右因病辍学。中西医治疗无效，18 岁时，根据清汪昂《医方集解·勿药元诠》所载，自学道家小周天功法，隔年体质有所增强，不唯自身日臻健康，且为他人愈病，至28岁时患肺结核咯血，病势日增，于是下定决心，屏除一切药物，隔绝妻孥，谢绝世事，苦练静功85天，贯通小周天，诸病痊愈。1947年（75岁）从西藏的贡噶上师（金刚宁玛派）学习大手印法。新中国成立初期，在上海市公费医疗第五门诊部，开办了我国第一个气功门诊，受任气功疗养院院长、上海中医文献研究馆馆员、上海市文史馆副馆长，并应市卫生局之邀主持气功训练班，后赴北京中医研究所等处讲授医疗气功课，并任气功疗养所顾问。潜心研究气功，创用、推广静坐气功法，保健强身。曾广泛地研究哲学、生理、心理、卫生诸书，及至晚年，犹手不释卷，治病之书甚多。蒋氏于1914年出版了《因是子静坐法》，畅销全国各地以及欧、美、东南亚诸国，后又编著出版了《因是子静坐法续编》（1918年）。1954年他又根据藏密功法，结合自身体会，写成《因是子静坐卫生实验谈——中国医疗预防法》，在香港出版。1955年撰写《中国的呼吸习静养生法——气功防治法》（一名《因是子静坐法提要》）。此外曾出版《中国佛教史》《中国近三百年哲学史》《佛学概论》等书，与杨大膺合编《中国哲学史纲要》《宋明理学纲要》。

在学术思想上蒋氏主张以科学方法说明静坐原理，在中国气功史上卓有建树。尤为可贵的是其求实精神，他曾坦率地说："从前所写的静坐法，未曾提及外功是一个缺点。我练习太极拳20余年，近来仔细体验，知道它对呼吸习静尤有帮助，所以动与静兼修是不可偏废的。"为此，蒋氏特别强调："单修外功不修内功，固然不可；单修内功不修外功，也是不宜。"蒋氏为用现代科学语言解释和研究中国气功的第一人，也是普及气功静坐法的启蒙者，在推广静坐法的过程中，主张"不求速效，持之有恒"。蒋氏"因是子静坐法"在国内外有广泛的影响，对治疗神经衰弱、溃疡病、胃下垂、心脏病、高血压等慢性病都取得较好效果。

**参考资料:**《上海卫生志·名中医》《常州市志》（中国社会科学出版社，1995年）、《常州日报》（2011—2013）、《常武文史研究》（2017年第1期）。

## 蒋鹤鸣——擅长内外科

蒋鹤鸣（1886—1961），江苏镇江人，师从胞兄蒋鹤龄，擅长内外科，曾在溧阳县育婴堂和时疫救济所任医师。1953 年参加上海市静安区第四联合诊所工作，1956 年被聘为上海市中医文献研究馆馆员。

## 葛云林——著名骨伤科专家

葛云林（1899—1960），江阴人。葛氏 14 岁拜常熟骨伤科名医韦鸿海为师，受业五年。先后在金坛、武进、常州、上海行医。1930 年定居苏州，创建苏州中医同业公会。1952 年苏州市中医院成立，担任骨伤科主任，1955 年奉命调入卫生部中医研究院西苑医院任骨伤科主任。

**参考资料:**《中医临床医学流派》（湖南科学技术出版社，2003 年）。

## 董某——杏林叟

董某（生卒年不详），自号杏林，明代武进人。隐居暨阳山下，不知所自，或云吴神医奉之后。尝遇异人授针术，立起人危疾，报之赀不受，但令种杏舍旁，久而成林，因号"杏林叟"。

**参考资料:**《江苏历代医人志》（1983 年）。

## 董达存——先儒后医

董达存（1703—1783），清代武进（今常州市区）人，字华星。乾隆十七年（1752 年）进士，任国子监助教。告养归家后，因有世传华佗《青囊书》残页，遂精于医，诊断屡有奇效，时人争相迎请。性慷慨和易，凡有所得馈赠建宗祠、置祭产，余以赡贫乏之人，曾捐资修建普济堂。

**参考资料:**《常州名人大辞典》（上海辞书出版社，2015 年）。

## 韩永福——着手成春

**韩永福**（生卒年不详），字怀瑜，清代金坛人。精医术，为人治病，从不计较酬金。嘉庆甲戌（1814 年）夏，金坛境内疫疠流行，经治者十愈八九，知县梁兰滋旌以"着手成春"匾额相赠。

**参考资料：**《金坛县志》（光绪）。

## 程子桂——常州针灸名医

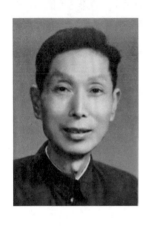

**程子桂，**（1917—1984），私塾读书十年，随父亲程培莲学习针灸五年，1939 年在常州西横街父亲诊所做针灸医生。1953 年在北直街中医联合诊所做针灸医生，其间参加中医进修班学习。1956 年在常州市第一人民医院任针灸医生，1960 年调入常州中医院，担任针灸科主任，1969 年下放到溧阳陆笪卫生院，1978 年调回常州市中医医院工作，任常州市中医院针灸科主任。擅长治疗疑难病症，为常州针灸名医，常州 20 世纪 50 年代王于杰、段辉鹏等市级领导因病求诊治疗，一院妇产科专家患面瘫，经他针灸治疗七次治愈；曾经以针灸为主治疗香港瘫痪患者，一个月治愈。笔者当时在中医院任副院长，程老先生为患者治疗热情细心，深受病人的信赖和欢迎，尤其是夏天三伏天期间，针灸科每天平均有四五百号病人，他不辞辛苦，加班加点，毫无怨言。传承程氏针灸技术与临床经验，并摒弃门户之见，带教后学不保守、不保留。师从程子桂的主要弟子有虞达三，原常州市戚墅堰区医院针灸科主任；沈健群，常州市中医院推拿科主任。先生将程氏针灸进一步发扬光大。

# 程子俊——江南程氏针灸流派第四代传人

程子俊（1921—2015），常州人。常州市中医院主任中医师、南京中医药大学兼职教授、博士生导师，江苏省名老中医，全国老中医药专家学术经验继承工作导师；江苏省针灸学会理事、常州市针灸学会顾问、江苏省医师终身荣誉奖获得者，为常州市第五六届政协委员。程子俊出生于中医针灸世家，系江南程氏针灸流派第

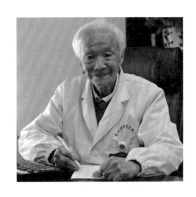

四代传人，其祖父程金和、父亲程培莲均是针灸名家。子俊幼秉庭训，师承家学，16岁从县立常州中学毕业后，受家庭的影响，立志学医，1937—1942常州西横街程氏针灸诊所随父亲程培莲学习中医与针灸五年，1942—1947年西横街私人诊所开业医。为了达到更高的医术境界，1948—1949年赴上海随祖父程金和继续学习行医，当初祖父是上海闻名中外的中医针灸名家，从祖父学习的理念中更上一层楼。1949—1952年在西横街和父亲程培莲、兄长程志桂合作私人诊所开业行医，1953年与同仁创常州北直街中医联合诊所。1956年在江苏省中医进修学校（南京中医药大学前身）师资班学习深造，拜著名针灸学家承谈安为师，结业后赴启东县等农村巡回教学，一年后回常负责公费门诊部中医科工作，同时承担西学中、护士学校等针灸教学任务。1959—1969年在常州市第一人民医院针灸科工作，1969—1979年下放到溧水县共和公社医院，1980年调回常州市中医医院工作。1991、1997、2008年被确定为全国500名老中医药专家学术经验继承工作指导老师。他擅长运用针灸、中药汤剂治疗内、外、妇、儿等各科疑难杂症，特别擅长诊治中风、面瘫及诸痛症，屡起沉疴，在省内外针灸界有较高的声誉。他独创的"新针补泻手法"及程氏秘宗"蜻蜓点水"针刺手法，被收录于《中华名医特技集成》一书中。"程子俊奇穴妙法治颈椎腰腿痛"经验收录于《国家级名老中医颈肩腰腿痛验案良方》中，其临证医案被整理成《江南名医程子俊针灸学术经验集》和《江南程氏针灸秘

宗手法及临证验穴》两本学术专著。

程老衷中参西，学验俱丰，善于总结，他认为，针灸光靠辨证和辨病远远不够，还需辨清症（病）属何经，即辨明病变的经脉（辨经）。对病人针治前，首先诊察脉象，根据脉象来判别病情根源，然后决定针灸的治法、配穴、用针、用灸，或将针灸并用。他继承了祖传的针灸秘穴"程氏环中穴""程氏前悬钟穴""神阙穴温针灸"等特色技巧，将家传的程氏秘宗手法及穴位公布于众，传授给后辈，进一步完善了江南程氏针灸体系。尤其像"蜻蜓点水术"，是程氏祖传的秘宗针刺手法之一，在其祖父手上就已将此法流传，已有百余年，对治疗急慢性痛症有独特疗效。如程氏传人奚向东主任，不但在针灸上继承了程氏秘笈"蜻蜓点水术"的要领，自己还独创了"飞针"的针灸手法，不但减轻了患者的痛苦，还提高了针灸疗效。

程老认为针灸治疗取效与否、疗效好坏，并不是决定于取穴的多少，而在于处方配穴是否恰当，强调取穴应少而精，善用针者，穴不在多，更在于精。因为经脉与经脉之间、腧穴与腧穴之间均存在着五行生克关系，针灸临床上的"同经子母补泻"和"异经子母补泻"就是正确利用了这一五行生克关系，而产生的一种补泻方法。如果过多而杂乱地进行取穴，这种生克关系将遭到破坏，子母补泻也将逆乱，以致当补反泻，当泻反补，则病难痊愈，甚或加剧。如肝实证——泻行间，虚证——补曲泉，此即本经子母补泻。如果不问肝实与虚，只要肝病就取行间，少府、曲泉、阴谷等穴。程氏的另一特点是重视特定穴，尤其善用和活用八脉交会穴，八脉交会穴是指奇经八脉与十二正经相通的八个腧穴，但是一般针灸医生较难掌握。他认为气血失调乃百病之源，讲究阴阳经穴相须而用，重视阳明经在经络系统中的作用。独创了一套独特的针刺补泻手法"三才补泻法"，使繁杂的针刺补泻

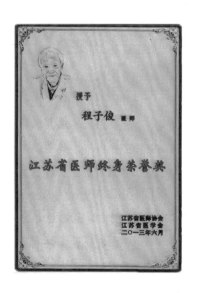

手法变得简便易行。改良"子午流注开穴法",开创了实用性与临床疗效有机结合的"值时针刺法"。

程老对针灸治疗的适应症和疗效,强调一定要实事求是,如头痛一症有血管神经性头痛(即偏头痛)、簇集性头痛、肌紧张性头痛、枕神经痛,炎症性头痛(脑膜炎、颞动脉炎等)脑肿瘤及脑血管病引起的头痛等之别。前四种头痛针灸治疗效果较好,但后三种头痛如诊断不明即辨病不清,就进行针灸,常会延误病情,甚至危及生命。再如腰痛是针灸科的常见病种,辨病就应辨清是什么原因引起的腰痛,如有因受寒、扭伤、劳损、腰椎第三横突综合征等引起的一般性腰痛,有因腰椎骨结核、肿瘤以及内脏器官疾病引起的症状性腰痛等。前者针灸疗效极佳,通过几次针灸治疗即可痊愈。而后者则疗效较差,尤其是结核、肿瘤引起的腰痛,针灸治疗最多只能暂时缓解疼痛。对于早期结核、肿瘤引起的腰痛,如果因辨病不明而延误病人赴专科治疗的最好时机,其后果可想而知。对因内脏器官引起的症状性腰痛,如能辨明病因,通过治疗内脏器官疾病则腰痛可不治而愈。临床必须辨证与辨病紧密结合,取长补短,如只注意辨证或辨病而忽略另一方,往往会使临床疗效大打折扣或疗效甚微,延误甚至加重病情。师从程子俊的早期主要弟子有蒋庭康,曾任常州市中医院院长,常州市第一人民医院针灸科主任,江苏针灸学会副会长,现为常州市针灸学会会长;张鑫海为程子俊女婿,曾任常州市中医院针灸科主任、常州市针灸学会秘书长。

参考资料:《常州市卫生志》(1989 年)、《中国中医药报》(2011 年 12 月 29 日)、程子俊教授传承工作室资料、《常州当代名中医传记》(凤凰出版社,2019 年)。

## 程功明——伤骨疗法

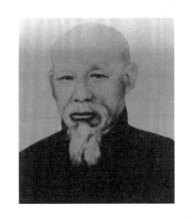

程功明(1891—1962),金坛人,祖籍为湖北省襄阳市。其后代于清光绪元年迁移到句容天王镇,民国初年又移居金坛老人山,20 世纪 40 年代程功明开始在金坛薛埠镇药店座堂。程氏家族经过几代人的努力探索,创出了一整套独到的治疗伤骨疾病的方法和模式,称呼为"老人山骨科"。程氏家族迄今传承六代,特色方药主要有外用活血接骨膏,内服行瘀疏滞汤、定痛和营汤、祛风散瘀汤、宿伤散瘀汤,内外兼治,运用八种正骨方法,结合针灸等方法,其后代程良寿、程良森继承其业。许多省内外患者慕名前来求诊,为了方便患者就诊,传承发扬中医药事业,1998 年经金坛市人民政府批准,程氏第六代传人程时林在金坛市中医院开设专病门诊,在市中医院伤骨科与薛埠老人山祖传伤骨科的基础上成立金坛市正骨医院。据近 30 年统计,接待患者 20 多万例,近半来自外地,2011 年列入常州市非物质文化遗产保护项目。

**参考资料:**《常州市非物质文化遗产集萃》(南京大学出版社,2011 年)、《龙城春秋》(2013 年第 3 期)。

## 程兆和——著《伤寒温病异同辨》

**程兆和**(生卒年不详),字凤喈,清代武进人。精医,著有《伤寒温病异同辨》。道光十五年(1835 年)举于乡,曾任安徽阜阳知县,有政声。

**参考资料:**《江苏历代医人志》(江苏科学技术出版社,1985 年)。

## 程金和——针圣

**程金和**(1870—1953),安徽人,字协和,程氏十八世。幼承庭训,绍衍祖学。据常州市广播电视台工程师程士源先生提供的程氏宗谱显示,程氏金针世家始于安徽,士昂公支长房夏墅世表,程氏十六世,程庆裕,字虎大(1807—1864),庆裕次子程惟根(1833—?),字永庚,自程氏永庚公起,生于清咸丰年间,自幼研习岐黄,师承家学,文武兼通,身怀绝技,以针术名噪乡里。程氏第二代传人程金和,程氏十七世,幼承庭训,绍衍祖学,勤奋自立,精研古籍,其医术日见精进,造诣更为深厚,后游历周边,遍访名师,并迁居来常州。在西下塘开设诊所,继承祖业,悬壶数载,开设的金针科已名扬乡梓,挟济人之术,在常武地区医名鹊起,创常州程氏针灸之先河。其针术之神奇震撼江浙朝野,曾以针灸治愈浙江巡抚之顽疾被授五品官衔,时人盛誉其为"当代针圣",因心怀救民之心而坚辞未就。民国初年，程金和在上海滩行医，达官贵贾，三教九流，无不慕名前来，是上海闻名中外的中医针灸名家，人称"大蒲包"。金和公育四子三女，次子程培莲、三女程巧婉为程氏针灸第三代传人，培莲有五个子女，四子程碗林之子程志高为第四代传人，继承祖辈针灸家业。

参考资料：《程氏家谱》（2001年）。

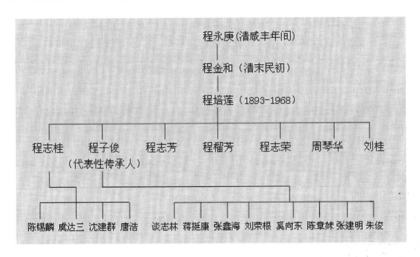

## 程培莲——常州市中医院针灸科创始人

**程培莲**（1893—1969），字琪，原武进郑陆人。继承父业，从小随父程金和学习针灸及中医内科，衣钵亲传，厚积薄发，独出机杼，程门独派针灸绝学，在其手中运用如神，功至臻境，为程氏针灸第三代传人。1919年后在常州大观路15号开诊行医，尤擅长中风和各科疑难杂症，每天前往求医患者达200余人。继承父业，衣钵亲传，厚积薄发，独出机杼，程门独派针灸绝学，在其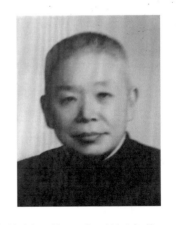手中运用如神，功至臻境，人称"小蒲包"。刻苦钻研经络理论，考证穴位、手法，因忙于业务，无暇著述，仅于诊余之暇，口授经验，由学生记述。

所遗唯有抄本《针灸讲义》《程氏针诀》，惜于"文革"时期散佚。1953年在北直街中医联合诊所任针灸科负责人，1956年与同仁共创常州市中医医院，设立常武地区医院首家针灸科，屡起沉疴，活人无数，名重一时，求诊者日以百计。并献出针灸秘方验方，刊登于《江苏中医秘方验方汇编》，1957年后陆续发表论文、临床报道十余篇。培莲先生从事针灸专业五十余年，经验丰富，并带教后学传人和各地进修学员，与省内外中医针灸界同仁广泛交流，在江南一带产生了一定的学术影响，成为一代针灸名家。历任常州市政协第三、第四、第五届委员，常州中医学会理事。程培莲有三子七女共10个子女，其中5个子女都继承家学，从事针灸医学事业。长子程子桂、二子程子俊，系常州市中医院针灸科主任；老三程志芳，原常州市中医院针灸科；老四程榴芳，系常州市钟楼医院针灸科主任；老五程志荣，系常州市肿瘤医院针灸科主任。先生将程氏针灸进一步发扬光大，并摒弃门户之见，倾囊相授，指导针灸后学。

**参考资料：**《常州卫生志》（1989年）。

## 程雪门——擅内科

**程雪门**（1917—1980），原名士元，武进庙桥乡南华村前新屋人。抗战前毕业于常州武阳中学，旋去无锡杨志平先生处学中医三年，1939年6月回乡后，在上店同昌药店开设诊所，擅内科。对家庭贫困者不收诊金，为人热情诚恳，开方用药胆大心细，治疗效果好，获得周围乡亲的赞誉。1939年冬，程雪门在上店行医时，即同我地下党员秘密交往，并建立较深的感情，自此倾向新四军，拥护共产党。1941年后除行医外，还接受我抗日民主政府的委托，完成交给他的任务，积极从事抗日活动，利用其合法身份，为我军购置军用物资，掩护我地方工作人员活动，传送日伪军活动的消息等等。遇有我方病员，总是有求必应，精心医治。1942年春，中共太隔特委组织部长顾玉良患伤寒，住在本乡罗塔里一农户家中，程雪门应邀正在看病。这时日军十余人上村搜索，程雪门面对日军的刺刀和盘问，镇定自若，巧妙周旋，口军找不到破绽怏怏离去。不论环境如何险恶，程雪门始终热情与我党政军干部保持密切联系，1945 年 8 月，被抗日民主政府委任为上店乡乡长。解放战争期间，程雪门坚持进步立场，始终不渝地同我党保持亲密关系，尽可能给我留守人员以帮助。解放后，程雪门在上店，鸣凰等地行医，医疗技术更有进步，曾任武进县人民代表和县工商联等委员会委员，鸣凰区卫生协会副主席，区支前委员、调解委员等职。

参考资料：《庙桥乡志》（1985 年）。

## 傅懋——著《医宗正脉》

**傅懋**（生卒年不详），字光明，清代金坛人，著《医宗正脉》及《医学疑问》（1617 年），后者一卷，今存。

参考资料：《中国历代医史》（上海中医学院附属中医文献研究馆，1959 年）。

## 雷周绪——金坛孟河派名医

**雷周绪**（1908—1985），金坛人。1927 年投武进孟河马伯藩门下学医，1930 年考入浙江中医专门学校就读，1932 年肄业后分别在溧阳和金坛儒林乡行医。新中国成立后，先后在金坛县血防站、县人民医院、直溪卫生所、县中医院工作，以中药诊治血吸虫病晚期患者著称，并精于妇科。1955 年献出验方 25 条，1958 年又献出自己编录的清代武进孟河马氏等诸家珍藏医案秘方 96 本，现均存江苏省图书馆。1961 年 4 月当选为金坛县第四届人大代表，1981 年获中医妇科副主任医师职称。

参考资料：《常州历史名人大辞典》（上海辞书出版社，2015 年）。

## 虞达三——擅长针灸

**虞达三**（1936—2014），常州戚墅堰人。师从常州针灸名医程子桂，擅长针灸，系戚墅堰区人民医院中医科主任、主治中医师、常州针灸学会常务理事。

参考资料：《常州当代名中医传记》（凤凰出版社，2019 年）。

## 虞勤观——常州中医院院长

**虞勤观**（1947—2012），常州人。1970年南京中医学院毕业，擅长中医内科，曾经担任响水县中医院院长、常州中医院院长、常州中医药学会常务理事。

## 虞济清——太医

**虞济清**（生卒年不详），金坛人，善医，为太医院医生。

**参考资料**：《江苏历代医人志》（江苏科学技术出版社，1985年）。

## 臧中立——北宋年间良医

**臧中立**（生卒年不详），字定民，北宋毗陵（今武进）人。元丰年间（1078—1107年）良医，旅居浙江鄞县湖南，为人治病多获良效，频具神验。崇宁年间（1103—1106年），徽宗患病，招募良医诊疗，中立应召为之治愈。后病，赐归，于鄞县湖南筑室而居，取名"迎风坊"。

**参考资料**：《宁波府志》《江苏历代医人志》（江苏科学技术出版社，1985年）。

## 缪希雍——明代著名中医临床学家

**缪希雍**（1546—1627）字仲淳，号慕台，常熟人，我国明代著名的中医临床学家、中药学家。八岁时，父尚志，兄昌期以东林党祸毙于狱，亲朋走散，自称"江左遗民"。因十七岁患疟疾，延医疗之久而不愈，检《素问》夏伤于暑秋必痎疟，按感受暑邪治好了个人的小恙，遂对岐黄之道产生兴趣。移住金坛县，和王肯堂共处一邑。缪氏生平好游，寻师访友，旨在搜集方药与民间验方，切磋学问，探讨医理。行医之余，勤于笔耕，积三十年心血，终撰成多本著作，著有《先醒斋医学广笔记》3卷、《神农本草经疏》3卷、《续神农本草经疏》《方药宜忌考》《仲淳医案》《本草单方》等。《神农本草经疏》和《先醒斋医学广笔记》为其代表作，《先醒斋医学广笔记》语简法备，切于实用，涉及内、外、妇、儿诸科，多有独到见解。善用清凉甘润的药物疗病，他认为温热阳明证居多，善用清醇寒凉折之，以重用石膏偏于养阴而驰名。他还认为药物随土地变性，用药当详察。缪希雍勤于钻研医道，勇

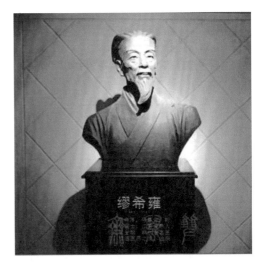

于实践，对疾病的辨治独具匠心，缪氏之临证立论深邃，构思灵巧，语简法备，为后世众多贤哲所称道。自薛己以下，温补之风盛行时，缪氏能大胆抒发己见，倡导清凉，缪氏认为"伤寒"是多种感染性疾病的统称，发于冬则正"伤寒"，发于春夏则为"温病""热病"，属于非时不正伤寒之谓。不论伤寒、温病，其邪气之人，必从口鼻传入，这是他的创见，对于明清时代温疫、温病学的发展，具有很大的影响，他是对形成温病学派有影响的人物之一。缪公论治伤寒病，化裁仲景成法，如对太阳之治，弃麻桂而主用羌活汤，羌活汤中宜加石膏、知母、麦冬，大剂与之，得汗即解。提出论治吐血三要诀，即宜行血不宜止血、宜补肝不宜伐肝、宜降气不宜降火。认为中风有真假内外之别，中脏之人多死，中腑之人多成废人，中经络之人，则可调理而瘳。真中治则为先解散风邪，次则补养气血，方用小续命汤。类中则由多热多痰，真阴既亏，内热弥甚，煎熬津液，凝结为痰，壅阻气道，不得通利，热极生风，以致猝然僵仆。表现为或不省人事，或口眼歪斜，或语言謇涩，或半身不遂。发病的先期，多可表现为内热证候，如口十舌苦，大便闭结，小便短涩。类中的病机，刘河间认为是将息失宜，水不制火；朱丹溪认为是湿热相火，中痰中气。缪氏在吸收他们学说的基础上，认为内虚暗风，确系阴阳两虚，而阴虚者为多，与外来风邪迥别，法当清热、顺气、开痰治其标，治本则宜益阴和补阳。缪氏认为类中若误用治真中风的药，则轻变为重，重则必死。

缪希雍的学术思想对后世有很大影响，在当时就声誉卓著，与李时珍同列传于明史。

参考资料：《南京中医学院学报》（1987 年第 4 期）《中国医药学报》（2001 年第 3 期）、《中医文献杂志》（2013 年第 3 期）、《吴中名医碑传》（2016 年）、《中国中医药报》（2017 年 8 月 4 日）。

## 潘珍——精医术

**潘珍**（生卒年不详），号子石，清代武进后潘人。清名医，精医术，康熙有疾，太医无法医治，由佟国舅推荐，进京愈皇帝疾，擢太医院衣官正，以被嫉坚辞。康熙四十年（1701 年）2 月，康熙御笔写"益贞堂"匾额送给他，他回来后就把匾额挂在潘氏宗祠里，并成为该族堂号。

参考资料：《武进人物》（南京大学出版社，2016 年）。

## 潘若云——精疡医

**潘若云**（生卒年不详），清代阳湖人，精疡医，能使断筋折骨复续如常。所施刀圭皆购珍品，奏效如神。

参考资料：《江苏历代医人志》（江苏科学技术出版社，1985 年）。

## 潘明德——著《医法提要》

**潘明德**（1867—1928），字元度，号和林，武进小河乡斜桥潘家埭人。家境贫困，7 岁入学，17 岁辍学务农，兼习手艺。有一次给人家弹棉花，偶尔借得一本医书，如获至宝，于是白天耕作，夜晚读医书，刻苦钻研。在心领神会之后，就购备针，刀，药物，先是义务为人诊疗疮疖外证，有手到病除的效果，继而诊治一般内科，也取得一定疗效。后辗转到扬中八字桥行医，因年轻尚未成名，生活清苦。后到孟城开设诊所，遇有重症病例，仔细观察病状，对照医书，反复辨析，与名医互证，很有心得。后至苏州，30 岁时又迁上海，拜孟河名医丁甘仁为师，医术大有提高，求医的人日益增多。将临诊经验汇编成《医法提要》，于 1914 年（民国 3 年）出版，于是远近闻名。经济较为富裕，但生活仍是艰苦朴素，慷慨捐献出 20 多年所积蓄的钱 6000 多元，在家乡建造校舍 5 间，置备校具，并置良田 73 亩做校产，创办私立民德小学，贫苦儿童入学一律免费。当时知名人士和地方热心教育者捐献"嘉惠儒林"和"蒙以养正"匾额，借表敬仰并志纪念。

参考资料：《武进县志》（1985 年）、《武进人物》（南京大学出版社，2016 年）。

## 潘星北——名老中医

**潘星北**（1915—1999），丹阳市延陵人。幼年跟随前清贡生儒医学习古文，启发中医经典，再拜师孟河医派传人马惠卿学习三年，乃清代御医马培之第四代传人，基本掌握马氏在内妇儿及外疡科等临床经验、秘验方。后考入江苏医政学院毕业，取得中医学及格证书，在延陵开业。抗日战争逃难到武汉，再转到贵州。新中国成立后先后在黔西南州中医院（名誉院长）、中医进修学校、黔西南州中医学会理事长，省中医研究所、贵阳中医学院工作多年。贵阳中医学院教授，主任医师，中医专家，全国名老中医，国家级中医继承导师。从事中医临床、教学科研工作 60 余载，在中医院辨证与辨病相结合，对伤寒、肺炎、肝病、心脑血管等病，亦有独特疗效。对妇科颇有研究，著作有《妇科中医证治辑要》等，获科学大会一等奖。

参考资料：《镇江人物辞典》（南京大学出版社，1992 年）、《孟河医派三百年》（学苑出版社，2010 年）。

## 潘傅之——元代常州路医学学录

**潘傅之**（生卒年不详），元时任常州路医学学录。子进德，官本州医学提举。孙潘仁仲，明代无锡人。仁仲乃杨维桢门人，与倪瓒、张居贞辈游，为医学教授，晚以高年应诏。子克诚，永乐中召为太医院医士，与王达、钱仲益友善。克诚子韫辉，尤妙针灸，官训科。

参考资料：《无锡金匮县志》（光绪）、《江苏历代医人志》（1983 年）。

## 霍光明——擅长内科

霍光明（生卒年不详），清末时阳湖洛阳人。秀才，后业医，对内科颇有研究。

## 霍应兆——明代医家

霍应兆（生卒年不详），字汉明，明代丹徒人，徙居武进。精岐黄术，天性纯笃，事母孝。与人论古今节义事，慷慨奋发。阴行善事，不求人知。业其道四十年，所著有《伤寒要诀》《杂症全书》。子秉仁，康熙辛酉举人。秉义，庠生。

参考资料：《武进阳湖合志》（方志出版社，2010 年）。

## 薛益——著《医绪十卷》

薛益（生卒年不详），字尔谦，清代武进人。精医术，多奇效，贫者给以药。晚著《医绪十卷》，宜兴储大文为之序。

参考资料：《武进阳湖合志》（方志出版社，2010 年）。

## 薛绍州——为民除害的金坛名中医

薛绍州（1862—1935），号善卿。清末民国金坛人，早年举秀才，后弃儒学医，在河头镇体仁堂药店坐堂行医，善理内妇科，为金坛名中医。清光绪年间任河头乡乡董，1900 年发动农民痛打"红帮"，为民除害，1912 年任河头乡公所所长。1921 年金坛警察局侦缉队长翟老四的部下装扮"强盗"危害百姓，他组织大西南庄农民袭击"强盗"。同年参修《金坛县志》，晚年重操医业。

## 薛逸山——活人无算、名噪一时

薛逸山（1865—1952），武进人，师从费承祖习医，学成后在上海行医数十年，活人无算，名噪一时。1926—1928 年曾担任上海中医专门学校副校长，辅助夏应堂掌管校务。平生不慕荣利，勤于治学，博览医典，贯通古今，年过古稀仍自学英语和化学。编写著作有 30 多本，撰辑《澄心斋医案辑录》七卷、《澄心斋随笔》六卷、《续录》一卷、《化学备查》四卷《新医撷要》十卷等，1926 年并汇辑《太湖流域各家验案》，今存。

参考资料：《中国历代医史》（上海中医学院附属中医文献研究馆，1959 年）。

## 薛唯一——治疗流注成名

薛唯一（1920—1958），1939 年从师卞伯岐，业中医外科，早年就以治疗流注成名。1951 年自费考入上海中医进修班学习 2 年，后任武进马杭卫生院院长，1958 年当地麻疹大流行，有患者 500 多人，薛院长日夜巡回治疗，辛劳过度，不幸病故。

参考资料：《常州卫生志》（1989 年）。

## 储知善——金坛儒林妇科创始人

储知善（生卒年不详），清代乾隆年间金坛人，金坛儒林妇科创始人。储知善为当地名医，医德高尚，妇科见长。钻研本草，反复试验，积累成偏方，惠民不计其数。迄今已经传承十八代，2011 年列入常州市非物质文化遗产保护项目。

参考资料：《常州市非物质文化遗产集萃》（南京大学出版社，2011 年）、《常州日报》（2019 年 1 月 20 日）。

## 戴元俊——孟河费氏弟子

**戴元俊**（1912—1982），常州市人。家在兴隆巷，早年曾从姑夫孟河派名医费子彬学习中医，又从沈润养习医。从事中医为业，在青果巷开设诊所，还在长年医局、寿安医局、大成纱等兼职行医 10 余年。1949 年弃医从商，专事花样设计，擅长绘画，尤其是水墨牡丹最有名气。曾任常州政协委员、人大代表，常州美术协会筹备会负责人。

**参考资料：**《常州市志》（中国社会科学出版社，1995 年）、《常州历史名人大辞典》（上海辞书出版社，2015 年）。

## 戴玉勤——中国针灸学会理事

**戴玉勤**（1931— ），溧阳人。中医世家，早年从师著名针灸学家朱琏。1951 年在北京中国中医研究院针灸研究所工作，并参加中医研究院第二期西学中中医研究班学习结业。1957 年受中央保健局的派遣曾赴苏联为苏联领导人米高扬治病，同年 11 月以毛泽东主席为首的中国党政代表团参加苏联十月革命节 40 周年，作为随团医生又第二次去苏联。1961 年调宁夏工作，任宁夏医学院中医教研室副主任、附属医院中医科副主任，副主任医师、副教授。中国针灸学会理事、中国针灸学会临床专业委员会委员、宁夏针灸学会副会长。1983 年至 1985 年参加中国援贝宁医疗队，在贝宁工作两年多，用中国针灸为当地群众和一些驻贝使团官员治病，深受欢迎，被称为"中国神针"。在临床上擅长对神经、消化、内分泌系统的疑难杂症治疗，如顽固性头痛、三叉神经痛、癫痫、偏瘫、乳腺增生、胃下垂、糖尿病、前列腺肥大等。

**参考资料：**《中国当代中医名人志》（学苑出版社，1991 年）、百度《老中医戴玉勤 89 岁"针"在一线》。

## 魏元——善治痼疾奇症之良医

**魏元**（生卒年不详），字应乾，清代武进人。父瓒，好义乐施，里中称长者。魏元天性好学，后习医，泛览百家，至内经、素问诸书，慨然曰，人生贵于有用，此亦可以济世矣，因精其术。踵门求医者日众，至有痼疾奇症，方书未载者，无不应手愈。乾隆五十年，郡大饥，家有米数百斛，首出平粜，为一方倡，生平于亲戚里尚，周之唯恐不及。子、孙皆传其术。

**参考资料:**《武进阳湖合志》（方志出版社，2010 年）。

## 魏襄——太医供奉

**魏襄**（生卒年不详），字赞卿，号曾颂，武进人。嘉庆十年进士，河南即用知县，补永宁。初襄父元以医名于时，襄承家学，遂于医，其内擢京堂，以医闻于上，将补太医供奉之阙。文章渊雅，尤长于词。

**参考资料:**《清代毗陵名人小传稿》（凤凰出版社，2017 年）。

## 魏叔皋——元代常州医学学录

**魏叔皋**（生卒年不详），元代无锡人。为元代常州医学学录，业妇人科，子孙三代传承其业。

**参考资料:**《吴中名医录》（江苏科学技术出版社，1993 年）。

# 编 后 语

　　本书编写前后历时十余年完成，于 2020 年 4 月脱稿于常州清潭嘉宏七棠。全文二十一万余字，编撰了常州从古至今四百多医家、常州中医历史沿革和近现代中医发展历程，以及近代数十家世医家族传承谱，插图二百八十余张。其中一些资料和照片非常珍贵，十分稀缺，多已成为收藏家的宝贝，不易见到。在本书彩插中首次披露了三十六张"常州近现代中医历史见证"，如孟河医派奠基人费伯雄墨宝（合肥费季翔教授藏）、马培之诊治慈禧太后奏折（故宫博物院藏）、清末名医钱祝唐处方墨宝（常州钱氏后裔钱大宇老中医藏）、清末孟河世医马君伯藩绛帐图、民国著名中医临床家教育家丁甘仁先生 1917 年创办私立上海中医专门学校职员表、1926 年民国总理唐绍仪书法"甘仁先生像赞"、1933 年民国政府主席林森为武进国医学会三周纪念签、1934 年著名中医学家恽铁樵创办函授医学事务所、民国时期钱宝华和张静霞创办《中国女医》杂志、1938 年吴惠平（20 世纪 60 年代起担任世界针灸学会主席）创办"武进国医喉外科针灸医学社"时的照片。

　　根据线索有名字的医家，但是未查考到任何资料，只能忍痛割爱，未能收集编写进本书，如近代知名的医家朱茂如、张达方、余伯初、朱谷安、巢铭山、须文卿、汤伯度、汤季德、吴近安、朱履安、金伯奎、高伯英、张揆松、吴紫绶、张伯清、唐柳浦、刘策先等，希望以后能挖掘到资料予以补充。在编写期间，我们于 2015 年为全国名老中医杨泽民教授九十华诞举办了学术座谈会，2016 年为《孟河四家医集》主编张元凯先生诞生一百周年举办了纪念座谈会。

在编写过程中得到了许多同道、朋友、弟子和家人等给予的大力支持和帮助，表示衷心感谢。

李夏亭

2020 年 4 月 1 日